Children

应用型学前教育专业系列教材

丛书主编　蔡迎旗

本书是国家卓越幼儿园教师培养计划改革项目“中澳合作办学——国际性卓越幼儿园教师培养模式探索”的研究成果

幼儿营养与健康

主　编　赵红霞

副主编　杨　秋　张丽娟　吕　猛

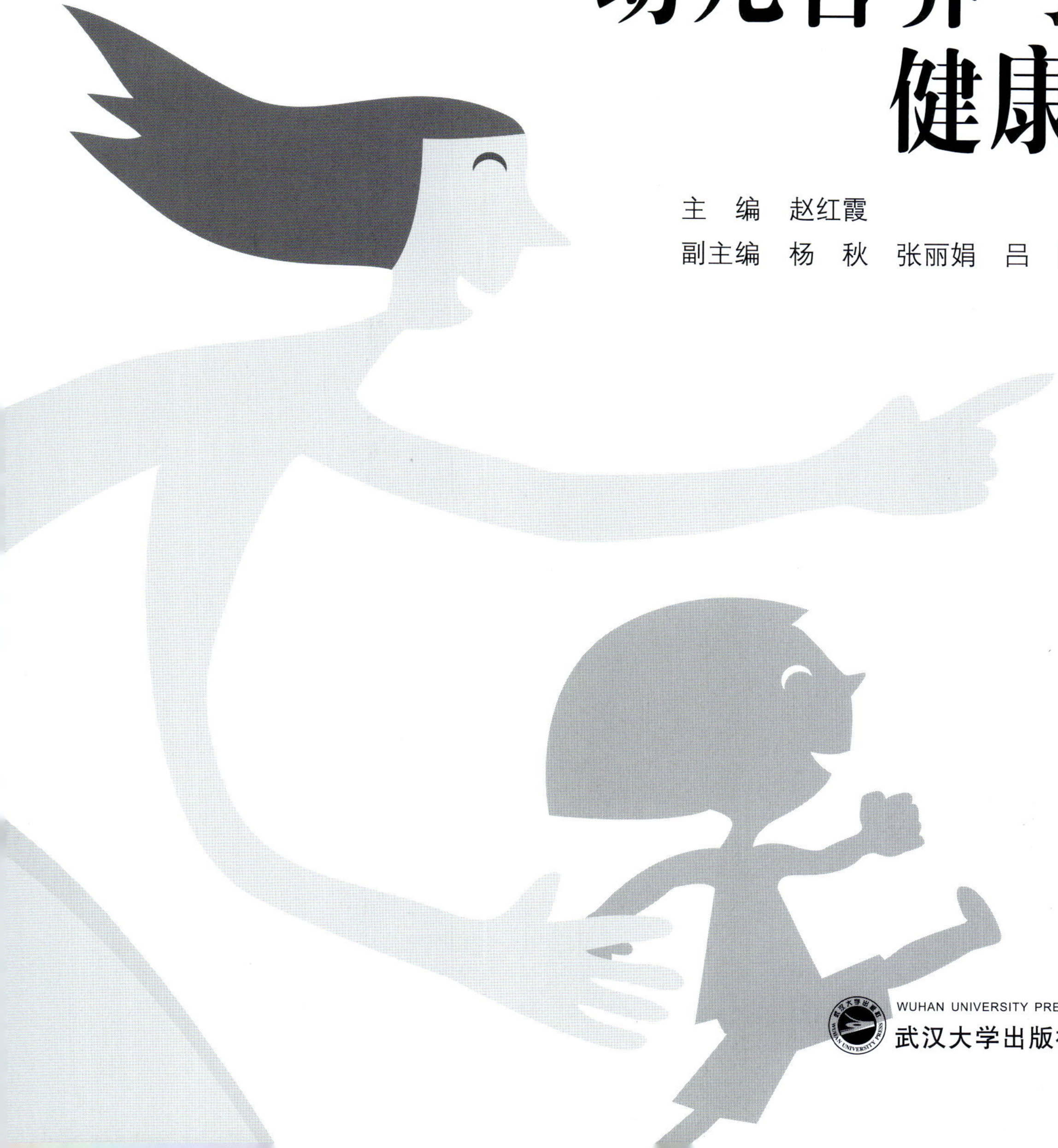

WUHAN UNIVERSITY PRESS

武汉大学出版社

Children

应用型学前教育专业系列教材

编写委员会名单

（按姓名音序排列）

总　　序

幼儿教师是幼儿学习与发展的支持者、促进者与引导者。幼儿教师的素质直接决定着我国幼教机构的办学水平，也是保障我国适龄儿童接受基本而有质量的学前教育的关键性因素。而高质量的幼教师资来源于高水平的学前教师教育。为顺应我国学前教育事业发展的迫切需求，2011 年至 2012 年，我国先后颁布了《教师教育课程标准（试行）》和《幼儿园教师专业标准（试行）》，幼儿园教师资格制度和聘任制度也随之进行了系列急剧变革与转型。

我国教师职前教育倡导育人为本，要求准教师们树立正确的儿童观、学生观、教师观与教育观；奉行实践取向，引导未来教师主动建构教育知识，掌握必备的专业知识与技能，发展实践能力，学会发现和解决实际问题，形成个人的教学风格和实践智慧；要求他们终身学习，树立正确的专业理想，养成独立思考和自主学习的习惯，加深专业理解，形成终身学习和应对挑战的能力。

我国学前教师教育课程改革既具有一般教师教育所具有的共性，也具有鲜明的学前教育特色，这彰显了学前儿童的年龄特征和我国独树一帜的学前教师教育的传统与积淀。当前，我国学前教师教育课程已呈现如下五种趋势。

第一，生动多样的师德与理念教育。除必要的公共政治课程以外，国家要求各级各类幼师院校突出师德修养教育，采取多种生动活泼的教育教学方式，提升准幼儿教师的师德修养。如开设幼儿园教师专业特点与道德规范、中国名师风采录、幼儿教师生涯讲座、学前教育政策法规、现代幼儿园教师职业风范与专长成长等课程。

第二，保教相融的课程体系。依据幼儿园教师专业标准，遵循教师培养和发展规律，以加强专业理想、专业基础、实践能力、反思与研究能力为核心，构建保育与教育相融合、幼儿园与家庭和社区教育相结合、幼儿生活与游戏和学习于一体的课程体系，用以培养准幼儿教师的保教一体化的能力。

第三，全面平衡的课程结构。我国正通过幼儿园教师资格制度、聘任制度、评优评先制度等的改革，倒逼各级各类幼师院校与专业，促使其纠正以往过分偏重艺术技能而相对忽视人文科学类课程、教育素养类课程的倾向，注意课程结构中的师德理念、人文素养、科学素养、信息素养、教育素养、艺体素养、科研素养等的协调与平衡。

第四，实践取向的课程内容。为培养准幼儿教师的教育教学能力，许多幼师院校与专业开设了大量务实的实践取向课程。如幼儿园五大领域的活动设计和案例分析类课程、幼儿园环境布置与玩教具制作、动漫画设计技术、音乐、美术、戏剧等方面的课程。

第五，模块式的课程设计。我国各类幼师院校与专业正竭力打破学前教育学、学前心理学、幼儿园各科教学法“老三门”的课程结构体系，开设模块化的、开放的、专题性的学前教育课程。基于学前教育专业各类人才培养目标，合理配置各课程模块，如音乐教育模块、美术教育模块、健康教育模块、特殊教育模块等。通过设先行课，将学生导入不同模块课程，引导学生多样化、有个性地发展。

以上学前教师教育课程改革已对我国原有的传统意义上的大中专学校的教材和教辅资料提出了严峻挑战，要求学前教育同仁务必更新教学资源观、教师教育观和学前教师观，依据我国幼儿园教师专业标准和教师教育课程标准，遴选课程并合理设计教材。

本套基于《教师教育课程标准（试行）》的“应用型学前教育专业系列教材”，正是应我国学前教师教育改革的时势而生，充分体现了以上提及的学前教师教育课程改革的五种发展趋势。适用于大中专学校的课程与教学，也可作为学前教育爱好者、相关工作人员的专业拓展学习。本丛书涵盖了学前教育大中专学校绝大多数专业课程；内容具有一定的理论性，更具有实践应用的特征；编写规范与设计务实活泼，知识点和案例穿插其中；丛书的编委遍及全国；作者主要来自华中和华南地区的本、专科院校，他们均具有丰富的教学经验和较好的研究基础。

在本套丛书编写的过程中，我们参阅、借鉴和引用了国内外许多同行的观点与成果。各位同仁的研究奠定了本套丛书的学术基础，在此一并感谢。另外，受水平和时间所限，书中难免有疏漏和不当之处，敬请读者批评指正。

最后，我谨代表本套丛书的所有编委和作者，衷心感谢本套丛书的策划者谢群英编辑和武汉大学出版社的有关领导。他们对学前教育满腔热情，对丛书的未来充满信心，极度地敬业与审慎。出版丛书虽是一项浩大而艰苦的工作，但有谢群英编辑和武汉大学出版社相伴而行，相信梦想终会成真。

蔡迎旗

2015 年 12 月

武汉桂子山 · 华中师范大学教育学院

前　言

儿童营养与健康水平是衡量人群健康状况的最敏感指标，是衡量国家综合国力的重要指标，也是社会关注的焦点。2011 年 7 月，国务院印发的《中国儿童发展纲要（2011—2020）》，将改善儿童营养状况、提高儿童身心健康水平作为主要目标和策略措施之一。幼儿阶段是儿童身体发育和机能发展极为迅速的时期，也是形成安全感和乐观态度的重要阶段。发育良好的身体、愉快的情绪、强健的体质、协调的动作、良好的生活习惯和基本生活能力是幼儿身心健康的重要标志，也是其他领域学习与发展的基础。现在，许多家庭和幼儿园对营养健康的认识还是非常不够的。2013 年 5 月 29 日，中华儿童文化艺术促进会和《母子健康》杂志携手美国专业膳食营养补充剂品牌自然之宝，在中国儿童活动中心科学宫报告厅联合发布《2013 年度中国儿童营养健康调查报告》。调查结果显示，“免疫力差，容易生病；食欲不振，挑食偏食；补钙问题，以及身高体重不达标”是 2~3 岁儿童的家长主要关心的健康问题。25%~30% 的 4~5 岁儿童不能保证“每天都吃早餐”。身体健康是儿童健康成长的基础，为保障儿童健康成长，不仅需要孩子积极锻炼身体，也需要普及儿童营养健康知识。

本教材由 8 个章节组成。力图将《幼儿园教育指导纲要》和《3~6 岁儿童学习与发展指南》所提倡的理念转化为幼儿教育工作者的行为，并指导于幼儿教育的实践，内容紧扣学前教育需求这一前提，以“实用”为核心，紧紧围绕幼儿健康这一主题，从幼儿营养入手，引导教育者（家长）懂得应为幼儿提供合理均衡的营养，保证充足的睡眠和适宜的锻炼，满足幼儿生长发育的需要；创设温馨的人际环境，让幼儿充分感受到亲情和关爱，形成积极稳定的情绪情感；帮助幼儿养成良好的生活与卫生习惯，提高自我保护能力，形成使其终身受益的生活能力和文明生活方式，从而维护和促进幼儿的健康。

本教材的撰写在体例和内容上比较侧重实用性与实践性，做到理论联系实际。体例上每章节都以“案例引导”开头，逐步展开，并在章节里面设置了“知识拓展”、“知识链接”等模块，这种体例设计既能帮助学生更好地了解幼儿营养与健康教育教学实际，也增强了教材的可读性，激发学生的学习兴趣。内容上体现与幼儿园保教工作的一体化，以幼儿园保教工作需求合理选取教材内容，既适合学前教育专业的教学需要，体现专业特色，又兼顾幼儿的营养与健康的维护与促进，使学生在今后的工作中能够充分运用所学知识进行实践操作，最大化地做到理论与实践相结合，学以致用。

本教材由武汉大学出版社组织编写，荆楚理工学院师范学院赵红霞副教授任主编，荆楚理工学院师范学院杨秋老师、张丽娟老师和湖北幼儿师范高等专科学校吕猛老师任副主编。具体编写分工如下：第一章、第八章由赵红霞撰写，第二章、第五章、第七章由杨秋撰写，第三章、第四章由张丽娟撰写，第七章由吕猛撰写。

在编写本教材的过程中，得到了华中师范大学蔡迎旗教授的指导和武汉大学出版社谢群英编辑及其他同志们的大力支持，同时参考和引用了一些同仁的相关研究成果，在此一并表示感谢。

由于编者的水平和能力有限，书中难免存在不当之处，敬请广大读者批评指正，以便进一步修改。

《幼儿营养与健康》编写组

2016 年 3 月

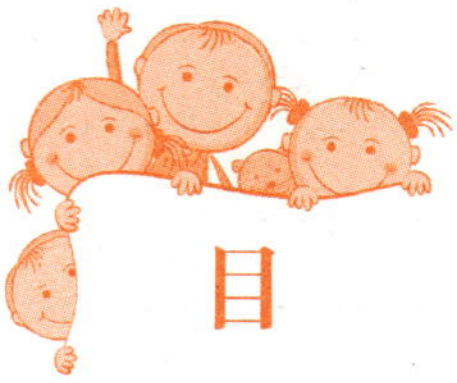

目　录

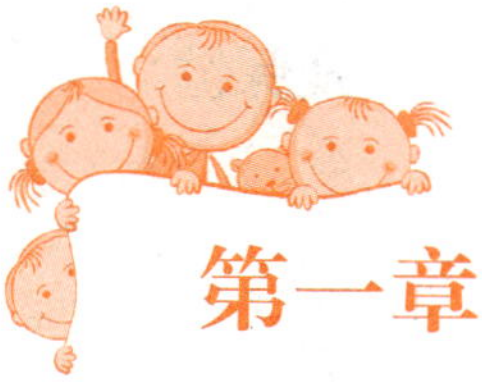

第一章　幼儿生长发育保健

内容导言

幼儿阶段是儿童身体发育和机能发展极为迅速的时期，但在幼儿园和培训机构组织开展的幼儿体育活动中，违背儿童生长发育规律的做法却不胜枚举，这需要引起幼教工作者认真研究和反思。

5 岁的红红是幼儿园大班的孩子，平时活泼好动的她，非常喜欢模仿一些电视上的节目，尤其对舞蹈情有独钟。新学年，红红所在的幼儿园新来了一位姓李的舞蹈老师，李老师是学习体育舞蹈出身的，擅长于跳拉丁舞。李老师带来的拉丁舞也深深地吸引了红红，争强好胜的红红一心想在小朋友面前露一手，投入了很大的精力学习拉丁舞，可是没过多久，家长发现，红红走路时有点瘸，红红也说自己的髋关节很疼。这一现象引起了红红爸爸的重视，于是带着红红去医院拍片，发现红红的髋关节错位了。

作为体育运动的一个项目，体育舞蹈既是一种健身运动，也是一个娱乐项目。但是，人们往往只看到拉丁舞好的一面，而忽略了其对孩子成长的负面影响。拉丁舞有很多过度的扭腰、扭臀等动作，对低龄孩子尤其是 3~6 岁的幼儿会造成一定的伤害，不利于其骨骼的发育，长期或过度的训练还会造成运动伤害。红红就是由于训练不当和过度训练，直接导致了运动损伤。“因为大幅度、剧烈的扭腰、扭臀等动作，会使孩子的颈椎、脊椎、腰椎和关节等因受力过度而受伤、变形，甚至发生提前蜕变”。因此，我们应根据儿童身心特点和发展规律安排体育锻炼，使体育锻炼和活动更有针对性。①

幼儿正处在生长发育的时期，各器官系统的解剖生理特点与成年人有很大的不同，如何按照身心发展规律促进幼儿的健康成长？本章我们将带领同学们进入这样的情景，从而引领同学们了解幼儿的解剖生理特点、生长发育规律、体格生长及评价。这部分内

① 摘自李小伟：《关注幼儿体育活动：莫让“超载”的运动压坏身体》，载《中国教育报》，2012 年 11 月 25 日第 1 版。

容是本书的重要理论基础。

第一节　幼儿的生理解剖特点及保健

一、循环系统

问题情境

近年来有些幼儿园把拔河比赛作为幼儿冬季锻炼的一项体育活动，电视屏幕上也时有报道幼儿拔河的镜头，那热烈的场面、活跃的气氛的确吸引人。据有关专家测定表明，拔河活动并不适合幼儿，太小的孩子不易做拔河运动。

分析：

从生理学角度来讲，儿童心脏正在发育中，植物神经对心脏调节功能尚不完善，当肢体负荷量增加时，主要是依靠提高心率来增加供血量。拔河需屏气用力，有时一次憋气长达十几秒钟，当憋气突然变成开口呼气时，静脉血流也会突然涌向心房，损伤孩子柔薄的心房壁。有医学工作者曾对250名5~6岁的儿童在拔河比赛中进行生理检查，发现心率均高，赛后1小时有30%的儿童心率未能恢复正常。①

这些现象说明，儿童不能拔河的重要原因与其心脏发育有关。心脏是血液循环的动力器官，血液循环与淋巴循环共同组成人体的循环系统，循环系统的主要机能是把机体从外界摄取的氧气和营养运送到全身各处，供给组织进行新陈代谢，如二氧化碳、尿素等，分别运送到肺、肾和皮肤等处排出体外，从而维持人体的新陈代谢和内环境的稳定。它还把为数众多的与生命调节有关的物质（如激素）运送到相应的器官，以调节各器官的活动。②

循环系统是人体内的运输系统，它将消化道吸收的营养物质和肺吸进的氧输送到各组织器官并将各组织器官的代谢产物通过同样的途径输入血液，经肺、肾排出，它还输

① 参见王金玉：《幼儿不宜搞拔河比赛》，载《幼儿教育》，1989年第1期。

② 参见De Agostini：《图解家庭医学大百科》，静子等译，天津教育出版社，2006年版，第64页。

送热量到身体各部以保持体温，这是人体的生命运输线，具有非同寻常的意义。幼教工作者对幼儿循环系统和成人循环系统的区别会较难理解，因此要抓住幼儿的特点，深入理解幼儿血液、心脏和血管间的关系，进而掌握保护幼儿循环系统健康发育的卫生保健措施。

（一）幼儿循环系统的特点

1. 血液

婴幼儿的血量和血液里的成分与成人不同，所以它的生理功能也与成人不同。

表 1-1 **不同年龄的血量**

年　龄	新生儿	1 岁	14 岁	成人
血量与体重之比/%	15	11	9	7~8

如表 1-1 所示，婴幼儿与成人相比，年龄越小其血量越多，这就使婴幼儿的新陈代谢作用更为旺盛。但是在幼儿血液里的白细胞的分类中，对人体有防御和保护机能较强的中性粒细胞较少，而防御和保护机能较差的淋巴细胞较多，因此，婴幼儿时期传染病的感受性较高。

视野链接

为什么人类的血液是红色的，而蜗牛的血液是蓝色的?

一提到血液，人们就联想到红色，其实血液不一定都是红色的，例如，章鱼和蜗牛的血液是蓝色的，海鞘类动物的血液还是绿色的呢。为什么血液的颜色不同呢?

血液又叫天然氧载体，血液的一个重要功能就是输送氧气和二氧化碳（还有其他功能），所以动物体内凡是能输送氧气的体液都应该叫血液。血液的颜色不同是因为含有负责输送氧气的金属化合物不同，红色的血液是因为含有铁的化合物，蓝色的血液是因为含有铜的化合物，绿色的血液是因为含有钒的化合物。①

众所周知，黑人运动员在竞技运动，例如田径、篮球等运动方面成绩突出，长、短跑的世界纪录保持者几乎都是黑人运动员。这是因为在黑人的血液里含有的红细胞、血红蛋白比别的人种多，身体在激烈的运动时可以得到更充足的氧气，所以黑人的爆发力、耐力比别的人种更强。

① 参见 De Agostini：《图解家庭医学大百科》，静子等译，天津教育出版社，2006 年版，第 82 页。

2. 心脏

（1）幼儿的心脏在解剖上与成人差不多，它是由心肌组成的囊状体，共分四个腔，即左右心房和左右心室。各腔都与血管连接，组成一个密闭的管道系统遍及全身。心脏的外形，幼儿6岁前呈球状，6岁后接近成人，呈椭圆形。

（2）幼儿的心脏肌纤维细弱，心壁薄，收缩力差，每次收缩时输出的血量少。年龄越小，心脏每分钟输出的血量越少。但是幼儿新陈代谢旺盛，身体所需要的血液供给量多，为了满足需要的供血量，就必须加快心跳，因此幼儿时期心跳是快的。如表1-2所示，年龄越小心跳越快。

表1-2 **不同年龄的心率**

年　龄	新生儿	1~2岁	3~4岁	5~6岁	7~8岁	成人
平均心率/（次·min^{-1}）	140	110	105	95	85	72

（3）调节心脏跳动的神经发育尚未完善，婴幼儿时期，支配心脏跳动加快的神经发育较好，支配心脏跳动减慢的神经发育较差，因此心脏兴奋性较高，跳动的节律变化也较大。

3. 淋巴系统

淋巴系统是循环系统的一个组成部分，是血液循环系统的辅助系统，包括淋巴管、淋巴结、脾、扁桃体等。淋巴系统的主要功能是运输淋巴液入静脉，是静脉回流的辅助装置。淋巴结、扁桃体和脾还有生成淋巴细胞，清除体内的微生物等有害物质和生产抗体等免疫功能。

幼儿淋巴系统发育快，淋巴结防御和保护功能比较显著，表现在幼儿时期常有淋巴结肿大的现象。扁桃体在4~10岁时发育达到高峰，而14~15岁开始退化，所以扁桃体发炎是幼儿时期常见的疾病。

（二）循环系统的卫生保健

1. 根据婴幼儿循环系统解剖生理上的特点，我们应该经常组织幼儿参加适当的体育锻炼和户外活动，以加强心脏的收缩力，促进血液循环，提高心脏的工作能力。

2. 幼儿参加的体育活动或活动量较大的游戏，应安排在室外进行。因为室外的新鲜空气可以使幼儿得到充分的氧气，增强心脏的活动能力，保证幼儿心脏的正常发育。

3. 幼儿时期要防止剧烈的体育活动。幼儿不适宜进行较长距离的快跑，应以走跑交替去进行锻炼，以免剧烈活动时心脏负担加重。同时，活动的时间也不能过长，否则也会加重心脏的负担。

4. 心脏的跳动是受大脑皮层支配的，兴奋和抑制都会影响心跳的次数，所以应让婴幼儿有愉快的情绪，不要让他们过分激动、受惊或抑制，以保证心脏跳动正常。

5. 要合理安排婴幼儿一天的生活内容，做到动静交替、劳逸结合，避免长时间的精神紧张而影响心脏的正常活动。

6. 要注意婴幼儿的营养，防止贫血。衣服要宽大舒适，以利于血液循环畅通。

二、呼吸系统

问题情境

由于幼儿的好奇心特别强，经常会有个别幼儿将身边的东西如豆类、扣子、纸屑、弹球、橡皮擦等放入自己或他人的鼻孔里。异物进入鼻子，若时间太久容易导致鼻子发炎，所以应尽快将异物取出。碰到这样的情况，老师可以采取什么方法呢?①

(1) 若异物在鼻内深处，从外面无法看见时，不要勉强想办法取出，应请耳鼻喉科医师帮忙。

(2) 若异物有一部分露出孔外，先让小孩安静坐好，再用圆头小钳子轻轻地取出。不过要注意的是若小孩乱动很容易伤到鼻黏膜，或是把异物推入更深处，所以对于好动的小孩，最好不要使用上述方法。否则可能会有反效果。

(3) 堵住没有异物进入的鼻孔，用力擤鼻子，或用纸捻刺激鼻黏膜，使小孩借着打喷嚏将异物喷出鼻外。

以上问题表明，用手挖鼻孔是幼儿经常出现的一种行为，这与人体的呼吸系统有关。呼吸系统是机体和外界进行气体交换的器官的总称，由传送气体的呼吸道和进行气体交换的肺两部分组成。呼吸道包括鼻腔、咽、喉、气管和各级支气管。鼻腔、咽、喉称为上呼吸道，气管和各级支气管称为下呼吸道。鼻是呼吸系统的门户，咽是呼吸系统和消化系统的共同通道，喉是呼吸道上部最狭窄的部分，不仅是呼吸通道，也是一个发音器官。我们常说的上呼吸道感染，就是指鼻、咽、喉等部位的感染性炎症。

呼吸的目的是排出二氧化碳，吸进新鲜空气，保证气体交换过程的正常进行。幼儿由于年龄和发育状况，呼吸器官的功能与成人相比有显著的不同，因此养成幼儿良好的

---

① 摘引自 http://www.haokoo.com/kids/7845662.html。

卫生习惯，照顾好幼儿呼吸系统的卫生，对促进幼儿的健康成长有非常重要的意义。幼儿的呼吸系统特别容易感染，从而引起各种疾病，严重的甚至危及生命，因此，懂得培养幼儿呼吸系统的良好卫生习惯，能做到早预防、早发现、早治疗非常重要，同时对患了呼吸系统疾病的幼儿，懂得细心照顾和护理也非常必要。

（一）幼儿呼吸系统的特点

幼儿呼吸系统的特点表现在呼吸器官和呼吸运动两个方面。

1. 呼吸器官的特点

（1）鼻。幼儿鼻腔窄小，鼻黏膜预柔嫩，血管丰富，还没有长鼻毛，不能阻挡微生物和灰尘，容易感染，引起鼻黏膜充血、肿胀，呼吸困难，幼儿不得不张口呼吸，这就为病菌的侵入创造了有利条件，因而容易引起鼻炎、扁桃体炎等。

（2）因喉。与成人相比婴幼儿的咽部相对狭小且显现为垂直形式。婴幼儿的咽鼓管比较宽，且短、直，呈现出水平状，因此在发生上呼吸道感染之后很容易会病发产生中耳炎。婴幼儿的喉部与成人相比相对较长，且其喉腔很狭窄，主要成漏斗形状，软骨也很柔软，且声带很柔嫩，富于血管和淋巴组织，特别容易引起炎性肿胀。而且由于婴幼儿的喉腔和声门都比较狭小，所以在婴幼儿患有喉炎时很容易导致梗塞以致吸气性呼吸困难。

（3）肺。婴幼儿时期肺部的发育不完全，且肺泡的数量相对较少，气体交换的面积也大大不足，但是由于间质的发育良好从而导致血管组织丰富，导致肺部含气量较少而含血量较多，因此很容易受到感染。婴幼儿若是肺部引发了炎症则有可能蔓延到其他部位，在感染的过程中也很有可能导致间质性的炎症或者是坠积性肺炎。而且由于婴幼儿的肺部弹性纤维发育很差很容易导致肺部的肿胀。

2. 呼吸运动的特点

呼吸的目的是排出二氧化碳、吸入新鲜空气，保持人体内气体交换正常进行，维持体内二氧化碳与氧化的平衡。由于婴幼儿的肺泡容量小，每次呼吸量比成人的小 1s/~1/1。按体表面积计算，婴幼儿的肺容量为成人的六分之一，而新陈代谢水平及氧气的需要则接近成人，因此要满足机体新陈代谢的需要，只有通过增加每分钟呼吸次数来加大通气量，以补偿呼吸量的不足，所以年龄越小，每分钟呼吸的次数越多。1 岁以内每分钟 30~40 次，1~3 岁每分钟 25~30 次，4~7 岁每分钟 22~25 次。因为幼儿应付额外负担的储备能力较成人差，所以发生炎症时容易出现缺氧和呼吸困难等情况。同时，由于支配呼吸运动的中枢发育不健全，故呼吸的节律性不强，往往是深度的和浅度的呼吸相交替。

（二）呼吸系统的卫生保健

婴幼儿呼吸器官正处在发育时期，要保护呼吸器官正常的发育，应注意以下几点：

1. 注意室内空气流通。新鲜空气可以增强婴幼儿对外界气候变化的适应力。幼儿气管内的黏液本来分泌就少，再加上气候干燥，分泌物不容易排出，可能有利于微生物生长而引起炎症。新鲜的空气病菌少，并含有充足的氧气，能促进人体的新陈代谢，有利于幼儿呼吸系统的健康，使幼儿情绪饱满，心情愉快。因此，室内要经常开窗，换气通风。

2. 教育幼儿坐、立、行、走要保持自然舒适的正确姿势，不趴着睡，防止胸部畸形，影响肺扩张。

3. 每天都应有适宜的户外活动，坚持做早操，进行深呼吸，使肺部充分排出二氧化碳，吸进新鲜空气，以促进肺的发育。在组织幼儿进行体育游戏、做体操、跑步时，应注意配合动作，自然而正确地呼吸。

4. 保护幼儿的声带。教师应选择适合幼儿音域特点的歌曲和朗读材料，每句话或歌词不要太长，音调不要太高或太低，以免造成声带疲劳。要避免幼儿大声歌唱或喊叫，造成咽喉和声带充血、发炎，使声音嘶哑，甚至诱发呼吸道疾病，应鼓励幼儿用自然幼儿的声音说话和唱歌。夏天玩得很热时不要马上吃冷食。感冒时，要多喝水、少说话。

5. 要培养幼儿良好的卫生习惯。

（1）要让幼儿养成用鼻呼吸的习惯，充分发挥鼻腔的保护作用。

知识链接

为什么不要用口呼吸？①

我们呼吸时吸入的空气中，除了人体所需要的氧气外，还混有灰尘、粉末、细菌等脏东西。这些东西如果被吸到肺里，对身体是很不利的。

鼻腔里有许多粗长的鼻毛，能将灰尘等脏东西挡在鼻腔外面。有的时候，一些较大的灰尘颗粒或者是刺激性的气体刺激了鼻腔里的神经组织，引起喷嚏，就可以将灰尘和有害气体喷出来。因此，打喷嚏是鼻子自我清扫的特殊功能，是对人体有益的保护性反射，是通过强大的气流冲力将体内有害物质清除出去的人体防御反应。

鼻腔表面还覆盖着一层很薄的黏膜，它经常分泌一些黏液，把鼻毛不能挡住的灰尘、细菌等黏附住，使其随着鼻涕被擤出去，或是交给不断向后运动的纤毛，将其送到喉咙里通过咳嗽随痰吐出去。同时，这些黏液还可以使吸入的干燥空气变得湿润，若用口呼吸，嘴里的舌头、牙齿、唾液是不可能完成这些任务的。

鼻腔里有许多小血管，供应丰富的血液。小血管中血流量的多少是随着吸入空气的温度高低而变化的，如果冷空气进入鼻腔，就会刺激血液流动加快，流量增加，将寒冷的空气调节到与体温相适应的温度。如果用口呼吸，冷空气会直接刺激咽喉，从而引起喉炎、咽炎等疾病。

① 参见 De Agostini：《图解家庭医学大百科》，静子等译，天津教育出版社，2006 年版，第 46 页。

(2) 教育幼儿不要用手挖鼻孔，以防鼻腔感染或鼻出血。

(3) 要教会幼儿擤鼻涕的正确方法。

(4) 教育幼儿养成打喷嚏时用手帕捂住口、鼻，不随地吐痰，不蒙头睡觉等好习惯。

(5) 严防异物进入呼吸道，培养幼儿安静进食的习惯，吃饭时不要哭笑打闹，不要让幼儿玩纽扣、硬币、玻璃球、豆类等小东西。

三、神经系统

问题情境

生活中最常听到的一句话是：不能让孩子输在起跑线上。仿佛别人的孩子会说儿歌、会讲故事、会弹钢琴，自己的孩子不会就是落后了。出生在高知家庭的豆豆就享受如此待遇：全家人分工负责她的识字、背诗、算术、英语，还上了绘画和舞蹈两个班。在浓厚的学习氛围中，豆豆2岁就认识了四五百个字、会背近百首古诗、能说一些日常的英语词汇；3岁会做10以内的加减法；3岁半会画出完整的小动物、涂上颜色，随着音乐翩翩起舞，很有节奏感……如今，4岁半的豆豆又拉起了小提琴，谁见了都会夸她聪明，爷爷奶奶、爸爸妈妈的脸上是一副掩饰不住的自豪的神情。只是，豆豆至今不会自己穿衣服，上厕所要人帮，吃饭要人喂，玩过的玩具、看过的书、画过的画都得由奶奶帮着收拾。

分析：早期教育要让孩子身心健康。无论是零岁教育还是胎儿教育，真正的早期教育必须包括对人至关重要的“人品”教育。

孩子的智力可以不超常（实际上，超常儿童在所有儿童中占的比例很小），日后也可以不出人头地、成龙成凤，但孩子必须身心健康。因为积极的人格因素和良好的品质，是孩子从容应付未来一生荣辱、坎坷与坦途的保证。这一点早已得到了教育学家和心理学家的认可。幼儿孤僻、胆怯或霸道、不与人合作等不良性格的形成，往往与在早期教育包括保育中忽略对孩子素质的培养有关。

中国科学院心理研究所研究员茅于燕说：对幼儿实施早期教育的好坏，影响着孩子未来的成就。早教主要是让幼儿积累生活经验和知识。在西方流行一种“早期银行论”，指对幼儿实施早期教育就好像是往他们的神经银行里储蓄，积蓄越多，将来受益越大。在幼儿的知识教育和性格教育方面，我们比较倾向于性格教育，性格教育开展得越早越好。如果幼儿两三岁的时候就把脾气学坏了，到四五岁就得进行再教育，那无疑是资源的浪费。对幼儿实施早期教育，关键是让他/她获得丰富的人生经验和童年的乐趣。①

以上现象反映的是重视幼儿的早期智力开发和早期教育的根本保证应该是幼儿神经系统的健康发育。神经系统是生命活动的重要调节系统，由中枢神经和周围神经两部分组成。中枢神经包括脑和脊髓；周围神经包括与脑相连的 12 对脑神经和与脊髓相连的 31 对脊神经及植物性神经。大脑是中枢神经系统最高级的部分，大脑皮层是人体进行意识活动的物质基础。

随着社会的发展、科技的进步，越来越多的人认识到对幼儿进行早期智力开发和早期教育的重要性，所有这一切都应该从了解幼儿的神经系统发育特点开始，而不能盲目拔高，影响了幼儿神经系统的健康发育成长，否则适得其反。

（一）幼儿神经系统的特点

1. 脑的重量变化快。妊娠 3 个月时，胎儿的神经系统已基本成形。出生前半年至出生后一年是脑细胞数目增长的重要阶段。新生儿出生时，脑组织尚未发育完善，脑的重量约 350g。

表 1-3　　**不同年龄脑重量的变化**

年　龄	新生儿	6 个月	1 岁	6 岁	7~8 岁	成人
大脑重量/g	350~380	700	950	1200	1353	1400

如表 1-3 所示，幼儿从出生到 6 岁脑重量的增加是非常快的，这说明幼儿神经系统在功能上和心理上的发展都是迅速的，这个时期是智力发展非常迅速的时期，脑的迅速发育为实施早期教育提供了物质基础，因此整个幼儿时期的教育问题应予以高度重视。

2. 神经系统的发育不均衡。人出生时，脊髓和延髓已基本发育成熟，这就确保了婴幼儿的呼吸、消化、血液循环和排泄等器官的正常活动，也保证了新陈代谢的调节。而小脑的发育则相对较晚，这是幼儿早期肌肉活动不协调的主要原因。3 岁时小脑的功

① 参见 http://www.xinli110.com/jiajiao/xwtt/201303/339572.html。

能逐渐加强，从而使肌肉活动的协调性也随之增强起来。5~6 岁时，就能准确地进行各种活动，如走、跑、跳、上下台阶，而且能较好地保持身体平衡。

3. 大脑皮质的兴奋与抑制过程发展不平衡。高级神经活动的抑制过程不完善，兴奋强于抑制，兴奋占优势，且易扩散。因此婴幼儿的控制能力较差，注意力不易集中且很难持久，容易被其他新鲜刺激所转移，年龄越小，表现越突出。7~14 岁的儿童，抑制机能达到充分的强度，才能控制自己，有目的地持久地去观察一些事物。

神经细胞较脆弱，能量储备较少，很容易疲劳，但由于其新陈代谢旺盛，疲劳的恢复也很快。

4. 植物性神经发育不完善。幼儿的交感神经兴奋性强而副交感神经兴奋性弱。比如，婴幼儿心率及呼吸频率较快，但节律不稳定，因此幼儿肠胃消化能力极易受情绪的影响。

（二）幼儿神经系统的卫生保健

幼儿神经系统正处于迅速发展的阶段，尤其是大脑皮层的神经细胞较脆弱，与外界环境的关系还不稳定，因此对幼儿时期的卫生要求要采取相应的措施，保护幼儿神经系统发育，促进幼儿身心健康。

1. 制定和执行合理的生活制度。幼儿园应根据幼儿解剖生理特点，为不同年龄的幼儿安排好一日活动的时间和内容。丰富的活动，特别是适合幼儿年龄特点的体育锻炼，能促进脑的发育，提高神经系统反应的灵敏性和准确性。活动内容和方式注意动静交替，使大脑皮质的神经细胞轮流地工作和休息，以避免疲劳。幼儿脑耗氧量几乎占全身耗氧量的 1/2，成人只占 1/4，因此应保证幼儿生活的环境空气新鲜。

2. 由于幼儿高级神经活动的特点是兴奋与抑制不平衡，兴奋过程占优势，难以形成抑制过程，因此成人不要过于阻止幼儿做力所能及的事情。因为成人对幼儿的每一次阻止，在他的大脑皮层上都会形成一个抑制过程，而这时期抑制过程是难以形成的，如果在阻止以后没有一个兴奋过程代替它，那么会使幼儿神经细胞工作失常，陷于兴奋低下，形成反常现象。

知识延伸

家长经常会遇到这样的情景：孩子发脾气大哭起来，家长说：“别哭了”，孩子还哭，家长烦了“我说别哭你听见了么?”孩子哭着点头，家长终于生气了：“你有完没完，你再哭！我就……”一场战争就要上演了，一会儿孩子要挨打也说不定。孩子哭着说：“我不哭了，我真的不哭了。”可是眼泪依然如泉涌。这就是“易兴奋，不易抑制”。孩子确实不想哭，可是由于大脑皮层发育不完善，抑制能力差，想停也停不下来。

3. 要保证幼儿有充足的睡眠。睡眠是大脑皮层弥漫性、保护性的抑制过程。睡眠时各种功能活动都减弱，只要维持一些必要的基本功能，可蓄积充分的能量物质。

睡眠可使人消除疲劳，弥补消耗，获得新的精神和体力。睡眠的时间是年龄越小时间越多，婴幼儿一昼夜所需的合适的睡眠时间：1 岁约 17 小时，2~3 岁约 14~15 小时；4~7 岁约 11~13 小时。睡眠时应消除外界环境的刺激，如光线、声音等；睡前不要过度兴奋，不吃过多食物和刺激性饮料，要保证睡眠时空气新鲜。

4. 根据幼儿生理特点，安排教学内容要浅而易懂，方法上要注意直观教学，反复强化，教学时间不可过长，还要保持周围环境的安静，消除促使幼儿精神紧张的因素。

5. 要保证幼儿有充足的营养。神经系统发育与合理的营养关系密切，要有充足的蛋白质、脂肪、磷等，才能使神经系统发育得更好。婴幼儿生命的头四年，如果营养不足，会给婴幼儿的智力发展带来严重的后果，所以必须重视和关心婴幼儿的营养。

6. 安排丰富的活动及适当的体育锻炼。丰富的活动，特别是适合幼儿年龄特点的体育锻炼，能促进脑的发育，能提高神经系统反应的灵敏性和准确性。为使大脑两半球均衡发展，应使幼儿的动作多样化，如两手同时做手指操、攀爬及各种幼儿基本体操等。日常活动中注意让幼儿多动手，尽早学会用筷子进餐、使用剪刀、玩串珠子游戏等。让幼儿在活动中“左右开弓”，能更好地促进大脑两半球的发育。

四、消化系统

问题情境

场景一：午餐时，孩子们一边低着头不停地往嘴里塞饭菜，一边不时地抬头看看他们周围不停巡回督促的老师……而老师为了让班上幼儿吃饱吃好，并养成良好的饮食习惯，不厌其烦地提醒幼儿：“别说话，好好吃”、“不要把饭粒撒在桌上”、“保持桌面的干净”等，整个就餐室一片紧张、严肃、压抑。

场景二：用餐时，幼儿可以自己选择座位，坐在一起边吃边聊，孩子们很愿意告诉大家他吃的是什么，也很喜欢讨论饭桌之外的话题。老师也同小朋友坐在一起边聊边吃，只是在幼儿有困难时给予帮助，孩子们吃饭十分愉快，吃不完的孩子也不会受到催促。①

① 参见 http://www.chinajiaoan.cn/guanli/2013/guanli_9794.htm。

分析：幼儿园中轻松愉快的进餐气氛促使孩子们食欲大增。芝加哥大学心理学家齐克森、默海的研究证实了这一点，并认为在饮食中交谈，人们心情愉快、思维活跃、富于创造性联想。现代医学研究证明，人的消化功能对情绪变化十分敏感。在积极、愉快的情绪状态下，胃黏膜会充血发红，胃肠蠕动加强，消化腺分泌正常，有利于实现正常的消化功能。当处于抑郁、忧伤、失望、悲痛等不良情绪状态下时，胃黏膜因缺血而显得苍白，胃肠活动减弱，胃黏膜分泌减少，胃内酸度下降，不利于对食物的消化吸收，而如果长期愤怒、焦虑，胃液的分泌可持续升高，使胃内酸度过高，胃液对胃黏膜的消化作用大于黏液的中和作用及黏膜的自我修复能力，由此导致消化性溃疡的发病。

这些现象表明，情绪影响人的消化系统。消化系统由消化道和消化腺两部分组成。消化道包括口腔、咽、食管、胃、小肠（包括十二指肠、空肠、回肠）和大肠（包括盲肠、阑尾、结肠、直肠）。十二指肠以上的消化道，我们通常称为上消化道，十二指肠以下的消化道则被称为下消化道。消化腺包括唾液腺、肝、胰腺以及消化管壁上的许多小腺体，其主要功能是分泌消化液。

人体必须从外界摄取营养物质，作为生命活动的能量来源，满足发育、生长、组织补修等一系列新陈代谢活动的需要。消化系统各器官协调合作，把从外界摄取的食物进行物理化、化学化的消化，吸收其营养物质，并将食物残渣排出体外，是保证人体新陈代谢正常进行的一个重要系统。随着社会的发展，幼儿消化系统的疾病有提早的趋势，应引起幼教工作者的重视：保护好幼儿牙齿是保证幼儿消化健康的第一个环节；保护好幼儿的胃是保证幼儿消化健康的第二个环节；保护好幼儿的大肠是保证幼儿消化健康的第三个环节。由此使幼教工作者进一步懂得耐心照顾好幼儿的饮食，培养幼儿良好的卫生习惯，一视同仁地关爱每一位幼儿，使幼儿健康快乐地成长。

（一）幼儿消化系统的特点

幼儿是不断生长发育的机体，新陈代谢作用旺盛，对各种营养物质的需要相对地较成人高，所以，要保证婴幼儿正常地生长发育。摄入足够的营养物质虽然重要，但还应考虑到婴幼儿消化系统的生理解剖特点来安排合理的营养。

1. 牙齿

幼儿的牙对消化作用很大，牙不好，胃肠负担就会加重。人的一生共有两副牙齿，根据牙齿在口腔内存在的时间，可以将牙齿分为乳牙和恒牙。

乳牙在出生后 7~8 个月开始萌出，一共 29 颗。6、7~12、13 岁，乳牙逐渐脱落，为恒牙所代替。

6 岁左右长出第一恒磨牙，又称六龄齿，以后乳牙先后脱落，逐渐换上恒牙。12 岁左右长出第二恒磨牙。恒牙是继乳牙脱落后的第二副牙齿，一共 28~32 颗，非因疾病或意外损伤则不会脱落，脱落后再无牙齿可萌出代替。12~13 岁换牙完毕。

2. 食管

幼儿食道比成人明显短而且狭窄，黏膜薄嫩，管壁较薄，弹性组织发育较差，所以很容易损伤。

3. 胃

幼儿胃的容量较小，胃壁内层黏膜薄嫩，肌肉组织发育较差，胃腺分泌的胃液能分解蛋白质、脂肪的胃蛋白酶，脂肪酶含量少，胃酸浓度低，因此抵抗细菌能力差，消化能力也较差。

4. 肠

（1）吸收能力较强。幼儿肠管的总长度相对地比成人长，其肠管总长度约为身长的 6 倍，成人则仅为 4.5 倍。幼儿肠黏膜的发育较好，有丰富的血管和淋巴管，因此吸收功能比成人强。

（2）消化能力较差。幼儿肠壁肌层及弹力纤维发育不完善，肠的蠕动功能比成人弱，容易发生肠道功能紊乱。再加上幼儿小肠内各种消化液的质量差，所以小儿的消化能力较差。

（3）肠的位置固定较差。幼儿的肠系膜发育不完善，所以肠的位置固定较差，如坐便盆或蹲的时间过长容易出现脱肛现象。另外，如果肠蠕动过强并失去正常节律时易诱发肠套叠。

5. 消化腺

人的唾液腺有三对，分泌的唾液中含淀粉酶，帮助消化淀粉食物，杀灭口腔细菌，所含的黏蛋白对胃黏膜有保护作用。

婴儿出生时唾液腺发育欠佳，分泌唾液较少，故黏膜干燥，易于受损。出生后 3 个月，婴儿唾液分泌才明显增加，内含唾液淀粉酶及大量黏液素，其分泌随年龄增大而增多，功能也逐渐完善。婴儿口腔较浅，又没有吞咽大量唾液的习惯，故有“生理性流涎”现象。

（二）幼儿消化系统的卫生保健

1. 保护牙齿，注意用牙卫生

（1）养成进食后漱口的好习惯。幼儿进食后应及时用温水漱口，及时清除掉口腔里的食物残渣。

（2）正确刷牙。学前儿童在 3 岁后应逐渐学会刷牙，早晚各 1 次，晚上尤其重要。家长或教师应教会儿童正确的刷牙方法。

知识延伸

刷牙方法不对会造成牙齿损伤

很多人觉得只要每天按时刷牙，牙齿就会健康，却不知道如果刷牙方法不正确，不但达不到清洁牙齿的目的，还会造成牙龈萎缩、压槽骨吸收甚至牙齿的缺损。

正确的刷牙方法是：将牙刷刷毛放在牙齿与牙龈交界处，刷毛与牙齿表面呈 45 度角，顺着牙缝竖刷。刷上牙时，从上往下刷；刷下牙时，从下往上刷；刷咀嚼面时，前后来回刷。里里外外都要刷，早晚刷或餐后刷，每次刷牙不少于 3 分钟。

（3）不吃过冷过热的食物：不用牙齿咬坚硬的东西，以免牙釉质产生裂缝或脱落。

（4）预防牙齿排列不齐：避免养成不良习惯，防止乳牙过早缺失。

（5）合理营养和户外活动：保证钙、磷的摄取，避免缺钙。

（6）定期检查：一般每半年检查一次，及早发现问题并及时处理。

2. 养成良好的饮食习惯

幼儿消化能力较弱，应培养其细嚼慢咽、定时定量、少吃零食、不偏食、不吃过冷过热食物等习惯。

3. 注意饮食卫生，防止病从口入

少吃不易消化的食品，注意饮食卫生，饭前便后要洗手。

4. 保持愉快情绪，安静进餐

组织幼儿进餐时可播放轻松愉快的音乐，餐厅灯光应柔和，要激发幼儿的食欲，增强消化器官的功能。

5. 饭前饭后不做剧烈活动

剧烈运动会使消化器官的血液量减少，使消化功能减弱。

6. 养成良好的排便习惯

应逐步训练定时大便的习惯，既预防便秘又有利于管理。

五、运动系统

问题情境

傍晚，爸爸带着 3 岁的彤彤在小区花园里散步。玩着玩着，彤彤突然扑倒在地，爸爸赶紧伸手一把将孩子拉起来。没想到，彤彤哭得更凶了，坐在地上，左手臂弯曲，右手握着左手的手腕。“男孩子要勇敢，跌倒马上爬起来。”爸爸以为孩子是故意在耍赖，再次伸手去拉，结果一碰彤彤的左手臂他就狂哭。

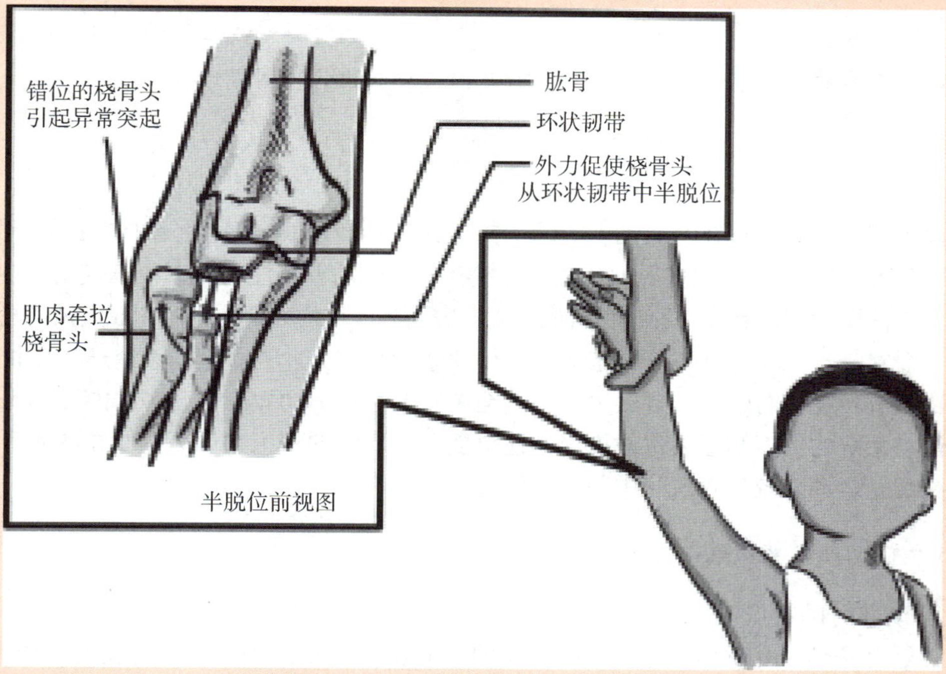

图 1-1

爸爸只好把孩子抱起，彤彤才停止哭闹，但两只手臂依然保持原先的姿势，并且拒绝别人触碰他的手臂。这时，爸爸才觉得，孩子看上去不像是装的，赶紧打了一辆车送孩子去医院。

到了医院骨科，医生详细询问了情况，并且检查了手臂的相应部位，确诊为“桡骨头半脱位”，而病因就在于彤彤爸爸的那一拉。“我只是轻轻拉了一下，怎么能把骨头都拉出来了？”彤彤爸爸纳闷了。

分析：这与孩子的桡骨头发育结构特点有关，这在 5 岁以下的孩子中很多见。骨科医生认为，5 岁以下孩子桡骨头发育尚不完全，桡骨头和桡骨盖的直径差别不大，环状韧带也比较松弛，稍加外力影响，桡骨头就会从环状韧带中脱出，形成半脱位。

临床上，5 岁以下的孩子出现这种的情况很多见，尤其是 2~3 岁的孩子正处于学走路的阶段，家长牵拉孩子的机会较多，发生率也较高。比如，年轻父母搀着孩子走路，遇到台阶时父母突然提起孩子的手，或是孩子摔倒在地，父母抓起孩子的手一把拉起；有时候，如果给孩子穿脱衣服时动作太粗暴，也可能造成桡骨头半脱位。“由于多见于手臂突然受到牵拉的情况，因此通俗成为‘牵拉肘’”。

专家建议，比较安全的方法是，在拉孩子的时候，要拉他的上臂；一岁左右的宝宝学走路时，家长最好把两手放在他的腋窝下。①

以上现象表明，幼儿在运动上的承受能力比较弱，不良的姿势会对幼儿造成伤害，这与幼儿的骨骼、关节和骨骼肌的运动系统有关。运动系统主要由骨、骨连接（关节、韧带、软骨等）和骨骼肌三种器官组成。它们占人体体重的大部分，并构成人体的轮廓。

生命在于运动。运动的完成依赖于人体的运动系统，此外，运动系统还有保护、支持、造血等功能，对幼儿的健康发育成长至关重要。作为幼教工作者，要能够熟悉掌握幼儿运动系统的特点和卫生保健措施，还要能运用所学的理论知识照顾幼儿的体育锻炼和解决幼儿运动系统发育成长中的具体问题。

（一）幼儿运动系统特点

1. 幼儿骨的特点

骨是由骨膜、骨质和骨髓构成。幼儿的骨骼比较柔软，软骨多。骨膜的内层细胞，在幼年时期能形成新骨，使骨不断地伸长、增粗。到 20~25 岁，骨化过程完成。骨的生长虽由遗传决定，但也易受到体内、体外环境的影响。

幼儿机体各部分的骨组织也有与成人不同的特点，尤其在脊柱、骨盆、腕骨、胸骨和足弓等部分。

（1）骨在生长。长骨两头的软骨一面发育（使长度不断增加）一面钙化（使骨头坚硬）。20~25 岁长骨两端的软骨全部钙化，就不再长高了。

（2）腕骨正在钙化。人有 8 块腕骨。出生时全是软骨，以后逐渐钙化，10~13 岁钙化完成，女性儿童一般比男性儿童早完成两年。掌指骨 18 岁前钙化完成。所以婴幼儿的手劲较小易疲劳，精细动作比较困难。

（3）有些骨还未愈合。胸骨（胸骨柄、胸骨体、胸骨剑突）到 20~25 岁才愈合。

骨盆未闭合。髋骨是骨盆的一部分，幼儿的髋骨与成人不同，它还不是一块严丝合缝的骨头。幼儿的髋骨是由髂骨、坐骨和耻骨三块骨头借助软骨连接在一起的。它一般要到 20~25 岁才完全愈合，成为一块完整的骨头。

① 参见 http://www.wenzhou.gov.cn/art/2013/5/31/art_11641_268422.html。

（4）柔软、易变形，但不易骨折。幼儿的骨头就像鲜嫩的青枝，易被弯曲。成人的骨头好比干树枝，不易弯曲。这与骨头的成分有关。幼儿骨头里的有机物和无机物各占1/2。

知识延伸

青枝骨折，儿童独有

所谓“青枝骨折”，可以说是儿童特有的一种骨折，其特点在于“折而不断”。这与儿童骨骼特点有关。

儿童的骨骼和成人不同，骨骼含水量较多，骨外膜较厚，因此有较好的弹性和韧性，不像成人骨骼那么脆。因此当遭受暴力发生骨折时，成人可能就发生了骨骼断裂，可儿童的骨折却折而不断。这就跟植物的青枝一样，你使劲儿掰断它，却会发现总会有一些“皮”连着。青枝骨折就是这种特点。

这类骨折多发生在四肢，由于没有明显的肿胀和畸形，所以比较不容易被发现。同时，骨折部位也不像成人有明显的“骨折线”，即使医生诊断起来也是比较困难，有的时候单次的X光片检查都无法发现。因此，家长还是要特别警惕，别孩子骨折了还不知道，那得误事儿。因此，对于家长来说，预防骨折的发生更重要。儿童骨折常发生于以下几种情况：

①奔跑追逐中摔倒，此时本能用手支撑身体，很容易就发生前臂或肘关节周围骨折。

②玩滑梯蹦床摔伤，或者摔倒时被别的孩子踩到导致骨折的。

③玩滑板溜旱冰摔伤，如果防护不足就特别容易发生意外。

④自行车导致的受伤。这有两种情况，一种是大童自己骑自行车摔倒导致骨折，另一种是低幼儿童坐在爸爸妈妈的自行车后座上，脚伸到轮子里被辐条挤压导致的骨折。辐条挤压不但会导致踝关节、小腿骨折，而且常有皮肤、软组织撕脱，甚至跟腱断裂。

⑤高处坠落受伤，这种比较少见但后果严重，家长或看护者要避免把孩子一个人留在家中，一定要有人看护。

⑥车祸受伤。这种骨折不仅发生在被机动车碰撞的时候，坐在车内的儿童没有使用安全坐椅，而在急刹车时摔倒受伤的情况也时有发生。①

（5）脊柱（人体的主要支柱）易弯曲。成人的脊柱有四个生理弯曲，即颈曲、胸

① 参见吴叶青、朱菁菁整理：《青枝骨折，儿童独有》，载《金陵晚报》，2014年2月24日第3版。

曲、腰曲、骶曲。这些生理弯曲可以起到缓冲震荡和平衡身体的作用。

新生儿脊柱几乎是直的。随着幼儿的生长发育，从抬头、坐立到行走时，才初步形成脊柱的四个生理弯曲，并逐渐被固定，到 20~21 岁时或更晚，脊柱才最后定型。因此，在整个幼儿发育时期，都要注意培养幼儿良好的体姿，预防脊柱变形。

2. 幼儿骨骼肌的特点

人体的肌肉有组成内脏的平滑肌和管运动的骨骼肌两种。骨骼肌的两端各有白色而坚韧的腱，肌肉靠肌腱附着于骨骼上，靠神经的调节，肌肉收缩时牵动骨骼，使人体产生各种运动。由于肌肉的协调活动，人体才能保持一定的姿势和完成各种动力工作。

（1）容易疲劳和损伤，因为肌细胞纤细、间质相对较多，肌腱宽而短，水分多，蛋白质、脂肪及无机盐的比例较低。但幼儿的新陈代谢旺盛，氧气供应充分，消除疲劳较成人快。

（2）大肌肉发育早，小肌肉发育晚。肌肉是随中枢神经系统的发育而发育的，支配幼儿上下肢活动的大肌肉群发育较早，小肌肉群发育较晚，故 3~4 岁幼儿行走、奔跑、跳跃虽比较平稳，但由于小肌肉群发育尚未完善，常有摇摆动作，6 岁以上幼儿肌肉发育比较迅速，能有节律地跳跃、跑步，两手也可做一些较精细的工作，但时间不能过久，否则容易产生疲劳。

3. 幼儿关节的特点

（1）关节连接较松弛易脱臼。幼儿的关节窝较浅，关节附近的韧带较松，肌肉纤维比较细长，所以关节和韧带的伸展性和活动范围比成人的大，尤其是肩关节、脊柱和髋关节的灵活性和柔韧性明显超过成人，但关节的牢固性较差，在外力的作用下容易脱臼，并常伴有关节囊撕裂、韧带损伤，出现肿胀、疼痛，失去运动能力。

（2）脚弓不结实，易塌陷形成扁平足。幼儿会站和走以后渐渐形成的脚弓，由于骨化未完成，足底的肌肉、肌腱和韧带发育不完善。幼儿过于肥胖，走路、直立时间过长，或负重过度，都可能导致足弓塌陷，形成扁平足。轻度扁平足感觉不明显，重者在跑、跳或行走时会出现足底麻木或疼痛。

知识延伸

注意保护孩子的足弓，远离扁平足①

足弓是由足部的骨骼、韧带和肌肉共同构成的向上凸起的弓。人体的这个小小“装置”作用却不小。足弓是人体很重要的减震系统，当我们跳跃或从高处跳下时，足弓的弹性起着缓冲震荡的作用，减轻落地时对全身骨关节尤其是对头部的冲击力。另外，在长时间行走时，足弓的弹性对身体重力下传和地面反弹力起缓冲作用，还

① 参见《我和宝贝》，2013 年 5 月刊。

能保持足底血管和神经免受压迫。因此，足弓对宝宝不是可有可无的。

随着宝宝的长大，足底的脂肪逐渐变薄，足弓会越来越明显。一般到宝宝两三岁时，就能看到明显的足弓了。

因为足弓发育不良，扁平足宝宝的运动能力会受到限制，当宝宝学会站立、走路后，这种能力的缺陷会日渐突出。他们在走路、站立过程中比其他宝宝容易疲劳，小腿容易出现酸胀感，严重时膝关节和腰部也有不舒服的感觉，因此走路姿势不稳、运动后容易脚部发软。

（二）幼儿运动系统的卫生保健

1. 培养正确的坐、立、行姿势

为防止骨骼变形，形成良好体态，需注意以下几点：婴儿不宜过早坐站，不宜睡软床和久坐沙发。负重不要超过自身体重的八分之一，更不能长时间单侧负重。托幼园所应配备与幼儿身材合适的桌椅。教师要随时纠正幼儿坐、立、行中的不正确姿势，并为幼儿做出榜样。

2. 合理组织体育锻炼和户外活动

适量接受阳光的照射，可使身体产生维生素 D 以预防佝偻病。要根据幼儿年龄特点，选择运动方式及运动量，使幼儿全身得到锻炼。不宜开展拔河、长跑、踢球等剧烈运动。

3. 保证充足的营养和睡眠

蛋白质、钙、磷、维生素 D 都能促进骨的钙化和肌肉的发育，应供应充足的营养，还要让幼儿多晒太阳，并保证充足的睡眠，以保证运动系统的正常生长发育。

4. 衣服和鞋子应宽松适度

衣服不宜过紧，以免影响血液循环。幼儿鞋子大小要合脚，不宜穿高跟鞋。

5. 注意安全，预防意外事故发生

在组织活动时，要做好运动前的准备，避免用力过猛牵拉幼儿手臂，防止脱臼和肌肉损伤，女孩不宜从高处往硬的地面上跳，以免损伤骨盆。

六、排泄系统

问题情境

刚刚进入幼儿园的幼儿，比较让老师头疼。因为这些幼儿除了哭闹之外，还经常尿床、尿裤子。针对这种情况，班上老师采取了以下做法：

(1) 经常提醒幼儿上厕所；

(2) 在幼儿园里让幼儿少喝水；

(3) 用惩罚手段帮助幼儿克制尿裤尿床。

分析：该班老师让幼儿少喝水，并用惩罚手段帮助幼儿克服尿裤、尿床的做法是不妥当的，经常提醒也不合理，提醒也应该根据幼儿的生理规律，按时间间隔提醒。否则只会让幼儿更加恐惧，紧张，很可能会加重他尿裤、尿床的症状。正确的做法应该是：

(1) 对于经常尿裤、尿床的小朋友，教师要先与其家长进行沟通，了解幼儿尿裤、尿床的原因，可建议家长带幼儿去医院检查一下，看幼儿身体是否正常；如果幼儿身体一切正常，教师则需要加强幼儿和睡眠过程中良好习惯的培养。

(2) 要帮助幼儿养成良好的作息和饮食习惯。幼儿白天活动时，一定要教育他们不要贪玩，有尿意的时候，一定要立即去厕所小便，不要等到很急了才去，那样很容易就尿裤了。给幼儿固定的饮水和上厕所时间。如果幼儿有特殊情况，要照顾提醒。幼儿睡前活动量不可过大，以免过度疲劳睡得过熟。在睡前 1 小时内，最好不要让幼儿吃流质食物或喝太多的水，临睡前应让幼儿排尽小便。在睡眠期间，教师要细心观察，掌握好幼儿尿尿的规律，及时叫醒。一般幼儿入睡 1.5~2 个小时后为第一次尿尿的时间，以后大概间隔为 3~4 个小时，甚至更长。教师在午睡中可以轻声地叫醒该幼儿一次，问他是否小便，避免幼儿熟睡尿床，并逐渐引导幼儿养成自主起床排便的习惯。

(3) 对待儿童尿裤、尿床要注意态度和方法。不要伤害幼儿的自尊心，不要把幼儿尿床当成笑料，更不要因此大惊小怪。尿裤、尿床的幼儿也有自己的苦恼，比如，他不敢在朋友家留宿，不敢参加夏令营等；当被发现尿裤、尿床时，他会感到尴尬或不安。因此，当幼儿尿裤、尿床时，教师对幼儿应多劝慰、鼓励，而不是斥责。幼儿稍有进步就予以表扬，以增强其信心。如果幼儿没尿裤、尿床，可在表上贴一颗红星，以示鼓励。切记：不要使幼儿精神高度紧张，以免影响正常的排尿功能，导致膀胱一有尿便想排尿，而每次又排不了多少，造成神经性尿频。

以上现象表明，幼儿尿裤尿床与幼儿的泌尿系统发育有关。泌尿系统由肾、输尿管、膀胱及尿道组成。其主要功能为排泄，排泄是指机体代谢过程中所产生的各种不为机体所利用或者有害物质向体外输送的过程。人体新陈代谢过程中的营养物质被人体吸收利用，所产生的废物需经过排泄系统排出体外，否则有害身体健康。据统计，在人群中约有10%的人患有各种各样的泌尿生殖系统畸形。这些畸形大多数在幼儿出生甚至胚胎时就已经形成。这些畸形如果合并感染，结石将加重对肾的破坏，严重者还会威胁幼儿生命。此外，幼儿排泄系统的后期患病率也在增高，因此，为了幼儿正常的生长发育及良好的生存质量，应该重视幼儿排泄系统的卫生保健工作。

（一）幼儿排泄系统的特点

1. 泌尿系统

泌尿系统包括肾脏、输尿管、膀胱和尿道。肾脏是主要的泌尿器官，形状似蚕豆，左右各一，它与输尿管相通。肾脏以尿的形式排出大量的各种代谢产物，如果肾脏的功能发生障碍，代谢的产物将积聚在体内，破坏体内酸碱平衡，发展成为尿毒症。幼儿泌尿系统特点：

（1）幼儿肾脏中不起作用和不成熟的肾单位较多，幼儿肾脏的储备能力差，调节机制不够成熟，肾功能较差，易损失有用物质，也易发生脱水或水肿。

（2）幼儿膀胱肌内层较薄，弹性组织发育不完善，贮尿功能差。幼儿新陈代谢旺盛，需要水分多，但膀胱容量小，贮尿功能差，由“无约束”到“有约束”排尿（主动控制排尿的能力差）。幼儿储尿能力差，3~7岁幼儿每昼夜排尿7~10次。

（3）儿童尿道短，容易发生上行性感染。幼儿的尿道较短，尤其是女性儿童的更短，再加上尿道离阴道、肛门都很近，易发生尿路感染，男性儿童尿道较长，但有包茎者，会因积垢而引起上行感染。

2. 皮肤

皮肤覆盖在身体表面，有厚薄之分，手掌和足底的皮肤最厚，眼皮等处的皮肤最薄。皮肤由表皮、真皮和皮下组织所构成。皮肤具有保护、调节体温、感受刺激和排出废物等功能。

幼儿皮肤面积相对较大，从皮孔蒸发的汗液是成人的两倍。幼儿皮肤水分多，约占体内水分的13%，而成人只占7%。幼儿皮肤的特点：

（1）皮肤的保护机能差。幼儿的皮肤细嫩，角质层薄，皮下脂肪少，保护机能差。幼儿的皮脂分泌较少，秋冬季皮肤易发生皴裂。

（2）调节体温能力弱。幼儿皮肤散热多而快，皮下脂肪少，神经系统对血管的调节不够稳定，保温作用差。幼儿往往不能较好地适应外界环境温度的突然变化，易受凉或受热。

（3）吸收力和渗透力强。幼儿皮肤的角质层薄，血管丰富，幼儿皮肤的吸收力和渗透力强，有机农药、苯、酒精等都可经皮肤被吸收到体内，引起中毒（凡盛过有毒物质的容器要妥善处理，绝不能让小孩弄到手，拿着玩，在皮肤上涂拭药物也要注意药物的浓度和剂量，不可过量）。

（二）幼儿排泄系统的卫生保健

1. 培养幼儿及时排尿的习惯

在组织活动及睡觉之前均应提醒幼儿排尿，不要让幼儿长时间憋尿，不要让幼儿长时间坐便盆。对于有尿床习惯的幼儿，要做好遗尿的防范工作，要为其安排好合理的生活制度，一旦发生尿床，切勿责怪惩罚幼儿。

案例分析

明明又尿裤子了，希望家长配合，做好孩子入园的大小便的训练工作，妈妈很吃惊，大小便是与生俱来的生理现象还要训练？

大小便是与生俱来的生理现象，这的确不假，但是进行排尿训练是对小孩泌尿系统的一种卫生保健。小孩的排尿是从无约束到有约束发展的，有两方面因素的影响，即大脑发育成熟程度和行为训练。小孩刚出生时，用把尿的动作或用嘘嘘的声音来使小孩排尿。到了一周岁时，通过语言，简单的动作示范，使小孩排尿；到了3周岁，孩子通常可以完全能够控制排尿，当大人有意识控制训练孩子一段时间，自然就形成了有规律的排尿。这样，明明就再也不会尿裤子了，可以快乐健康的成长了。

2. 保持会阴部卫生，预防泌尿道感染

每晚睡觉前要为幼儿清洗会阴部，要用专用的毛巾和脸盆，不穿开裆裤等。厕所、便盆要每天洗刷，定期消毒，教会幼儿擦屁股的正确方法，即由前往后擦，防止个别幼儿玩弄生殖器，每天适量喝水。

3. 保持皮肤清洁

幼儿皮肤薄嫩，易受损伤，若不注意皮肤清洁，就很容易生疮长疖。因此，保护皮肤最好的方法是保持皮肤清洁，要从小培养幼儿良好的盥洗习惯，勤洗澡、勤洗头、勤换内衣、勤剪指甲。

4. 加强体育锻炼和户外活动

组织幼儿参加适当的体育锻炼，保证每天有一定的户外活动时间。科学、合理、及时地利用空气、阳光和水这三个最佳自然条件进行“三浴”锻炼。

5. 着装要讲究

成人应根据季节、气候的变化或学前儿童活动的情况，及时为他们增减衣服。为学前儿童选择的衣服应安全舒适，透气性好，式样简单，便于穿脱，不能妨碍他们的活动。为幼儿选择的内衣应是质地柔软、吸水性强、不掉色的棉布料。

6. 预防和及时处理皮肤外伤

幼儿容易引起外伤，要注意预防。一旦发生外伤事故，应及时处理。

七、内分泌系统

问题情境

有人说让孩子晚上早点睡并保证足够的睡眠时间，有利于孩子长个子，这种说法对吗？为什么？

分析：

（1）长个高峰期在夜间。“生长激素”是影响人体身高的重要因素，而生长激素不像人体的其他激素在白天分泌，它是呈脉冲式分泌，主要在晚上分泌，分泌得越多，就越有助于长高。晚上9点至凌晨1点是生长激素分泌高峰，一旦晚睡错过了，就再也补不回来了。生长激素是由人的脑垂体分泌的，脑垂体一天的工作量很大，除了要分泌生长激素外，还要分泌性激素、促肾上腺皮质激素等人体所需的多种激素，也因为“太忙了”，所以它并不是24小时都在分泌生长激素。

（2）婴儿是例外，幼儿要重视。婴儿期是个例外。婴儿期时，不管是白天还是晚上，脑垂体在不断地分泌生长激素，所以1岁以前的婴儿，长得特别快。幼儿后，生长激素在白天的分泌量就非常少了，分泌量主要集中在晚上入睡时。其中有两个时间段对长高至关重要，一个是晚9点至第二天凌晨1点，特别是晚上10点以后，生长激素的分泌量达到最高，可以达到白天的5~7倍。另外，早上6点前后的一两个小时，生长激素也有一个分泌小高峰。

不过并不是一到晚上9点，生长激素就开始按时大量分泌，它的大量分泌必须有个前提：只有在深度睡眠时才会发生。如果这个时间还没上床，或者已经上床但还没睡着，又或者已经睡着但还没进入深睡眠状态，那么它的分泌量就会大大降低。所以睡得越迟，分泌的生长激素就越少，对孩子的身高越不利。而人一般在入睡后半小时至1小时，才进入深度睡眠状态，所以生长发育专家的建议是：想要孩子长得高，最好在晚上8:30前就上床，最迟不要超过晚上9:30，早上7点以后再起床。

以上现象表明，幼儿生长与激素分泌有关。激素由内分泌腺分泌，内分泌腺组成了内分泌系统，内分泌腺分泌激素，激素以“渗透”的方式进入腺体周围的血管和淋巴管内，经血液循环到达身体的各个部位，控制和调节机体的新陈代谢、生长发育及生殖等生理过程。

人体内的主要内分泌腺有：脑垂体、松果体、甲状腺、甲状旁腺、肾上腺、胰腺、胸腺及性腺等。内分泌系统是由内分泌腺和分解存在于某些组织器官中的内分泌细胞组成的一个体内信息传递系统，它是通过血液运输使内分泌腺分泌的激素作用于某些细胞组织来实现其调节功能的。随着人类生活水平的不断提高，人类内分泌系统失调、患病的情况越来越常见，如甲亢、糖尿病、肥胖等，这同时也影响到幼儿。幼儿当中肥胖、性早熟的现象在逐渐增多，因此学习幼儿内分泌系统的有关知识，对促进幼儿健康发育成长有重要的意义，可以使幼教工作者在具体工作中懂得调节幼儿的饮食和生活，避免幼儿内分泌系统的功能失调，从而导致疾病。

（一）幼儿内分泌系统的特点

1. 甲状腺

甲状腺是人体中最大的内分泌腺，位于喉下部和气管两侧，分左右两叶。甲状腺能分泌甲状腺素，碘是合成甲状腺素的主要成分。

甲状腺素能够调节机体的新陈代谢，促进儿童的生长发育和调节营养物质与氧气在体内的代谢速度，并调节体温；能促进脑细胞的生成与成熟，促进骨酪与生殖器官的发育。幼儿期如果甲状腺分泌的激素不足，可能会导致呆小症，主要表现为身材矮小、比例失常、头骨过早停止发育、大脑不发达、智力低下、有不同程度的听力和言语障碍、呈痴呆面容。如果甲状腺功能亢进，分泌激素过多，会出现两种状况：一是新陈代谢过于旺盛，虽然食量大增，但身体日渐消瘦；二是神经兴奋性增高，甲状腺肿大，还伴有突眼症。

2. 脑垂体

脑垂体位于大脑底部，重量不足 1 克，受下丘脑的控制。脑垂体分泌生长激素、促甲状腺素和促性腺激素。生长激素可促进组织器官的生长，特别是骨骼的生长。

垂体一般在 4 岁以前及青春期生长最为迅速，机能也较活跃，对促进正常的生长及性成熟有显著的作用。

婴幼儿时期如果脑垂体分泌的激素不足，可造成侏儒症，主要表现为出生时多数正常，2 岁以后逐渐与同龄者显出差距，骨龄、出牙闭合明显延迟，身高较同龄儿童低 30%，成人后身高不及 1.30m。但此类儿童身体各部分比例较匀称，智力大多正常。若婴幼儿期脑垂体分泌的激素过多，儿童则生长过速，称为巨人症。

（二）幼儿内分泌系统的卫生保健

1. 组织好幼儿的睡眠，保证充足的睡眠，睡得踏实

幼儿在夜间入睡后，生长激素才大量分泌，所以孩子长个子主要是在夜里。睡眠时间不够、睡眠不安稳，就会影响孩子的身高，使遗传的潜力不能充分发挥。幼儿园要组织好幼儿的睡眠，使幼儿睡眠充足，睡得踏实。

2. 膳食中使用加碘食盐

婴儿补碘应在医生指导下进行。碘是合成甲状素的原料，缺碘会产生大脖子病，会影响幼儿的智力发育，导致听力下降、言语障碍等。

八、免疫系统

问题情境

张女士的儿子丁丁今年4岁，自从去年上幼儿园后，平均每两周就感冒发烧一次，把一家人折腾得不轻。这个暑假，张女士除了在饮食上给儿子补充各种营养外，还到处打听给孩子增强免疫力的方法。听说有熟人带孩子到医院打胸腺素增强免疫力，张女士也带着儿子到医院咨询。

分析：

正常人的免疫力不能靠保健品，更不应该靠药品来提高。“尤其是儿童，很多家长觉得孩子上幼儿园就老生病，是免疫力不够强。”其实这正是孩子自身免疫系统不断发育和完善的过程，“孩子的每次感冒或发烧其实都是一次对免疫力的良性刺激。如果我们把免疫力比作一支军队，那么每次生病其实都是在练兵，让他们的战斗力越来越强。而且免疫系统‘记性’很好，会对传染病原形成免疫记忆，如果下次遇上相同的病菌，可以很快将其消灭。相反，如果家长为了让孩子少生病，把他们保护起来，会减少感染产生抗体的机会，抵抗力反而减弱，对孩子免疫力的发育和建立都不利”。

专家建议：增强免疫力应该用最自然的方法。“例如体育锻炼、早睡早起、合理的饮食搭配、晒太阳等，这些最普通的保健方式就是增强免疫力最有效、最安全的方法。”良好的情绪对免疫力也能产生“正能量”。

对儿童和老年人而言，吃一些增加抵抗力的保健品不如均衡补充各种营养，因为营养是免疫力的基础。例如每天吃一个鸡蛋，饮用250毫升牛奶，保证优质蛋白质（包括动物性食品和豆制品）的摄入，多吃新鲜的绿叶蔬菜和水果。此外，适当的运动对促进全身血液循环，延缓机体组织的老化和免疫系统功能衰减的进程都有好处。“要孩子身体好，就要让他们多参加户外活动，在阳光下跑跑跳跳，其实阳光和清新的空气就是最好的免疫调节剂。”①

① 摘引自黎蘅：《增强免疫力最佳方法》，载《广州日报》，2013年8月19日。

以上现象表明，正确认识免疫系统是非常重要的。人体的免疫系统是由免疫器官、免疫细胞、免疫分子共同组成的机体防御系统。如果免疫系统出了毛病，人在疾病面前就会丧失抵抗力，生命就无保障。例如当前世界流行的艾滋病就是一种免疫缺陷病，这种病人受病菌感染后大多很快死亡，任何抗生素都对它无能为力。

（一）幼儿免疫系统发育特点

1. 免疫器官

免疫器官是指胸腺、骨髓、淋巴结、脾脏和其他淋巴组织。免疫器官是免疫细胞产生、分化、成熟的场所。免疫细胞包括T淋巴细胞、B淋巴细胞、中性粒细胞、巨噬细胞、浆细胞等，是与病菌作战的部队。免疫分子包括免疫球蛋白、补体分子、细胞因子等。初生儿童的免疫功能很不完善，随着年龄的增大，这些功能逐渐增强。

2. 胸腺和骨髓

胸腺位于胸腺骨后、心脏的上方，是T细胞分化发育和成熟的场所。人胸腺的大小和结构随年龄的不同具有明显的差异。胸腺于胚胎20周发育成熟，是发生最早的免疫器官，小儿出生时胸腺仅10~15克，以后逐步增大，到青春期时已发育到30~40克，以后又逐渐退化萎缩。胸腺的主要作用是分泌胸腺激素，诱导骨髓造血干细胞分化成T淋巴细胞，并使之成熟。

骨髓位于正常骨髓的透射电图镜骨髓腔中，分为红骨髓和黄骨髓。红骨髓具有活跃的造血功能。因此，骨髓是各类血细胞和免疫细胞发生及成熟的场所，是人体的重要中枢免疫器官。儿童的骨髓里布满了许许多多的网状结缔组织，其中含有各种不同发育阶段的血细胞，为免疫细胞的生成和分化提供了基础。如果儿童有骨髓功能障碍，就会使其造血功能和免疫功能都受到损害，后果不堪设想。

3. 淋巴结

人全身有500~600个淋巴结，是结构完备的外周免疫器官，广泛存在于全身非黏膜部位的淋巴通道上。幼儿出生后，淋巴结迅速发育，12岁时达到最高峰，其总量比成人大1倍。所以淋巴结是幼儿时期重要的防御力量。它能杀灭致病菌，防止病菌扩散，为淋巴细胞的再循环提供环境。

我们有时见到一种感染性疾病，局部可摸到一个个的硬结，这就是淋巴结参与防卫后形成的肿大，当炎症消退后，淋巴结也随之恢复正常。

此外，儿童体内还有扁桃体、肠集合淋巴结等其他淋巴组织，也在警惕地保卫着机体。如在消化道和呼吸道这些与外界相通的管道中就聚集着大量由免疫细胞组成的淋巴小结，它们在局部的免疫防卫体制中充当着身体的卫士。

（二）幼儿免疫系统的卫生保健

1. 保持皮肤清洁

皮肤是人体的第一道防线，皮肤通过汗液和皮脂排泄的脂肪酸形成的酸性环境能抑制病菌的生长，但只有清洁的皮肤才能成为防线，因此，孩子的皮肤一定要经常清洁且不能弄破，保持皮肤的完整性。

2. 扁桃体不宜轻易切除

扁桃体是一个具有免疫功能的淋巴组织，在集体防御疾病中起“门卫”的作用，所以不宜轻易切除扁桃体。

3. 打防疫针

打防疫针可以使孩子体内产生特异性免疫力。

4. 不可滥用免疫抑制剂和免疫增强剂

免疫抑制剂的作用是抑制免疫活性细胞而降低免疫功能，主要包括某些抗生素、肾上腺皮质激素等。免疫增强剂能维持或提高机体免疫功能，主要包括卡介苗、转移因子、胸腺素等。

5. 不要把病种球蛋白当做补药和预防百病的药物使用

病种球蛋白只对体液免疫缺陷者有效，对细胞免疫缺陷者无效。健康儿童不必使用这些药物，否则对身体有害。

九、感觉器官

问题情境

小明生活在农村，某个夏天的中午，村里有一家办喜事，爱看热闹的他离爆竹很近，耳朵被震得嗡嗡响，又觉得很热。晚上，他背着爸妈到屋后的臭水沟洗澡，觉得浑身起鸡皮疙瘩，打了两个喷嚏，才上岸回家，怕挨训，没敢给爸妈说。第二天，小明觉得耳朵里痒，捡个小树枝掏起来。第三天，小明生病发烧了，随便吃了链霉素药。但是，病情越来越重了，只好去看医生。

分析：爆竹巨大的响声震伤了鼓膜；脏水流进了耳，容易引发中耳炎；用小树枝掏耳，易伤鼓膜；链霉素是耳毒性药品，不当服用易引发耳疾病。

以上现象表明要把保护耳朵的常识装进孩子的心里。耳与眼构成了感觉器官，感觉器官由感受器及其辅助结构共同组成。人体与外界环境发生联系，感知周围事物的变化，首先要通过感觉器官的作用来实现，感觉器官包括眼、耳、皮肤、鼻、舌。感觉是人认识世界的最初途径，据有的科学家研究指出，人们在知识信息的获得上，83%来自视觉，11%来自听觉，3.5%来自嗅觉，1.5%来自触觉，1%来自味觉。健康的感觉器官是进行正常、有效的感知活动的前提条件。如果感觉器官受损，势必要影响观察事物的正常进行。幼儿的感觉器官处在未成熟时期，身体非常容易受伤，且在其发展过程中很容易受到无意义的和有害的印象而被扰乱，因此对幼儿感官进行保护具有重要的意义。

（一）幼儿感觉器官发育特点

1. 幼儿眼的特点

眼睛是负责视觉的感觉器官，它具有和看东西有关的结构以及保护这些结构的附属器官。视觉器官的主要组成部分是眼球，此外还有眼睑、结膜、泪器、眼外肌等附属结构。

（1）幼儿眼球的前后径较短，呈生理性远视（5 岁以前）。幼儿眼球的前后径较短，晶状体比成人扁，物体往往成像于视网膜的后面，称为生理性远视。一般到五六岁即可转为正视。

（2）晶状体弹性大，调节能力强，故能看清很近的物体。在眼球的发育过程中，如果总看近的物体，睫状肌长期紧张，晶状体就会处于“凸”的状态，久而久之就会造成近视。

（3）3 岁前是视觉发育的敏感期。视觉功能的发育有赖于外界环境光的刺激。如果剥夺光的刺激，会影响视觉功能的正常发育，导致视力下降，甚至视觉丧失。

2. 幼儿耳的特点

人耳内有两种不同的感觉器官，即听觉器官和位觉器官。耳分为外耳、中耳和内耳三部分。外耳和中耳是声波的传导器官，内耳是位、听觉器官的主要部分。外耳包括耳郭、外耳道和骨膜。耳郭主要是收集声波。

（1）幼儿的耳正处在发育过程中，外耳道比较狭窄，外耳道壁尚未完全骨化。因眼泪、脏水流入外耳道，或挖耳朵损伤外耳道等可使外耳道皮肤长疖，因长疖疼痛可影响小孩睡眠，张口、咀嚼时疼痛加剧。

（2）幼儿的咽鼓管与成人相比，既短又粗，倾斜度小，所以当咽、喉和鼻腔感染时，容易引起中耳炎。中耳炎治疗不及时，会导致耳聋。

（二）幼儿感觉器官的卫生保健

1. 眼的卫生保健

（1）教育幼儿养成良好的用眼习惯。看书、写字要有正确的姿势和适宜的眼距；不躺着看书，不在走路或乘车时看书；集中用眼一段时间后应远望或去户外活动；看电视、玩电脑游戏要有节制。

（2）注意科学采光。幼儿活动室窗户应大小适中，使自然光充足；室内家具宜用浅色，反光较好；自然光不足时，宜用白炽灯照明；不在光线过强或过暗的地方看书、画画；看书、画画时，柔和的光线应来自左上方。

（3）加强安全教育，预防斜视。

（4）培养良好的卫生习惯，预防感染性眼病。孩子应有自己专用的毛巾、脸盆，父母在给孩子上眼药之前、之后都要注意洗手，以免使眼病在家庭中蔓延。教育孩子不要用手揉眼睛。

（5）定期给幼儿测查视力。在日常生活中，如果发现孩子有以下表现，应及时带孩子到医院检查治疗：幼儿眼位不匀称，有内斜或外斜；孩子看东西时喜歪头偏着脸；眼睛怕光；看书过近；手眼协调差，两眼“黑眼珠”不匀称；经常眨眼、皱眉、眯眼，眼睛发红或常流泪；看东西经常混淆形状相近的图片；看图片只喜欢大的等。

（6）为幼儿提供的书籍，字体宜大，字迹、图案应清晰。

实践练习

幼儿眼睛里进入异物后的处理方法①

幼儿活动时，如果发现有煤屑、沙子进入幼儿的眼睛里，老师要用语言提示幼儿千万不要用手去揉眼睛，等待老师帮助取出或带他去看医生。应当采取下列方法：

（1）异物进入眼睛便会引起流泪，这时可以用手指捏住眼皮，轻松拉动，使泪水进入有异物的地方，将异物冲出来。

（2）可以请人用食指和拇指捏住眼皮的外缘，轻轻向外提翻，找到异物，用嘴轻轻吹出异物，或者用干净的手帕轻轻擦掉异物。翻眼皮时要注意将手洗干净。

（3）如果眼中的异物已经嵌入角膜，或者发现别的异常情况，千万不要随意自行处理，必须请医生处置。

2. 耳的卫生保健

（1）禁止用锐利的工具为幼儿挖耳。

（2）预防中耳炎。保持鼻、咽、喉的清洁；教会幼儿正确擤鼻涕的方法；不要让幼儿躺着进食、喝水；如果污水进入外耳道，可将头偏向进水一侧，单脚跳几下，将水排出。

（3）减少噪声，发展幼儿听力。

噪声是指使人感到吵闹或为人所不需要的声音。噪声是一种环境污染，可以影响婴幼儿的健康。噪音在50分贝以下，属于比较安静的环境。噪声达60分贝，就开始影响睡眠和休息。噪声达80分贝以上，就会睡眠不足、烦躁不安、消化不良、记忆力减退以及听觉迟钝。

幼儿的听觉是随听觉器官的不断完善和各种训练而发展的，幼儿园可组织各种游戏活动，如唱歌、欣赏音乐等，以培养幼儿的节奏感，丰富幼儿的想象力；并教育幼儿辨别各种细微而复杂的声音，如刮风、鸟叫等，这些都能促进幼儿的听力发展。

此外，幼儿教师还应注意观察幼儿的活动，及早发现其听觉异常。如果幼儿对突然

① 摘引自 http://www.haokoo.com/kids/7845662.html。

的或过强的声音不敏感，与人交流时总盯着对方的嘴，听人说话喜欢侧着头，耳朵对着声源不爱说话，或发音不清、说话声音很大，平时很乖、很安静、睡前不怕吵，经常用手挠耳朵，说耳闷、耳内有响声等，若发现幼儿有这些行为要及早让其到医院检查、治疗，以免进一步恶化。

实践练习

小虫进入幼儿的耳朵后的处理方法①

在幼儿园户外活动时，常会发生小虫子进入幼儿耳朵的事情，严重者会损伤耳膜，导致耳聋。小虫子进入耳朵后，应该怎样安全取出呢？下面给老师们提供几种有效的方法：

（1）用手使劲按住没有虫子的那只耳朵，以促使虫子倒退出来。

（2）用手电光照射耳内，就可把虫子引诱出来。

（3）用香烟烟雾把虫子熏出。

（4）向耳内滴少许麻油或色拉油，就可使小虫淹毙或逃出。

第二节　幼儿生长发育规律

问题情境

现象一：当1岁以内的孩子刚刚有一点迈步走路愿望的时候，家长迫不及待地拿来学步车，让其在学步车里摇摇晃晃，劲头十足地走来走去。很快，孩子学会了走路，家长高兴万分。但不久，细心的家长便发现孩子的腿变形了，弯曲了，弯弯的腿给那些急于求成的家长留下了终生“纪念”。这些家长们不知道，此时孩子的骨柔软、弹性大、易变形。因为孩子的这一特点决定了孩子需要有一个“扶着走”的阶段，家长这种跨越阶段的做法不正是“拔苗助长”嘛。

① 摘引自 http://www.haokoo.com/kids/7845662.html。

现象二：儿童过早用笔也是一种跨越阶段的做法。由于人们“望子成龙”心切，视儿童识字、写字、画画为早期智力开发的最基本手段，且年龄越来越幼小化。孩子的解剖生理特点决定，用笔过早将导致其拿笔姿势不正确，进而又将影响写字姿势，且一旦形成“动力定型”，终生难以纠正。笔者曾调查，幼儿园中拿笔姿势不正确的幼儿竟占 60 %以上。不正确的拿笔姿势有三种情况：拿笔过下、握笔一把抓、笔杆倾斜度不正确。

分析：生长发育的不均衡性规律，体现出儿童各组织、器官、系统的增长既有连续性又有阶段性。其自然的阶段性尤应引起重视。我们不能想当然地和随心所欲地跨越阶段，以儿童一时的成功铸成他们终生的遗憾。只能按照幼儿各阶段的发育顺序，创造促进幼儿生长发育的条件，引导孩子顺利地从一个阶段发展到另一更高的阶段。培养幼儿良好的行为习惯是幼儿保教的基本任务。如果强迫孩子进行超越年龄阶段的学习，尤其是过早地进行一些专门化的训练，必然破坏儿童的正常发展顺序。①

以上现象表明幼儿正处在旺盛的生长发育时期，有着不以人的意志为转移的自身客观规律。幼教工作者掌握一般规律不仅能了解幼儿既往发育史和发育现状，且能预测未来大走向，从而更有效地给予指导，促进幼儿生长发育潜力得到最大限度发挥。

一、生长发育的基本概念

人的生长发育从医学上来讲是从受精卵开始身体形状和功能完全发育成熟的连续过程，它贯穿胎儿期、儿童期、青春期甚至成年。生长和发育是儿童不同于成人的重要特点。生长是指儿童身体各器官、系统的长大，可有相应的测量值来表示其量的变化；发育是指细胞、组织、器官的分化与功能成熟。生长和发育两者紧密相关，“生长是发育的前提，发育寓于生长之中”，即生长是发育的物质基础，生长的量的变化可在一定程度上反映身体器官、系统的成熟状况。例如：身体长高变壮，智力变高、变聪明，都是一步一步来的，生长到一定程度便开始发育了。就像苹果，如果说从绿变红、从小到大是生长，那么从酸到甜就是发育。

① 摘引自孙蜀云：《认识幼儿生长发育规律，树立科学的保育观》，载《学前教育研究》，2000 年第 1 期。

知识拓展

2004 年联合国儿童基金会（UNICEF）公布的一份《The State of the World's Children 2004》文件显示，全球学龄儿童中、重度低体重的平均发病率是 27%，中、重度生长迟缓的发病率是 31%，消瘦发病率是 10%，发展中国家儿童营养状况与全球的水平相当，东亚和泛太平洋地区儿童低体重和生长迟缓发病率分别是 17%、20%。与我国经济状况相当的印度，学龄前儿童低体重、生长迟缓和消瘦的发病率分别是 47%、46%、16%，但在某些省份，低体重发病率仍达到 61.4%，生长迟缓也达到 51.6%，贫血率为 86.7%。而在巴西，低体重和生长迟缓的发病率已降到 6% 和 11%。在联合国"新千年发展目标"（Millennium Development Goal）中，曾经提出，到 2015 年要把 5 岁以下儿童的低体重发病率降低 50%。

1992 年以来中国儿童的生长发育有以下趋势：（1）低体重逐年下降。我国 5 岁以下儿童低体重率平均下降 56.7%，城市低体重率从 18.0% 降为 7.8%，农村从 10.1% 降为 3.8%，城市和农村分别下降 69.3% 和 53.5%。（2）生长迟缓率逐年下降。与 1992 年相比，2002 年我国 5 岁以下儿童生长迟缓率下降 55.2%，其中城市由 1992 年的 19.1% 降为 2002 年的 4.9%，下降率为 74.5%；农村从 35.0% 降为 14.3%，下降率为 50.6%。（3）消瘦率下降。2002 年比 1992 年下降 36.1%，其中城市下降 48.3%，农村下降 32.4%。①

二、各年龄阶段儿童发育特点及保健要点

根据儿童的解剖生理特点，一般将儿童的生长发育划分为七个阶段，见表 1-4。

表 1-4　　儿童生长发育七个阶段

年龄阶段	发育特点	保健要点
胎儿期（精卵细胞结合至小儿出生前，约 40 周胚胎期）	胎儿依赖母体生存，组织器官正在形成，母体的身体状况和生活活动对胎儿健康影响较大	孕期生活要有规律，避免情绪激动；多摄取富含营养的食品；防止各种疾病的感染；防止接触有毒物品和放射源

① 摘引自蒋文君：《无锡市滨湖区学龄前儿童生长发育状况调查研究》，苏州大学硕士专业学位论文，2012 年。

续表

年龄阶段	发育特点	保健要点
新生儿期（自胎儿娩出、脐带结扎至生后满28天）	离开母体独立生活，面临着内外环境的巨变。全身各系统功能从不成熟转变到初建和巩固	加强护理，包括喂养（最好是母乳）、保暖及脐带、皮肤和黏膜的清洁，预防感染性疾病
婴儿期（出生后至1周岁前。又称乳儿期）	生长发育最迅速，身高体重增长迅速；乳牙开始萌出；牙牙学语；逐步学会爬、坐、站、走	合理调配营养，适时增加辅食；按时进行预防接种和健康检查；培养良好的卫生习惯，加强生活护理
幼儿期（1~3周岁）	身长体重增长减慢，中枢神经系统发育加快；乳牙全部出齐；动作发展迅速，语言、思维能力增强，智能发育较快	给予富含营养、质软易消化的食物；做好疾病的预防；防止中毒或创伤；进行早期教育，养成良好的生活卫生习惯
学龄前期（3周岁到入小学前（6~7周岁））	体格发育减慢，四肢增长较快；中枢神经系统的功能逐渐完善；智力发育增快，求知欲强，好奇、好问、好模仿；运动的协调能力不断完善	加强户外活动，充分利用日光、空气和水进行体格锻炼；供给充足的营养；进行安全教育和卫生习惯的培养
学龄期（6~7周岁至青春期开始（12~14岁））	身高体重平稳增长，除生殖系统外，其他器官、系统的发育已接近成人水平；智能发育快，感情逐渐稳定，自觉性开始发展	给予更多的关爱，供给充足营养；安排有规律的生活、学习和体格锻炼，合理用眼，注意口腔卫生；注意坐、立、行、写等姿势
青春期（女孩从11~12岁开始到17~18岁；男孩从13~14岁开始到18~20岁）	生理成熟而心理不成熟	加强教育与引导，保证充足的营养，加强体格锻炼，增进青少年的身心健康

生长发育是一个连续的过程，在这一过程中有量的变化，也有质的变化，因而形成了不同的发展阶段。我们根据儿童的平均发育水平，人为地将生长发育过程划分为若干个年龄时期，便于针对不同年龄时期的身心特点，在教养、生活、学习等方面提出合理要求，并进行保健指导。各年龄时期相互是连续的，并无固定的、明显的界限。

三、幼儿生长发育的一般规律

学前儿童生长发育的规律是指群体儿童在生长发育过程中的一般现象。虽然在生长发育过程中，受到环境、营养、体育锻炼、疾病等因素的影响，而出现个体差异，但一般的规律还是存在的。儿童生长发育状况，是反映其健康状况的一面镜子。因此，幼儿园的保教人员必须了解、研究和掌握儿童生长发育的共同规律，结合各年龄幼儿的具体情况，采取必要的卫生措施，以达到保护、促进、增强和提高幼儿健康水平的目的。

（一）生长发育是一个由量变到质变的复杂过程

儿童的生长发育是由不明显的细小的量变到突然的质变的复杂过程。不仅表现为身高体重的增加，还表现为全身各个器官的逐渐分化，功能的逐渐成熟。量变和质变通常是同时进行的，但各有一定的缓急阶段。例如，大脑重量从新生儿的350克增加到1岁时的950克，6岁时增长到1200克，突出表现为生长，即神经细胞迅速增长，体积增大，间质增加。从6岁到20岁脑重量只增加60克，发育成为突出表现，神经突触增加，神经环路形成，记忆、思维、推理、分析能力不断提高。

社会现象

一些人认为：幼儿不过是个体比例比成人小，其结构和功能和成人差不多，视幼儿为成人的缩影。但凡孩子在成人视为简单的事情上出现“笨拙”现象，便被斥之为“笨蛋”。2~3岁的孩子初学拿笔写字，一个最简单的“1”字竟写得抖抖颤颤、歪歪扭扭，老师或家长大惑不解。殊不知，指间肌是小肌肉，小肌肉群的发育落后于大肌肉群；3岁孩子八块腕骨也只出现了三块骨化中心；神经系统对小肌肉运动和腕骨运动的协调能力也差，此阶段的孩子手指和手腕骨的量变积累还没达到灵活运用手指手腕的质变程度。①

由此可见，儿童不是成人的缩影。幼儿不仅身体比成人小，而且是一个比较简单的机体。幼儿动作粗大，情感简单，是一个没有成熟、缺少经验的机体。他们对环境的适应和对自身的保护，以及各种知识及能力，都在不断地发展和加强。据此，婴幼儿阶段应特别注重热量和蛋白质的摄入，否则脑细胞不能充分生长，其损害是不可逆的，常导致智力低下。其次，儿童6岁后高级思维才逐步发展，具备系统学习能力。如果不讲科学地进行早期教育，将欲速则不达，造成小儿负担过重，健康受损，对智力发育反而有不良影响。

① 摘引自孙蜀云：《认识幼儿生长发育规律，树立科学的保育观》，载《学前教育研究》，2000年第1期。

（二）生长发育有一定程序，既有连续性又有阶段性

生长发育有一定的程序性，即是一个有阶段的连续过程，每个阶段有其独有的特点，各阶段按顺序衔接着，不能跳跃。前一阶段为后一阶段的发展打下必要的基础，任何一个阶段的发育受到阻碍都会对下一阶段的发育带来不良影响。例如，粗大动作发育遵循头尾规律，即发育先是头部运动（抬头、转头），其后发展到上肢（取物）、躯干（翻转、直坐）、躯干和四肢结合（爬），最后是下肢活动，如走、蹲、跑、跳、转身走、两脚交替上台阶等。手的动作发育遵循正侧规律，从身体正中到两侧，即：出生时上肢无意识地乱动，手不起作用；4~5 个月时能抓地取物；10 个月时会用指尖触碰东西；1 岁后能灵巧地用双手捏 起小东西。这些动作的产生是有时间顺序的，不能违背这一顺序来“发展”孩子的动作，应根据各阶段的特点积极创造条件，让儿童尽量巩固本阶段技能。爱抓，就提供各种玩具和用品让他抓；他想撕，就给他干净纸片让他撕，撕得越小对手肌的锻炼越有利。可帮助幼儿自然、迅速地完成向下一阶段过渡。同时，教育教养措施要符合当时发育水平。要求太高犹如拔苗助长，容易使他失去信心，产生自卑感；要求太低，会不思进取，使发育进程人为地落后。

（三）生长发育的速度呈波浪式

人体的生长发育速度不是直线上升，是快慢交替进行，速度曲线波浪式上升。出生后第一年体重和身长增长很快，出现第一个生长高峰；第二年以后生长速度逐渐减慢，到了青春期生长速度又开始加快，出现第二个生长高峰。

根据图 1-2，我们可以看出儿童的生长发育速度是波浪式的。第一次突增高峰中，身高的突增发生于胎儿中期（4~6 个月胎龄），身长增加最快，在这短短的 3 个月的时间里，约增加 27. 5 厘米，占整个胎儿时期身长增加的 1/2，是一生中身长增加最快的阶段。体重的突增发生于胎儿后期（7~9 个月胎龄），皮下脂肪积累很快，这 3 个月的

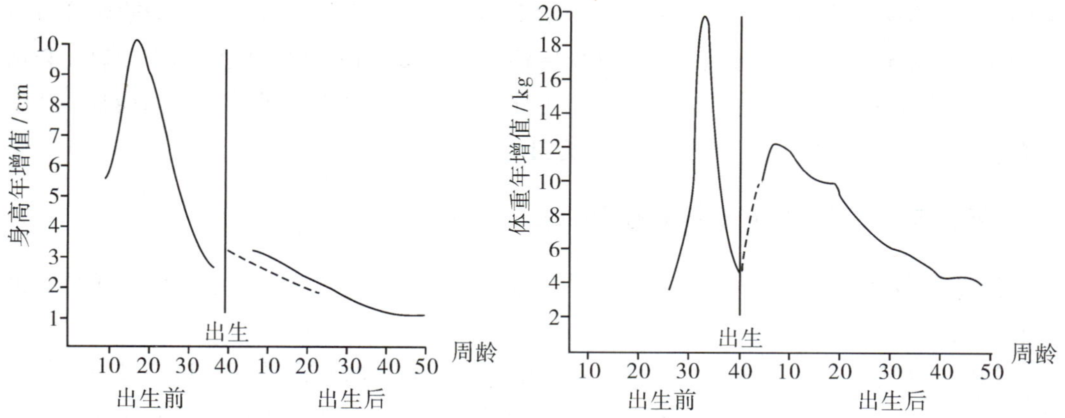

图 1-2 出生前后身高、体重增长速度曲线

时间内，体重约增加 2300 克，占整个胎儿期体重增长的 2/3，是一生中体重增加最快的阶段。

根据图 1-3，出生后增长速度开始减慢，但婴儿期身高仍能一年增长 20~25cm，体重增加 6~7cm，是出生后生长最快的一年。2 岁至青春期发育期前，一直保持平稳的、较慢的发育速度。直到青春期开始（女孩 10 岁，男孩 12 岁），产生了第二次生长突增。

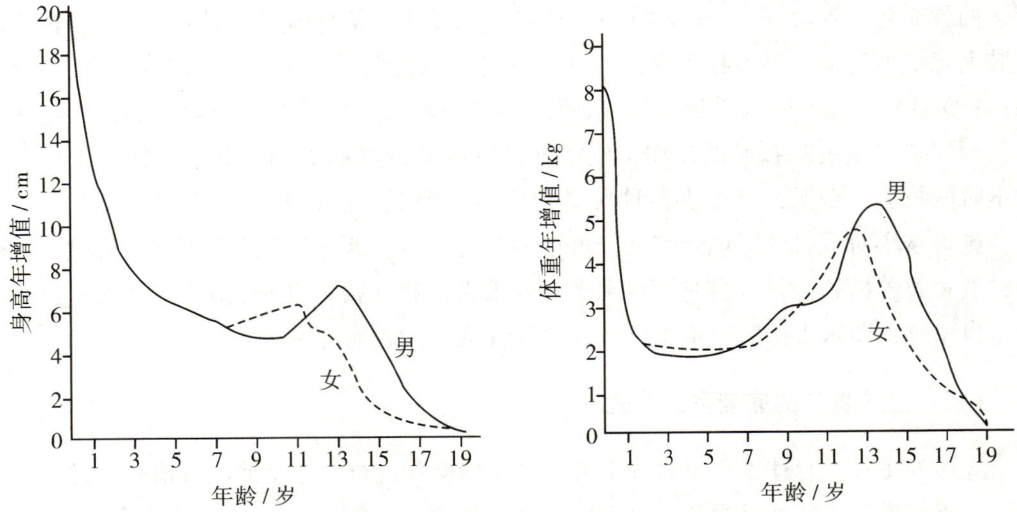

图 1-3　男女身高、体重增长速度曲线

婴幼儿在成长过程中其生长发育速度是呈波浪式的，身体各部分的生长速度也是不均等的。每个人的一生中，全身和大多数器官、系统有两次生长发育突增高峰，要让孩子长得高长得好，两次生长突增是最佳时机。对那些幼时生长相对迟缓的儿童，可充分利用青春期生长突增的机会实现赶上生长。足长的突增无论对男女孩，都是一个显而易见的信号，提示应尽早采取措施实现充分的青春期生长。身体各部分在突增阶段都有特殊的营养、锻炼等需要。如在大、小腿的突增阶段，多做跑、跳、跃活动将加速长骨增长，对促进身高生长特别有利。还可根据上述规律，利用骨龄、足长等指标预测一些重要发育现象（如月经初潮、成年身高）的出现时间和程度。

（四）身体各部分发育既不平衡又协调统一

身体各部分按发育早晚和速度可分四种发育类型，即一般系统型、神经系统型、淋巴系统型和生殖系统型。

如图 1-4 所示，各系统、器官的发育速度快慢不同，即使在同一年龄阶段内的发育速度也是不同步的。神经系统发育较早，生殖系统发育则较晚，淋巴系统则先快后慢。

身体各系统的发育时间和速度虽然各有不同，但机体是统一的整体，各系统的发育

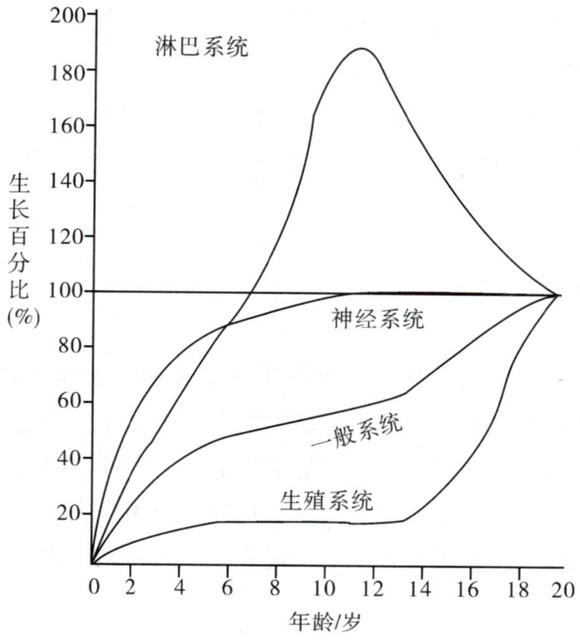

图 1-4　身体组织及器官的四种生长模式

并非孤立地进行，而是互相联系、互相影响、互相适应的。例如，适当的体育锻炼不仅促进骨骼肌肉的发育，也促进呼吸系统、循环系统和神经系统的发育。这是人类在长期进化过程中对环境的适应表现。因此，我们既要充分利用各系统发育的不平衡性，在敏感期采取得力干预措施，又要防止在养育过程中出现“真空”，对儿童健康造成不良影响。如在神经、视觉系统迅速发展阶段提供完善营养，保证充分发育，将保障其他生理功能、言语和动作发育的顺利进行。但是，视轴在整个青春期增长不足 1 cm，如果不注意用眼卫生，容易因持久的过度屈光导致眼轴延长而发生真性近视；儿童期淋巴系统发达，但胸腺和体液免疫还不完善，对病毒和细菌抵御能力仍弱，应通过加强预防、锻炼等措施增强抗病能力。①

（五）生长发育具有个体差异性，但一般符合正态分布

儿童的生长发育有一般的规律，由于每个儿童的遗传因素和后天环境条件各不相同，因而无论是在形体发育、功能发育还是心理发育上，都存在着个体的差异。即使在同性别、同年龄的群体中，每个儿童的发育水平、发育速度、体型特点及达到成熟的时间等，也都会各不相同。因此，他们在发育速度等方面出现一定的差异，都是正常现

① 引自季成叶：《生长发育一般规律及调查方法与评价》，载《中国学校卫生》，2000 年 2 月第 21 卷第 1 期，第 77 页。

象。在评价某个儿童的生长发育状况时，不能简单地将其指标数据同标准平均数比较，并由此做出片面的结论，而应考虑到个体发育的差异性，将他们以往的情况与现在的情况进行比较，观察其发育动态，才更有意义。

应该注意的是，儿童生长发育有差异性，但上下差异波动幅度是有限度的，假如发生的波动较大，则应当认真对待，要查找出影响因素，及时采取相应措施，以免对其生长发育造成更大的不良影响。

四、生长发育的影响因素

儿童生长发育是在机体与外环境相互作用下实现的，影响生长发育的因素是复杂的、多方面的。归纳起来，可分遗传和环境因素两大类。遗传决定了生长发育的潜力或最大限度，环境条件则影响着遗传所赋予的生长潜力的发挥，决定生长发育的速度及达到的程度。作为教育工作者，掌握生长发育影响因素作用机理，充分利用有利因素，尽可能消除或控制不利因素，采用各种优生、优育、优教措施，这对保证婴幼儿正常的生长发育具有重要的意义。

（一）遗传因素

遗传因素是影响生长发育的最基本的因素，对儿童的生长发育起着决定作用，主要表现在家族和种族方面。

胚胎发育过程中，受精卵中父母双方各种基因的不同组合，决定了子代个体发育的各种遗传性状。通过各种方式的基因传递，子代可以显现亲代的形态、功能、性状和心理素质等特点，形成每个儿童独特的生长发育潜力。但这种潜力能否充分发挥，即有关基因型的外显程度，受到环境因素的制约。儿童生长发育的特征、潜力、趋向、限度都受父母双方的遗传因素的影响，遗传性疾病对生长发育也有影响。研究表明，同卵双生子，成年后，其身高差别很小，头围也很接近，而体重的差别则较大，这说明骨骼系统的发育受遗传的影响较大，体重却易受环境因素的影响。

生长发育的各项形态指标和生理指标，如身高、体重、皮下脂肪、血压等都有不同程度的遗传倾向性，其中尤以身高的遗传倾向更为明显。人的成年身高与父母平均身高之间的遗传度为0.75，即身高的75%取决于遗传，而25%取决于营养、锻炼等环境因素。一般而言，父母为高身材，子女的身材也较高，但子女成年身高低于父母平均身高的可能性较大；父母为矮身材，子女的身材也矮些，但子女成年身高超过父母平均身高的可能性较大。另外，父母与子女身高的相关系数有随年龄上升的趋势，遗传因素越接近成熟阶段表现得越充分，该现象称为生长发育的“家族聚集性”。也就是说，在家族性遗传潜力实现的过程中，小儿出生时身高与父母身高的关系尚不明显，自2岁以后遗传的影响就逐渐体现，到青春期生长突增阶段由于成熟类型的差异，父母与子女身高的相关系数较低，但青春后期则又有明显的增高。

视野链接

种族影响对个体的体型、躯干和四肢长度的比例等作用较大。研究表明，不同种族在身高、坐高、骨龄、齿龄、初潮年龄等方面存在显著差异。

例如，刚果的矮人是世界上最矮小的人种之一，同样的生长激素水平，对他们起不到在其他人种所起到的应答反应。

在同样生活条件下成长的非裔和欧裔美国儿童，成年身高的均值虽无明显差异，但前者的腿长超过后者。

在美国长大的日本儿童，生活环境与美国白人相近，但其腿长却低于同等身高的白人儿童；虽然他们的身高比在日本本土长大的日本同龄儿童高，但坐高/身高比值却无变化。

骨龄研究也证实，手腕部继发性骨化中心出现的中位数年龄，黑人自出生后1～2年起就比其他种族领先；黑人儿童的恒牙萌出时间平均比白人早一年。

东亚各国（中国、日本、韩国等）儿童的共同特点是，自婴幼儿开始骨龄一直落后于非裔和欧裔美国儿童，但在青春期阶段骨的干骺愈合速度却显著超过后两者。这种青春期骨龄成熟的加快现象，被认为是亚洲儿童成年身高矮于白种人的主要原因。

根据研究表明：骨骼发育系统、骨龄、身高、体重都受遗传因素影响较大；体重较骨龄、身高更易受环境因素的影响；性发育受遗传因素的影响较大。儿童内外向性格特征主要受遗传影响，情绪稳定性、神经质、掩饰性等主要受环境影响，行为则受遗传和环境因素的双重影响，环境因素的作用略大于遗传；儿童行为的遗传和环境因素作用程度上，存在性别差异。

（二）环境因素

环境因素包括自然因素（新陈代谢、各种物质、物理、化学因素）和社会因素（社会经济状况、生活学习环境、家庭成员和生活质量、亲子情感联结、人与社会的交往）。自然环境和社会因素对生长发育的作用相辅相成，都会产生促进（或增强）和阻碍（或遏制）的双重作用。两者间的协同和消长，决定了个体生长发育的最终结果。

1. 营养

合理而充足的营养是保证儿童生长发育的物质基础。儿童必须不断从外界吸收足够的各种营养素，尤其是足够的热量和优质的蛋白质，足够的铁、钙和各种维生素等，作为生长发育的物质基础。营养丰富而且平衡的膳食能促进生长发育，反之，营养缺乏或不合理的膳食不仅影响正常的生长发育，还会导致各种营养缺乏症。

儿童年龄越小受营养的影响越大。许多研究表明，儿童早期，尤其是出生前3个月至出生后6个月的营养对智力发育有着决定性的影响。出生后一年严重的营养不良，将会影响大脑的正常发育（脑细胞的数量和质量），还可能影响以后的学习能力。而营养过剩或不平衡会导致肥胖，同样会影响儿童的生长发育。营养对生长发育中的儿童都会发生暂时的或永久性的影响。

视野链接

营养与孩子“赶上生长”

儿童和青少年正处于生长发育时期，如果营养不良以致免疫力低下而得了某些疾病，尤其是较长时期发热的病症，由于身体对营养消耗加大，就会使生长发育受到不同程度的限制。这是由于一方面发热时蛋白质分解大于合成；另一方面，发病后儿童和青少年摄入食物少，胃肠功能下降，对营养素的吸收不良，致使他们的身高、体重等多个发育指标较同年龄孩子水平降低。对于这些儿童和青少年，在多种阻碍生长的原因被克服以后，就会以超过该年龄组的正常生长发育速度加速生长，以赶上同年龄孩子的生长发育水平，这种现象即称为赶上生长。

有些儿童和少年正处于和生长发育突增年龄时期，但由于家庭贫困造成蛋白质热量供应不足，使生长速度缓慢，性成熟较晚，骨骺软骨的骨化推迟，其各个生长突增期没有健康儿童那么明显，并且整个生长发育期限往往更长一些。但在生长后期一旦能够充分供给足够的营养，他们就会以强烈的赶上生长趋势，赶上营养好的儿童和青少年的生长发育水平。

那么，怎样实现孩子的赶上生长呢？一方面要及时消除影响生长发育的因素；另一方面要为赶上生长准备充足的营养。常常听到一些生长发育不很好的孩子家长说：“孩子小时候经常拉肚子，以后没有壮起来。”对于病后的孩子，要使他们达到正常儿童的生长发育水平，必须在病后比较长的时间内给予过量的营养，特别是蛋白质、钙、铁、锌、维生素等与生长发育有关系密切的营养素。在日常膳食中要注重多吃些鱼、肉、蛋、奶、水果和蔬菜等食物，并以少量多餐的方法循序渐进地增加摄入量。如对生病后胃肠道功能较差者，要选择容易消化吸收的食物，同时选择含有乳酸杆菌、双歧杆菌等肠道有益菌的酸奶饮用，改善胃肠道消化吸收功能，以确保供给“赶上生长”所需的足够量的营养素。①

2. 疾病

疾病对生长发育有直接影响。不同的疾病对生长发育的影响程度不同，这取决于疾

① 摘引自 http://www.xici.net/d54294999.htm。

病涉及的部位、病程的长短和疾病的严重程度。疾病可以干扰正常的能量代谢，尤其在体温过高时，不仅使酶系统的正常功能受损，还能增加各种营养物质的消耗。有些疾病还会严重影响器官的正常功能等，如胃肠道疾病影响儿童消化吸收，导致营养不良，体重减轻，甚至推迟动作和语言的发展。某些急性传染病如流脑、乙脑、灰质炎等，不仅会造成严重的后遗症，还会威胁儿童的生命。麻疹、百日咳、急性肠道感染等，如果治疗不当或加上并发症时，也会影响生长发育。慢性疾病的影响更为明显。如第三世界国家的儿童常因感染由细菌、病毒、原虫等引起的慢性疾病而导致明显的发育障碍。又如克汀症、大骨节病、严重的先天性心脏病、结核病等直接威胁着儿童的健康发育。因此，积极防治儿童常见病、传染病和寄生虫病，对保证儿童的正常发育是十分重要的。

3. 体育锻炼

体育锻炼主要促进新陈代谢，它是促进身体发育和增强体质强有力的因素。经过劳动、锻炼、体力活动、能量消耗的同时身体各器官、系统的发育达到最高水平，特别能促进骨骼和肌肉的发育。因此经常参加锻炼的儿童，不仅可使肌纤维变粗，肌肉重量增加，而且还能促进骨骼的生长发育，加速骨的钙化，使骨质更加粗壮坚实，同时也促进了韧带的发育，增加了关节的牢固性和灵活性。总之，经常参加锻炼的儿童，其身高、体重、胸围等方面的发育都较理想。体育锻炼还可以使人精神饱满、心情愉快、食欲增加，促进营养物质的消化吸收，可减少疾病，增强体质。

4. 生活制度

有规律、有节奏的生活制度，可以保证儿童有足够的户外活动，适当的学习和劳动，定时进餐和充足的睡眠，有利于促进儿童的生长发育。因为在合理的生活制度下，儿童身体各部分的活动与休息能得到适当的交替，可消除疲劳；身体的营养消耗也可得到及时的补充，可保证机体的正常代谢。有些婴幼儿在家里生活无规律，身高、体重的增加都比较慢，容易得病；而住进托儿所、幼儿园后，生活有规律，不仅身高、体重明显增加，而且动作的发展也加快了。

除此之外，药物、季节与气候、社会因素、大气、水和土壤中有害物质的污染，以及噪音的危害，对儿童生长发育都有不良的影响。

（三）心理因素

心理因素在一定程度上会影响到婴幼儿的正常发育。如情绪影响人的生理功能，当幼儿情绪不好时，消化液分泌会减少，致使食欲减退，直接影响幼儿的消化和吸收。如果经常这样，会引起消化机能紊乱，影响幼儿获得营养，妨碍生长发育。相反，在精神愉快时，食欲旺盛，消化吸收的效率也高，有利于生长发育。心理的正常发展能保证和促进儿童身体的正常发育。国外学者研究认为，家庭破裂的子女和再婚子女遭受虐待歧视，影响了正常的身体发育，严重的可导致身体发育矮小、骨龄落后、性发育迟缓，成为社会心理性侏儒。

案例分析

小毛5岁，身高不足1米，父母为他做检查，身体没有疾病，儿童助长食物吃了很多也不管用。父母的身材不矮，但儿子却比别的孩子矮了许多，实在让父母忧心忡忡。

经心理专家诊断，是由于心理上的各种因素影响了孩子生长发育。

专家分析：一般来说，孩子长得高或矮，只与父母的遗传基因和身体健康有关联。但心理学家发现，由于孩子心理因素而引起的症状严重影响到孩子的正常生长发育。孩子在生长发育过程中，不但要保持身体健康，也要注重心理健康，否则对孩子的生长带来负面影响。①

总之，幼教工作要想促使幼儿生长发育达到最高水平，就必须认识和掌握幼儿从小到大生长发育的规律，以及影响幼儿生长发育的因素，才能有的放矢地、更有效地采取各种有力的措施，保证幼儿在体智德美各方面都得到全面的发展。

第三节　幼儿体格生长发育健康评价

体格生长评价是以正常儿童体格测量数据为标准，评价个体儿童或群体儿童体格生长所处水平及其偏离标准值的程度，主要有群体儿童体格发育评价和个体儿童体格发育评价。群体儿童体格发育评价的目的是了解群体儿童的体格发育水平，从预防角度早期发现某一群组儿童偏离正常生长模式的倾向，寻找危险因素，采取干预措施。个体儿童体格发育评价的目的是早期识别风险，及早采取干预措施，促进生长发育。除判断其生长、营养状况外，还可对某些疾病的诊断提供重要依据，例如对低出生体重、营养不良、肥胖症、侏儒症、巨人症等进行筛选与诊断。

选择合理的评价方法，是进行正确评价的关键。迄今没有一种方法能完全满足对个体、群体儿童的发育进行全面评价的要求。因此，应根据评价目的选择适当的方法，力求简单易行，直观而不需要附加计算；可结合体格检查、生活环境条件、健康和疾病状况进行综合分析，以得出较全面、准确的评价结果。

---

① 摘引自 http://baby.qq.com/a/20101231/000003.htm。

一、体格生长的常用指标

1. 身长（length）

身长为头部、脊柱与下肢骨骼长度的总和。新生儿出生时仅 50 厘米。0~6 个月的婴儿每月平均增长 2.5 厘米，7~12 个月的婴儿每月平均增长 1.5 厘米，出生后第 2 年身长增长 10 厘米左右，以后儿童身高（height）每年增长值波动在 5~7.5 厘米左右。接近青春期儿童身高每年增长 8 厘米左右，女童较男童略早开始 2 年。身高估算公式：2~10 岁儿童身高（厘米）= 年龄×7+70

2. 体重（weight）

新生儿出生体重平均为 3kg，男孩体重约为 3.3±0.4kg，女孩约为 3.2±0.4kg。在出生后出现生理性体重下降现象，生后一周内，如摄入不足，加之水分丢失，胎粪排出，可出现暂时性体重下降或称生理性体重下降。约在出生后 3~4 日下降到最低点（3%~9%），以后逐渐回升，至出生后第 7 ~10 日应恢复到出生时的体重。6 个月内婴儿体重每月平均增长 600~700g，6~12 个月体重每月平均增长 250~300g，之后儿童体重每年增长约 2kg。接近青春期儿童体重每年增长可达 6kg 左右。体重估算公式：小于 6 月婴儿体重=出生体重（kg）+月龄×0.7；7~12 个月婴儿体重=6（kg）+月龄×0.25；1~10 岁儿童体重（公斤）年龄×2+7（或 8）。

3. 头围（head circumference）

新生儿出生时头围 34 厘米，1 岁内增长迅速，上半年 8 厘米，下半年 4 厘米，1 岁时达 46 厘米。1 岁后增长速度减慢，2 岁时 48 厘米。若有头小畸形，提示脑发育不良；若头围过大，则要怀疑脑积水。

4. 胸围（chest circumference）

胸廓与肺的发育可以用胸围测量。胸围在第一年发育最快，1 岁至 1 岁半超过头围，第二年增长速度明显减慢，平均增长 3 厘米，以后每年平均增加约 1 厘米。

5. 上臂围（arm circumference）

测量上臂围可以筛选营养不良儿童。1~5 岁儿童上臂围多为 12.5~13.5 厘米，大于 13.5 厘米为营养良好，小于 12.5 厘米为营养不良。

6. 坐高（sitting height）

坐高指由头顶至坐骨结节的长度，坐高可显示躯干的生长。儿童 1 岁后身高增加主要是下肢增长，坐高占身高的比例随年龄而降低。一般出生时为 66%，4 岁时 60%，10 岁时 54%。当儿童患克汀病、软骨发育不良时，坐高占身高百分比明显增大。

测量实践

儿童体格生长的测量实践见表1-5。

体格生长指标	测量工具	测量方法
测体重	杠杆秤	测前将游钟放到“0”刻度上。测时让幼儿只穿背心、短裤。3岁以上幼儿可站在秤台中央；3岁以下可蹲于秤台中央；1岁以下可躺着测量。测试者移动游码至刻度尺处于水平位，读取读数即为体重，以千克为单位。最好在早晨、空腹、便后进行。
测身高（身长）	量床、身高计	3岁以下：小儿脱去鞋袜，仰卧于量床底板中线上，测量者扶住小儿头部，使其两耳在一水平线上，颅顶接触头板。另一测量者位于小儿右侧，左手轻压小儿双膝，使下肢伸直并紧贴床板，右手移动足板，使之接触小儿足跟，读取量床上刻度，以厘米为单位。 3岁以上：幼儿脱去鞋帽、外衣，立正站在底板上，脚跟并拢，脚尖分开，足跟、臀部、肩胛间三点紧靠垂直立柱。测试者向下滑动测板，轻触幼儿的头顶，读取所指刻度。
测坐高	布尺	3岁以下：取卧位测顶臀长。测量时让小儿平卧在量板上，使之身体伸直、两腿并拢，用两手将小儿头贴紧固定于正中位置。测量者左手将儿童两脚提起，使小腿与大腿成直角，右手将活动板贴住臀部，读取读数。 3岁以上：取坐位测坐高。幼儿垂直坐在凳子上，将臀部和肩胛部接触垂直立柱，两足平放于地面上，膝关节成直角弯曲。测量方法与测身长相同。
测头围	布尺	测前布尺必须用钢尺或木尺校正。以小儿眉间为起点，将尺右侧经过枕骨最突起处，绕至左侧，回到起点，其长度即为头围。 测量时布尺要贴紧头皮，左右对称，但不可过紧或过松。测女孩时，应将头发向上下分开。误差不得超过±0.1厘米。
测胸围	布尺	测时，小儿站立，两手自然下垂，两足分开与肩同宽，双肩放松，呼吸均匀。测量者立于幼儿下前方，将布尺置于背侧左右肩胛下角下缘，沿胸两侧至两乳头的中心点测量。 取在安静呼吸时呼气之末吸气初始时的胸围读数。误差不得超过±0.1厘米。

二、体格生长评价常用方法

1. 等级评价法

利用标准差与均值相离的位置远近划分等级。评价时将个体该项发育指标的实测数值与同年龄、同性别相应指标的发育标准比较确定发育等级，常用的指标是身高和体重，如表1-6所示。

表1-6　　　　生长发育五等级评价标准

等　　级	标　　准	点总体百分数/%
上等	$\bar{X}$+2S 以上	2.3
中上等	>$\bar{X}$+S～S+2S	13.55
中等	$\bar{X}$±S	68.3
中下等	<$\bar{X}$-S～S-2S	13.55
下等	$\bar{X}$-2S 以下	2.3

等级评价法的优点是方法简单，易掌握，工作量小，可较准确、直观地了解个体儿童的发育水平高低。评价集体儿童也方便，不受群体内部成员性别、年龄等差异限制。其局限是只对单项指标进行评价，无法准确判断发育匀称度，在动态观察中不够直观。因此，在应用时应注意：身高、体重值在判定标准均值±2个标准差范围内均可视为正常；在均值±2个标准差外的儿童少年，不能据此定为异常。

2. 百分位法

百分位法是近年来常用的体格生长评价方法，它以第50百分位为中位数（P50），从小到大按顺序排列而计算出某百分位的相应数值，进而划分等级评价。P3代表第3百分位数值（相当于离差法的均值减2个标准差），P97代表第97百分位数值（相当于离差法的均值加2个标准差），从P3到P97包括约全部样本的95%。百分位法的优点为无论是否呈正态分布，都能准确显示其分散程度。

目前，通常采用百分位法和曲线图法结合的百分位曲线图综合评价，用年龄别身高、年龄别体重和身高别体重三项指标全面评价儿童的生长发育状况，此方法已成为目前WHO和许多国家用以评价儿童生长发育现状和发展趋势的主要指标，见表1-7。此评价以低于P20为“低”，P20～P80为“中”，高于P80为“高”。

表 1-7　　三项指标综合评价表

按身高的体重	按年龄的身高	按年龄的体重	评价意义
高	低	高	肥胖++
高	中	高	目前营养好，有营养过度倾向
高	低	中	目前营养好，过去营养不良
中	高	高	高个子，营养正常
中	中	中	营养正常
中	低	低	过去营养不良，目前营养正常
低	高	中	瘦高体型，目前轻度营养不良
低	中	低	目前营养不良+
低	高	低	目前营养不良++

3. 曲线图法

儿童生长监测图，是根据同性别、各年龄组儿童体重的数值（均值离差法或百分位法）标在坐标纸上而绘制的图，它能直观地观察儿童体重生长水平、速度和趋势，可早期发现生长迟缓。儿童生长监测图的横坐标是年龄，每月一格。纵坐标是体重。图中有 2 条及 2 条以上参考曲线，一般最上端一条为第 97 百分位，最下端一条是第 3 百分位。若小儿体重在上下两条参考曲线间，且生长曲线与参考曲线走向平行，说明生长水平在正常范围。如果儿童生长曲线与参考曲线不呈平行走向，而与横坐标平行，为体重不增。儿童生长曲线与参考曲线走向相反，即本次体重与上次体重之差为负数，示体重下降。若本次体重减上次体重虽为正数，但其增长值低于该月龄增长的最低值，即为体重低偏。目前，国内外普遍应用的小儿生长发育图就是一种曲线图。

实践应用

学会使用婴幼儿生长发育监测图①

生长发育监测，是 WHO（世界卫生组织）为提高世界儿童健康水平推广的 G、O、B、I+3F 适宜技术之中的一项（G——生长监测；O——口服补液；B——母乳喂养；I——计划免疫；3F——计划生育、食物、妇女教育）。它通过对个体儿童的体重进行定期、连续监测和评估，动态的观察婴幼儿的生长发育趋势，以便能及时发现体重增长不良的儿童，并尽早进行干预。

① 摘引自 http://blog.sina.com.cn/s/blog_8c694d8b0101llxc.html。

具体做法是在孩子半岁内，每个月测量一次；半岁~1 岁，每 2 个月测量一次；2~3 岁，每 3 个月测量一次。生长发育监测图中第二条体重曲线即标明 P50 的曲线。这条线代表中位数，或者说代表平均值。当孩子连续两个月测量体重出现长幅小（体重低偏）、不长（体重不增）、体重负增长（体重下降）时，我们称之为体重偏离。这时必须分析原因，采取相应措施，保证孩子生长速率达到标准。

所谓体重低偏是指 0~6 个月的小儿每月体重增长值小于 600 克；6~12 个月的小儿每月体重增长值小于 300 克；13~36 个月的小儿每月体重增长值小于 150 克。体重低偏往往与喂养不当有关；而体重不增和体重下降往往和孩子生病有关。体重是反映孩子生长状况的最灵敏的指标，每位家长都应学会运用生长曲线来了解自己孩子的生长情况。在第一次到保健科建体检卡时，向您的保健医生学习使用生长发育监测图是必要的。

日常工作中常常遇到家长仅关心打预防针，通知打针他必到；但一说体检他常常不来，认为不就是测体重吗？这样看就大错特错了。仔细看看，在生长发育监测图上有四大部分内容：

第一部分：小儿常见病。

检查身体时，保健医生会问及有关贫血、佝偻病、腹泻和呼吸道疾病等问题，并讲解有关预防、诊断、治疗、家庭护理的相关知识。

第二部分：小儿喂养。

多大的孩子吃什么、怎么吃、吃多少，家长往往凭自己的感觉随意喂，造成孩子腹泻、便秘、肥胖、厌食，甚至营养不良等一系列问题。随着科学育儿知识的不断更新，定时去问问您的保健医生不失为良策。现代育儿讲的是个体化原则，根据每个孩子的特点给予具体分析和指导也是每个保健医生的责任。

第三部分：体重记录和评估。

第四部分：智力发育和早期教育。

关键年龄的关键项目都能在这里体现。比如：抬头这一项，箭头始于 1 个多月，止于 3 个多月。在这段时间内，能学会抬头，就属正常孩子；晚于 3 个半月还不能抬头的孩子，就可能患有脑瘫，需进一步去神经内科检查。家长还可提前一个月开始教孩子下个月该会的项目，这就是早期教育的内容。早教并不神秘，它是贯穿于孩子日常生活中的内容。

思考练习

1. 许多孩子在唱歌时喜欢扯着嗓子大声唱，你认为这样可能有何危害？作为教师应当怎样保护儿童嗓音？

2. 如何根据大脑皮层活动规律安排幼儿园的学期、周日活动？

3. 学前儿童运动系统有什么特点？举例说明应如何做好学前儿童运动系统的卫生保健工作？

4. 有的孩子，总是憋大便，不愿意在幼儿园解手，家长和老师都很着急。你如果是幼儿园老师，会如何预防和处理这种情况？

5. 有些家长喜欢用火柴梗、牙签、细铁丝或小手指、耳挖子等为儿童挖耳朵。如果你看到这种情况，你会怎样制止家长的这种不当做法？

6. 有人认为幼儿只要“营养好、睡眠好、按时打预防针”就能健康，这种观点是否科学？请结合影响幼儿生长发育的因素加以论述。

7. 选择一所幼儿园，采用适当的评价方法，对幼儿的生长发育状况进行评价，并根据幼儿的发育现状，提出合理的教育建议。

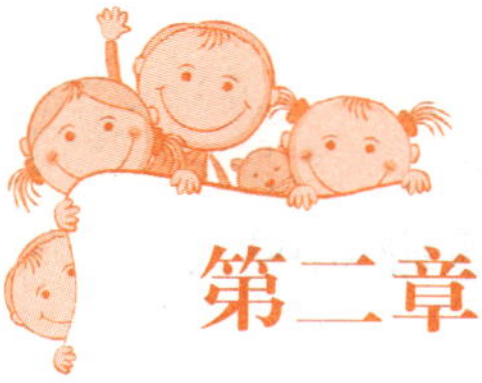

第二章 幼儿营养概述

内容导言

营养是学前儿童获得健康体质和良好心理发育的物质基础，对学前儿童来说，营养不仅能补充生命活动和生活、游戏、学习过程中消耗的需要，同时还能保证其正常生长发育的需要。各种营养素的摄入须适量，过多或过少摄入都会对机体产生不利的影响。各年龄段学前儿童其膳食需求量与营养搭配要求各不相同，因此，在膳食搭配上应遵循各年龄段儿童的身心发展特点，合理配置。但在今天，很多家长或幼儿园仍然未能建立起科学合理的膳食观念。

案例：中午带着我们班的孩子在食堂吃饭，先给孩子添好饭菜后，再让孩子陆续坐在座位上吃饭。别的小朋友都开动了，就佳润还坐在那里不动弹，我走了过去，问："你怎么不吃饭?"她看了看我说："没有我愿意吃的饭菜。""两菜一汤就没有一个你愿意吃的?""她又点了点头。"我说："豆芽和黄瓜丸子很好吃的，你尝尝?"她夹起丸子勉强吃了起来，等所有的小朋友都吃完了，她的饭菜还剩很多。

分析：随着经济水平的提高，家里饭菜的花样也是越来越多，大部分的家长都是根据孩子的饮食喜好去买菜做饭；不愿意吃饭时，就在街上的小摊小贩那里买愿意吃的饼、肉、冷饮之类的，或是去超市买一堆孩子愿意吃的零食，就这样家长在给孩子填饱肚子的基础上，全不知孩子的挑食习惯和暴饮暴食的习惯在无形中已经形成。而这些营养不均衡的孩子不是太胖就是太瘦，户外活动时体能较差，平时也容易感冒。①

幼儿生长发育迅速，新陈代谢旺盛，每天必须从膳食中摄取足够的营养物质和热量。由于食物的种类很多，不同食物中所含的营养素的质和量不同，所以必须按幼儿的生理需要合理调配。《幼儿园工作规程》明确提出，供给膳食的幼儿园应为幼儿提供合

① 摘自李纳：《案例分析——幼儿要懂得均衡营养》，http://www.chnkid.com/show-28-39906-1.html。

理膳食，编制营养平衡的幼儿食谱，定期计算和分析幼儿的进食量和营养素的摄入量。合理而平衡的营养是保证幼儿的生长发育同化过程超过异化过程，促进其健康成长的前提。

第一节　营养基础知识

营养是指机体摄取、消化、吸收和利用食物的过程，有时也用以表示食物中营养素的多少和质量的好坏。食物中营养成分包括蛋白质、脂肪、碳水化合物（糖类）、维生素、无机盐（矿物质）和水，这些总称营养素。热能由蛋白质、脂肪、碳水化合物三大产热营养素提供。

营养素需要的量是维持身体正常生理功能所必需的最低的基本数量。低于这个数量，机体就不能保持健康。为了满足幼儿生长发育的需要，每天必须通过膳食供给儿童一定数量的各种营养素。这一数量称为每日膳食中的营养素供给量。供给量是在满足机体正常生理需要的基础上，参照饮食习惯和食物供应情况确定的、最适宜的数量，一般比需要量充裕。

一、热能

人体每时每刻都在消耗能量，学前儿童为了维持生命、进行活动和保证正常生长发育，就需要热能。这些能量是由食物中的产热营养素即蛋白质、脂肪和碳水化合物来提供的。食物的其他成分（水、无机盐、维生素等）都不能产生热量。一般来说，如果膳食中能量供给不足，幼儿则会消瘦，抵抗力下降；能量供给过多，多余的能量变成脂肪储存起来，天长日久，积少成多，就胖起来了。

（一）热能的单位

营养学中惯用的能量单位是千卡。1 千卡是 1000 克水由 15℃升高 1 度所需要的热量。

现在，有关的国家机构建议，所有形式的能量（包括热量）都应以“焦耳”为单位。1000 焦耳是 1 千焦耳；1000 千焦耳是 1 大焦耳。两种能量单位的换算方法如下：

1 千卡 = 4. 184 千焦耳　　1000 千卡 = 4184 千焦耳 = 4. 184 大焦耳

1 千焦耳 = 0. 239 千卡　　1 大焦耳 = 239 千卡

（二）学前儿童对热能的消耗

1. 基础代谢

人体在空腹、清醒和安静的状态下，在适宜的气温（18℃ ~ 25℃）环境中维持基本生命活动时的热能需要量称为基础代谢。这些能量的消耗主要用于维持体温、肌肉张力、呼吸、循环及腺体活动等最基本的生理机能。这种维持生命活动最基本的能量，约占总能量的60%，并因性别、年龄、气候、体表面积（从身高和体重推算）及各种内分泌腺的功能状况而有所差异。一般而言，男性基础代谢比女性高，儿童比成年人高。

2. 食物的特殊动力作用

机体由于摄取食物而引起体内热能消耗增加的现象，即食物的特殊动力作用。摄取普通混合膳食时，食物的特殊动力作用约为人体每日基础代谢的7%~8%。

3. 生长发育

儿童正值生长发育阶段，长身体所需要的热量与生长的速度成正比。这部分热能消耗为幼儿所特有，所需热能与生长的速度成正比。幼儿生长迅速，生长所需要的热能占总热能的25%~30%，以后逐渐减少。成人已发育成熟，就省去了这项热量消耗。

4. 从事劳动和活动

这是人体能量消耗中最主要的一项支出。活动的强度和时间不同，所消耗的能量也不同。活泼好动的孩子，比不好动、不喜欢锻炼的儿童能量消耗要大得多。若热能供给不足，他们易感疲乏，逐渐变得不爱活动。

5. 排泄的消耗

摄入的部分食物未被吸收而随粪便排出，排泄所损失的热能通常不超过基础代谢热能的10%。当患腹泻或肠胃疾病时可成倍增加。

（三）幼儿所需要热能

人体一日总需热能就是基础代谢、生长所需、运动所需、食物的特殊动力作用及排泄的消耗所需要热量的总和。婴幼儿每日膳食中热能供给量见参见表2-1。

表2-1　**婴幼儿每日膳食中热能供给量（KJ）**

	初生~6月	6~12月	1岁	2岁	3岁	4岁	5岁	6岁
男	504/kg体重	420/kg体重	4620	5040	5670	6090	6720	7140
女			4410	4830	5460	5880	6300	6720

在幼儿膳食中，蛋白质、脂肪、碳水化合物的供给量分别占总热量的10%~15%、25%~35%、50%~60%。如果较长时间总需热量供给不足，可导致小儿发育迟缓，体重不足；反之，长期供给过多的热量可使幼儿患肥胖症。

碳水化合物应作为热量的主要来源。碳水化合物在体内分解成葡萄糖，葡萄糖氧化释放出热量，供人体之需，尤其是中枢神经系统所需的热量，完全要靠葡萄糖来提供。当膳食中碳水化合物充足时，可以减少蛋白质作为热量来源的消耗。不能被消化吸收的碳水化合物称为纤维素（粗纤维），纤维素能促进肠蠕动，增加粪便量，冲淡肠内的毒素，虽不能提供热量，却是人体不可缺少的物质。

因肠道吸收不全，碳水化合物吸收率为98%，脂肪为95%，蛋白质为92%，因此，1克蛋白质或1克碳水化合物均能提供热能16.8千焦，1克脂肪提供热能37.8千焦。

视野链接

营养不良与营养过剩的危害①

一般来说，如果膳食中长期能量供给不足，会营养不良；而长期能量供给过多，则会营养过剩。

1. 儿童营养不良的危害

(1) 营养不良初期，身高并无影响，但随着病情加重，骨骼生长减慢，身高亦低于正常。轻度营养不良，精神状态正常，但重度可有精神萎靡，反应差，体温偏低，脉细无力，无食欲，腹泻、便秘交替。合并血浆白蛋白明显下降时，可有凹陷性水肿、皮肤发亮，严重时可破溃、感染形成慢性溃疡。重度营养不良可有重要脏器功能损害，如心脏功能下降可有心音低钝、血压偏低、脉搏变缓、呼吸浅表等。

(2) 由于营养不良的患儿免疫功能低下，故易患各种感染，如反复呼吸道感染、鹅口疮、肺炎、结核病、中耳炎、尿路感染等；婴儿腹泻常迁延不愈加重营养不良，形成恶性循环。营养不良可并发自发性低血糖，患儿可突然表现为面色灰白、神志不清、脉搏减慢、呼吸暂停，体温不升但无抽搐，若不及时诊治，可致死亡。

2. 儿童营养过剩的危害

(1) 体重超标。肥胖发生的年龄越小，肥胖病史越长，各种代谢障碍就越严重，成年后患糖尿病、高血压、冠心病、胆石症、痛风等疾病的危险性就越大。

(2) 营养过剩可能导致儿童性早熟。性早熟可能与儿童在生长发育过程中盲目进补、过量摄入激素有关。在生理上，可能会导致儿童骨骼提前闭合，直接影响到孩子的最终身高；在行为上，由于儿童的心理发育尚未成熟，性器官的过早发育和性意识的过早觉醒，将导致儿童不具备相应的自控能力，女孩可能会出现早恋、早婚、早孕，男孩则可能出现性攻击、性犯罪等。

(3) 导致儿童龋齿率的上升。儿童进食的多为高蛋白、高能量的黏糊状食物，营养物质在乳牙边积累，变成了龋齿的温床。

(4) 对儿童心理的发展具有消极的影响。肥胖儿童经常是同伴嘲笑、捉弄的对象，因此与正常儿童相比，肥胖儿童容易表现出更多的心理问题，如孤独、自我封闭、逃避社交，进而形成一种恶性循环。

① 参见 http://www.yaolan.com/zhishi/ertongyingyang/#10947.

二、蛋白质

蛋白质是人体构成组织、器官的主要物质，也是生命活动不可或缺的物质。人体所含蛋白质总量约占体重 16%，接近人体总物质重量的一半。

（一）蛋白质的生理功能

1. 合成和修补细胞、组织

蛋白质是构成一切细胞和组织的基本物质，人体的任何一个细胞、组织和器官中都含有蛋白质。若不计水分，肌肉组织的 3/4 是蛋白质。人脑中的蛋白质占体重的 50%，人脑功能越复杂的部位蛋白质含量越高。皮肤、毛发、韧带、血液等都以蛋白质为主要成分，就是骨骼中也含有蛋白质。儿童正值生长发育时期，要不断增加新的细胞、新的组织，就需要蛋白质作为原料。人体的组织修补也需要蛋白质。膳食中长期缺乏蛋白质，就会影响他们的身体发育和智力发展。但是，摄入的蛋白质并非越多越好，蛋白质含氮，其代谢产物须从肾脏排出，蛋白质过多会增加肾脏的负担。

2. 调节生理功能

蛋白质是构成酶、激素、抗体等的基本原料。这些物质都具有调节生理功能的作用。比如，人体内的各种化学反应几乎都是在生物催化剂——酶的参与下进行的。迄今已知的酶有一千余种，正是由于各种酶的催化作用，新陈代谢才能沿着一定的途径正常进行。

3. 供给能量

蛋白质可提供能量。每克蛋白质在人体内可产生 17.22kJ 热量。但用蛋白质作为人体能量的主要来源是不经济的，故蛋白质不是能量的主要来源。

（二）蛋白质的组件——氨基酸

蛋白质主要由碳、氢、氧、氮组成，还含有少量的硫、磷等，是人体氮的唯一来源，蛋白质的基本单位是氨基酸。人必须从食物中摄取蛋白质，经过消化，分解为氨基酸，再组合成人体的多种多样蛋白质。

1. 必需氨基酸

它是指人体需要但不能自行合成或合成的速度远不能适应机体的需要，必须由食物中的蛋白质来提供的氨基酸。人体必须从食物中得到的必需氨基酸共有 8 种，即异亮氨酸、亮氨酸、赖氨酸、蛋氨酸、苯丙氨酸、苏氨酸、色氨酸和缬氨酸。另外，现在又发现组氨酸也是幼儿的必需氨基酸。

2. 非必需氨基酸

它是指人体内可以合成或可由别的氨基酸转化而成的氨基酸。“非必需”并非指人体可以不需要，而是指不一定从食物中摄取。

蛋白质的质量如何，是由必需氨基酸的种类是否齐全、比例是否恰当，以及消化率的高低来决定的。一般来说，动物食品中的蛋白质所含的必需氨基酸种类比较齐全，比例比较适当，消化率也高于植物性食品，其蛋白质的营养价值比植物蛋白质高。

（三）蛋白质分类与食物来源

评定蛋白质的营养价值，主要看它所含的必需氨基酸是否齐全，配比是否平衡，含量是否丰富。根据效能的高低可将蛋白质分为三类。

1. 完全蛋白质

凡氨基酸组成齐全、数量充足、比例适当的食物蛋白质称为完全蛋白质。完全蛋白质是一种质量优良、营养价值高的蛋白质，它含有人体必需氨基酸，其成分与人体蛋白相似，能够维持人体的生命和健康，促进幼儿的生长发育。若用完全蛋白质作为膳食蛋白质的唯一来源，不但能维持生命，还能促进生长发育。

主要食物来源：禽蛋、乳类、鱼、肉类、大豆、芝麻、花生等。

2. 半完全蛋白质

所含的必需氨基酸种类基本齐全，但比例不够合理，含量也不足，若用此蛋白质作为膳食蛋白质的唯一来源时，仅能维持生命，不能促进生长发育。

主要食物来源：米、小麦、杂豆、干果等。

3. 不完全蛋白质

所含的必需氨基酸种类不全，是一种营养价值较低的蛋白质。若以此作为蛋白质的唯一来源，既不能促进生长发育，又不能维持生命活动。

主要食物来源：玉米、肉皮、蹄筋和豌豆、蚕豆等豆类。

（四）蛋白质的生物价

生物价是指蛋白质消化吸收后，被机体利用的程度。通常以氮在体内的储留量与吸收量之比的百分数来表示蛋白质被吸收后在体内被利用的程度。

$$\text{蛋白质的生物价}=\frac{\text{氮在体内的储留量}}{\text{氮在体内的吸收量}}\times 100\%$$

蛋白质评分愈高，蛋白质的生物学价值也愈高；分数愈低，蛋白质的生物学价值也愈低，营养价值亦低。

表 2-2　**几种常见食物蛋白质的生物价**

大米　77%	甘薯　72%	绿豆　58%	猪肉　74%
小麦　67%	马铃薯　67%	花生　59%	羊肉　69%
大麦　64%	玉米　60%	白菜　76%	牛肉　76%
高粱　56%	大豆　64%	鱼　76%	鸡蛋　94%
小米　57%	蚕豆　58%	虾　77%	牛奶　85%

蛋白质的生物价主要受食物蛋白质所含必需氨基酸种类和数量的影响。一般来说，动物蛋白质的生物价较高，利用率达 70%~90%，大部分植物蛋白质的生物价较低，利用率只达 60%~65%。

（五）蛋白质的互补作用

蛋白质的互补作用：蛋白质能被人体利用愈多，它们的营养价值就愈高。将几种营养价值较低的蛋白质或将氨基酸丰富的蛋白质与营养价值低的蛋白质混合食用，可以互相取长补短，提高营养价值（生物价），称为蛋白质的互补作用，见表 2-3。

若将两种以上生物学价值较低的食物食用时，由于它们之间取长补短，其生物学价值比它们当中任何一种蛋白质的生物学价值都高。

如玉米蛋白质中赖氨酸、蛋氨酸和色氨酸含量相对较低，黄豆中的赖氨酸含量较高。将黄豆加入玉米或面粉中混合食用，其蛋白质生物利用率也就随之提高。

表 2-3　**几种食物混合后蛋白质的生物学价值**

食物名称	生物学价值		食物名称	生物学价值	
	单独食用	混合食用		单独食用	混合食用
玉米	60	77	黄豆	65	77
小米	57		面筋	67	
黄豆	64		小麦	67	89
玉米	60	70	小米	57	
小麦	67		牛肉	69	
黄豆	64		大豆	64	

因此在膳食中要注意荤素混合，粗细粮搭配，这是提高蛋白质生物价的好方法。

（六）每日蛋白质的供给量

婴幼儿每日蛋白质推荐摄入量见表 2-4。幼儿如果长期在膳食中蛋白质摄入不足，就会造成生长发育迟缓，体重过轻，抵抗力降低，病后恢复慢，甚至有智力障碍。若摄入过量，则会引起便秘、肠胃病，增加肾脏负担。

表 2-4　**婴幼儿每日蛋白质推荐摄入量（RNI）（克）**

年龄	蛋白质推荐摄入量	年龄	蛋白质供给量
初生~0.5 岁	9g	0.5~1 岁	20g
1~2 岁	25g	3~6 岁	30g
6~7 岁	35g		

视野链接

蛋白质-能量营养不良[①]

蛋白质-能量营养不良是由于缺乏能量和蛋白质所致的一种营养缺乏症，常伴有各种器官功能紊乱和其他营养缺乏，主要见于3岁以下婴幼儿。

【病因】

（1）摄入不足。婴幼儿生长发育迅速，必须供给足够的营养物质，尤其是具有优良生物利用价值的蛋白质才能满足需要。喂养不当是导致营养不良的重要原因，如母乳不足而未及时添加其他富含蛋白质的食品；人工喂养调配不当，如奶粉配制过稀；突然停奶而未及时添加辅食；长期以淀粉类食品喂养等。较大幼儿的营养不良多为婴儿期营养不良的继续，或因不良的饮食习惯如偏食、挑食、吃零食过多而影响正餐、早餐过于简单、精神性厌食等引起。

（2）疾病因素。疾病常为诱发因素，如消化系统解剖或功能上的异常如唇裂、腭裂、幽门梗阻、迁延式腹泻、过敏性肠炎、肠吸收不良综合征等均可影响食物的消化和吸收。各种急慢性传染病如麻疹、伤寒、肝炎、结核的恢复期对营养的需要量增加，慢性消耗性疾病，如糖尿病、发热性疾病、甲状腺功能亢进、恶性肿瘤等均可使营养素的消耗量增多而导致营养不足。

（3）先天不足。先天不足和生理功能低下，如出生低体重儿、早产、双胎及多胎因追赶生长而需要量增加可引起营养不良。

三、脂肪

脂肪由碳、氢、氧组成，是人体重要组成部分。脂肪又称脂类或脂质，是中性脂肪和类脂的总称。中性脂肪也称甘油三酯，由甘油和三分子脂肪酸组成，包括油和脂。常温下呈液态者称为油，固态者称为脂。类脂包括磷脂、糖脂、固醇等化合物，如卵磷脂、脑磷脂、胆固醇和各类脂蛋白等。

（一）脂肪的生理功能

1. 脂肪是组成人体细胞的重要成分

脂肪是神经组织、脑、心、肝、肾等组织的组成物质，特别是脑和神经组织都含有磷脂，是合成髓鞘的要素。磷脂还能促进体内胆固醇的运转，对降低体内胆固醇有良好

---

① 参见冯学斌等：《儿科学》，科学出版社，2007年版，第53页。

作用。机体储备的脂肪一方面在需要时可被启用，参加脂肪代谢并供给热能，另一方面还能保持体温、保护内脏、保护血管和神经。

2. 促进脂溶性维生素的吸收

脂肪是良好的溶剂，维生素 A、D、E、K 等不溶于水而溶于脂肪。膳食中有适量脂肪存在，有利于脂溶性维生素的吸收。

3. 脂肪是储存能量、供给热量的重要物质

人体自身能量的储存形式为脂肪。因为脂肪的产热量大，所占空间小，可在皮下、腹腔等处储存。人在饥饿时首先动用体脂，以避免消耗蛋白质。脂肪发热量高，是高热量的营养素，每克脂肪氧化可供给 37.66kJ 的热量，是每克碳水化合物或每克蛋白质产生热量的 2.25 倍，是人体供热的“燃料库”。

4. 脂肪有保暖和保护作用

脂肪层如同软垫，可以保护和固定器官，使器官免受撞击和震动的损伤。另外，脂肪不易导热，皮肤下及肠系膜储存的脂肪，除对器官有保护作用外，还能使热量缓慢释放，起保暖作用。

5. 增进食欲

在烹调食物时，添加脂肪类食物，可增加食物的色香味，促进食欲。此外，脂肪在消化道内停留的时间较长，能延迟胃的排空，增加饱腹感，不易感到饥饿。

6. 提供必需脂肪酸

必需脂肪酸不能在人体内合成，必须由食物脂肪供给。

（二）脂肪酸

1. 饱和脂肪酸和非饱和脂肪酸

脂肪由甘油和脂肪酸构成。脂肪酸有多种，根据饱和程度可分为饱和脂肪酸和不饱和脂肪酸。在脂肪中如果以饱和脂肪酸为主，那么，在室温中呈固体状态；如果以不饱和脂肪酸为主，那么在室温中呈液体状态。

动物性油脂，如猪油、牛油、羊油、奶油，含饱和脂肪酸多。植物油，如芝麻油、豆油、花生油、菜籽油、玉米油、葵花籽油，含不饱和脂肪酸多，但椰子油例外，含饱和脂肪酸多。饱和脂肪酸可使血胆固醇增高，促成动脉硬化；不饱和脂肪酸可降低血胆固醇含量。为预防动脉硬化，应多选用植物油。

2. 必需脂肪酸

有些脂肪酸在人体内不能合成，必须从食物中获得，称为必需脂肪酸。人体所需要的必需脂肪酸主要有三种：亚油酸、亚麻油酸、花生四烯酸，均为不饱和脂肪酸。必需脂肪酸有以下一些生理功能：

（1）为婴幼儿生长发育所必需，膳食缺乏亚油酸可致生长发育迟缓，可损伤发育中的中枢神经系统。

（2）维护皮肤的屏障功能，缺乏时皮肤干燥、脱屑、变厚，毛发稀疏，身体易被

病原体透过皮肤侵入而发生感染。

(3) 有减少血栓形成的作用。

(4) 有降低血浆胆固醇及甘油三酯的作用，胆固醇和甘油三酯与动脉硬化的形成有密切的关系。必需脂肪酸在植物油中含量较高，在动物性脂肪中含量较少。

(三) 脂肪的供给量和来源

脂肪按其来源可分为动物性脂肪和植物性脂肪。在动物性食物中，主要来源有猪油、牛油、肥肉及乳类、蛋黄等。在植物性食物中，主要来源于大豆、玉米、花生、菜籽、芝麻、葵花子，橄榄也含有较丰富的脂肪。必需脂肪酸的最好来源是植物油类。

一般认为在幼儿膳食中，脂肪提供的热能应占总热能的25%~35%，必需脂肪酸每日至少需要8g左右。若脂肪供应量太少，小儿体重下降，皮肤干燥，并可发生脂溶性维生素缺乏症的症状。若脂肪供给太多，可导致肥胖症。

视野链接

胆　固　醇①

一般来说，脂类物质主要分为两大类。脂肪（主要是甘油三酯）是人体内含量最多的脂类，是体内的一种主要能量来源；另一类叫类脂，是生物膜的基本成分，约占体重的5%，除包括磷脂、糖脂外，还有很重要的一种叫胆固醇（cholesterol）。

胆固醇在血液中存在于脂蛋白中，其存在形式包括高密度脂蛋白胆固醇、低密度脂蛋白胆固醇、极低密度脂蛋白胆固醇几种。在血中存在的胆固醇绝大多数都是和脂肪酸结合的胆固醇酯，仅有10%不到的胆固醇是以游离态存在的。高密度脂蛋白有助于清除细胞中的胆固醇，而低密度脂蛋白超标一般被认为是心血管疾病的前兆。血液中胆固醇含量为每单位140~199毫克，是比较正常的胆固醇水平。

胆固醇在体内有着广泛的生理作用，但当其过量时便会导致高胆固醇血症，对机体产生不利的影响。现代研究已发现，动脉粥样硬化、静脉血栓形成与胆石症与高胆固醇血症有密切的相关性。如果是单纯的胆固醇高则饮食调节为最好的办法，如果还伴有高血压则最好在监测血压的情况下只要经医生确定为高血压，则需要使用降压药物。高胆固醇血症是导致动脉粥样硬化的一个很重要的原因，所以应引起注意。

【高胆固醇食物】

动物性食物（鱼、肉、蛋、奶等）普遍含有胆固醇，植物性食物则普遍不含胆固醇。

---

① 参见 http://baike.baidu.com/link? url=GQKeNm68S57wMeWxnlzZ2OuQQx5-5gLQS5-BY5c0NWf_JvuMX1-3a_4aLJg3znGK0qdyMukcstzVXnVcL5HYLK#13。

以下日常食物含有大量胆固醇，应引起高度注意：

（1）猪脑（其他动物脑也类似）中含胆固醇极多，堪称冠军，每 100 克猪脑含有胆固醇 2571 毫克（羊脑是 2004，牛脑是 2447），所幸吃猪脑并不常见。如果吃动物脑的话，以每年不超过一两次为宜。

（2）动物内脏，如猪肾、猪肝、猪肺、猪脾、猪肠（牛、羊、鸡、鱼等动物内脏亦同）含有较多胆固醇，大致含量是每 100 内脏含 200～400 毫克胆固醇。所以，动物内脏应尽量少吃。如果要吃动物内脏的话，以每月不超过 2 次为宜。

（3）蛋黄鸡蛋（其他蛋类如鸭蛋、鹅蛋、鹌鹑蛋等亦同）中含有大量胆固醇，且主要集中在蛋黄中。一个鸡蛋（以 50 克计）含胆固醇 292.5 毫克。所以，中国营养学会发布的《中国居民膳食指南 2007》建议普通成年人每天吃 0.5～1 个鸡蛋。高血脂患者为保险起见，每周不要超过两三个鸡蛋（黄）。

（4）鱿鱼（或乌贼鱼）每 100 克鱿鱼（鲜重，水分含量 80.4%）含胆固醇 268 毫克。如果要吃鱿鱼的话，以每周不超过一两次为宜。

（5）贝壳类，如鲜贝、赤贝、牡蛎、扇贝、鲍鱼、蛤蜊、螺类等通常含有较多胆固醇，其含量一般为 100～200 毫克/100 克。这类食物价格较高，或资源有限，消费量不大。

（6）奶油、黄油、羊油、猪油、牛油等其他动物油脂中含有较多胆固醇。而且，这些油脂中的饱和脂肪酸还可以促进肝脏合成更多的胆固醇。因此，应避免食用动物油脂。

富含胆固醇的食物已如上述。当然，控制胆固醇摄入仅仅是预防血液胆固醇升高以及使升高的胆固醇下降的措施之一，并不是全部。虽然，饮食中胆固醇摄入并不是血液中胆固醇的主要来源，但控制饮食中胆固醇的摄入（避免摄入过多胆固醇）仍然是防治血脂异常、高血压、冠心病、动脉粥样硬化等心脑血管疾病的重要措施。

四、碳水化合物（糖类）

糖类由碳、氢、氧三元素组成，因为所含氢和氧的比例与水相同，故又名碳水化合物。食物中的碳水化合物分成两类：人可以吸收利用的有效碳水化合物，如单糖、双糖、多糖；人不能消化的无效碳水化合物，如纤维素。两者都是人体必需的物质。

（一）生理功能

1. 人体热能的主要来源

糖类富含碳水化合物的食物资源丰富，价格低廉，能迅速地释放和供给热能，满足肌肉、心脏、神经系统活动的需要，是人体最经济、最主要的热能来源。每克糖产热

4.3 千卡，正常成人糖的供给量约占总热量的 60%~70%或者更多，儿童约占 50%~60%。因此可见人体 2/3 的能量由糖供给。

2. 构成细胞和人体的重要材料

它参与很多生命过程，如糖蛋白是细胞膜的成分之一，黏蛋白是结缔组织的重要成分，核糖和脱氧核糖参与核酸的形成。

3. 能维持心脏和神经系统的正常功能

心脏活动主要靠磷酸葡萄糖和糖原供给热量，神经系统只能由葡萄糖供给热能。血糖降低可导致昏迷、休克或死亡。

4. 促进消化与排泄

碳水化合物中的食物纤维，包括纤维素和果胶等，不能被人体吸收，但纤维素和果胶有促进肠蠕动，抑制肠内病菌繁殖，增加大便量，冲淡肠内毒素的作用。研究还证明，食物纤维还具有预防结肠炎、结肠癌、胆结石、动脉粥样硬化和降低胆固醇的作用。

5. 有解毒作用

摄入充足的碳水化合物，可增加肝脏内肝糖原的储存量，进而可增强肝脏的功能。葡萄糖醛酸直接参与肝脏的解毒作用，使有害物质变成无害物质而排出体外。

（二）碳水化合物的供给量与食物来源

若以三大供热营养素供给热能的比例考虑，碳水化合物占总热量的 55%~60%为宜（成人为 60%~70%），膳食中糖的供应过多，会促使幼儿发生龋齿、肥胖等，若摄入糖过量，而蛋白质供给不足，会使脂肪积存较多，从而影响肌肉的正常发育，出现虚胖。如供应不足，可增加体内蛋白质消耗，减轻体重，甚至发生营养不良症。

碳水化合物主要来源于植物性食物，其中，最主要的是含有大量淀粉和少量单糖和双糖的谷类和根茎类食品，如各种粮食和薯类；其次为各种食糖，如蔗糖、麦芽糖；蔬菜水果除含少量单糖外，是纤维素和果胶的主要来源。

视野链接

优质碳水化合物降低心脏病的风险①

一项新的研究再次证明，采用水果、蔬菜含量丰富和粗谷类为主的饮食方式可以大大降低患心脏病的风险。尽管人们对应摄入多少碳水化合物以及脂肪和蛋白质尚有争论，但此项研究则进一步证实，含纤维素丰富的水果、蔬菜和谷类是饮食的

① 参见婉儿：《优质碳水化合物降低心脏病的风险》载《食品与生活》，2004 年第 5 期，第 17 页。

主基调。

科研人员搜集了91058名男性和245186名女性的数据，这些人员在美国和欧洲参与了为期10年的跟踪调查，每项研究都检测了受试者的饮食，所有研究都对受试者饮食中纤维的摄入量进行了计量。在6~10年的踊跃期间，5249人被诊断患有心脏病，2011人死于心脏病。

科研人员指出，一天摄入10克纤维素，其心脏病的危险率可降低14%，死于心脏病的危险性可降低27%。纤维素的摄入和心脏病的死亡率之间的相关度非常高，一天摄取10克的谷类纤维素，死于心脏病的危险率则可降低25%，一天摄入10克的水果类纤维素，其危险性下降30%。然而科研人员并未发现蔬菜类纤维的摄入与心脏病发病几率之间存在着联系，其原理尚无法定论。研究人员确信，即使把降低心脏病的其他因素，如不吸烟、锻炼和控制体重排除在外，上述相关性仍然存在。

如果担心存在心脏病的危险，关键之处在于选择以植物类食品为主的饮食模式，为了做到每天摄入约2530克的纤维素，饮食应以优质的碳水化合物为主。谷类对人体的益处来自于未加工的谷物——而不是经过精加工的谷类，如白面包和大米，这里的关键是要摄取优质碳水化合物。尽管快餐店里有高碳水化合物的食品出售，但仅含大量的糖和淀粉，几乎不含纤维素。我们不应大量减少碳水化合物的摄入，而应培养有利于促进健康的饮食模式结构，即选择有益健康的碳水化合物食品，限制经过精加工的碳水化合物食品。

食用未经加工过的谷类食物、水果和蔬菜，并且做到饮食平衡是使生活更加美好、健康和生命长寿可靠可信的饮食模式。

五、维持生命的要素——维生素

（一）维生素的分类

维生素是一类有机化合物，是食物中含量极微而人体维持生命所必需的有机物，它既不是构成身体组织的原料，也不是供应热量的物质，但它却是维持人体生长发育和调节生理功能的重要成分。

根据维生素的溶解性，可将其分为脂溶性维生素和水溶性维生素两大类。脂溶性维生素包括维生素A、D、E、K，其不溶于水溶于脂肪。吸收后的脂溶性维生素在肝脏内储存，若过量摄入，在体内大量蓄积，会引起中毒；水溶性维生素包括维生素B族和维生素C，其溶于水不溶于脂肪，不能在体内储存，几乎没有毒性。

（二）儿童较易缺乏的维生素

1. 维生素 A

（1）维生素 A 的生理功能

维生素 A 又名视黄醇。它与正常视觉有密切关系，缺乏时就会使视网膜内杆状细胞的功能降低，对暗光的反应差，暗适应能力低下，产生夜盲症，俗称“雀朦眼”。

有些人尽管白天视力很好，但到了傍晚或光线暗的地方就看不清了，变得寸步难行，这就是夜盲症。维生素 A 的主要功能是合成视紫红质。

为什么缺乏维生素 A 会引起夜盲症呢？在人的视网膜上有两种视觉细胞，一种叫做视锥细胞，另一种叫视杆细胞。前者感受强光刺激，并能辨别颜色；后者接受弱光刺激，使人在若明若暗的光线中仍能辨认物体。举个例子来说，电影已经放映了，我们刚进入影院会感到眼前一片漆黑，但几分钟后就能渐渐辨清过道和座位，这叫做暗适应能力。缺乏维生素 A，会使暗适应能力减弱，产生夜盲症。

维生素 A 除了与眼的暗适应能力有关之外，还能促进儿童的生长发育，并与上皮（皮肤、黏膜、角膜）细胞的健康有关。缺乏维生素 A 时，皮肤粗糙，眼球干燥，机体抵抗力下降。

（2）维生素 A 的理化特性

维生素 A 又名视黄醇，它和胡萝卜素都是脂溶性维生素，耐热和酸，在一般烹调过程中可不被破坏，但易在空气中、高温下和紫外线中被氧化破坏。胡萝卜素可在体内分解成维生素 A，故又称为维生素 A 源。

（3）维生素 A 的食物来源

维生素 A 主要来源于动物性食品，如各种动物的肝、蛋黄、乳类等。在植物性食品中，深绿色、红色、黄色的蔬菜水果含有较多的胡萝卜素，如菠菜、豌豆苗、辣椒、胡萝卜、红心甜薯、杏、柿子等。胡萝卜素在人体内可转变为维生素 A。但人体对胡萝卜素的吸收利用率较差，一般吸收利用率仅为摄入量的 1/3，吸收后转变为维生素 A 的量只有吸收量的 1/2。另外，鱼肝油和奶、鱼类也含有丰富的维生素 A。

（4）维生素 A 供给量

根据中国营养学会的建议，婴幼儿每日膳食中维生素 A 的推荐摄入量为：新生儿至 0.5 岁为 300μg（微克），0.5~1 岁为 350μg，1~4 岁为 310μg，4~7 岁为 360μg。

维生素 A 摄入过多可致中毒。常因家长给儿童服用过多浓缩鱼肝油或维生素 A 制剂所致。

婴儿短期内服用维生素 A 30 万国际单位，即可发生急性中毒，表现为食欲减退、厌食、烦躁、呕吐、前囟隆起、过度兴奋、四肢疼痛、头发稀疏等。

2. 维生素 B_1（水溶性、硫胺素）

（1）维生素 B_1 的生理功能

维生素 B_1 参与脑的组成，调节身体代谢作用，参与糖的代谢，调节神经组织和心脏功能，促进生长发育，对增进食欲也都有重要作用。

（2）维生素 B_1 的理化特性

维生素 B_1 为水溶性维生素，在酸性溶液中较稳定，在碱性溶液中不稳定，加温后大部分被破坏，常在水中溶解流失。如果吃捞饭，不喝米汤，或者煮粥加碱，都会损失维生素 B_1。标准米面虽然不如精白米、富强粉好吃，但其中维生素 B_1 的含量高。在调配孩子的膳食时，最好粗细粮搭配着吃。豆类含维生素 B_1 丰富，可多选用。蒸馒头用酵母发面更有营养。

（3）维生素 B_1 缺乏症

维生素 B_1 缺乏症又称为脚气病（人们常说的“脚气”是指霉菌所致的脚癣，与维生素 B_1 缺乏症无关）。

患脚气病最初的症状是疲乏，腿脚无力、食而无味，病情进一步发展，可出现肢体麻木、水肿、肌肉萎缩、感觉迟钝，严重缺乏时可因心力衰竭而死亡。

若乳母饮食中缺乏维生素 B_1，乳儿亦可患脚气病，表现的特点是：烦躁不安或嗜睡，眼睑下垂，哭声嘶哑或失音，吮奶无力。因颈肌和四肢肌肉无力，致头颈后仰，手不能抓握，严重者可昏迷、抽风，若不及时抢救可迅速死亡。

（4）维生素 B_1 的食物来源

维生素 B_1 广泛分布于天然食品中，含量丰富的有肉类、动物内脏、蛋类、豆类、酵母等。另外，粗粮、糙米、麸面和硬果类中，维生素 B_1 的含量也很丰富。

粮谷类是主食，也是维生素 B_1 的主要来源。在麸皮和糠中维生素 B_1 的含量很高，但在加工过程中损失较多。因此，未精细加工的粮谷及杂粮的维生素 B_1 含量较高，加工越细，维生素 B_1 的含量越低。

（5）维生素 B_1 的供给量

维生素 B_1 的需要量与热量的摄入量成正比，我国幼儿膳食中的维生素 B_1 供给量标准为 0. 5mg/1000 千卡，所以幼儿每日硫胺素的供给量为 0. 8～1. 0mg。幼儿缺乏维生素 B_1 易引起消化不良，食欲缺乏，体重减轻，发育迟缓等，严重缺乏时可患脚气病、水肿、肌肉萎缩和心动过速等。

3. 维生素 B_2（水溶性、核黄素）

（1）维生素 B_2 的生理功能

维生素 B_2 是酶的重要组成部分。参与细胞的氧化还原反应，参与蛋白质、脂肪、糖代谢，维持正常视觉功能，促进生长发育。缺乏维生素 B_2 就会引起物质代谢的紊乱，出现口角湿裂、溃疡、舌炎、唇炎、角膜炎及某些皮炎。

（2）维生素 B_2 的理化特性

维生素 B_2 为橙黄色结晶化合物，是水溶性维生素。在酸性和中性溶液中较稳定，但易被碱性溶液和日光照射破坏；能耐热。

（3）维生素 B_2 的食物来源及供给量

食物中核黄素的主要来源是各种动物性食品，特别是动物的内脏和肉，蛋类和乳类，其次为杏仁、豆类和新鲜蔬菜等。

维生素 B_2 供给标准为 0.5mg/1000 千卡，所以幼儿每日供给量为 0.6~1.0mg。

4. 维生素 C（抗坏血酸、水溶性）

（1）维生素 C 的生理功能

它是新陈代谢中不可缺少的物质，能促进骨胶原的形成；增进组织生长，促使伤口愈合、止血；增强身体的抵抗能力，有解毒作用；是水溶性抗氧化剂，脂溶性维生素的保护剂；预防和治疗坏血病，对营养性大细胞性贫血也有一定的治疗作用。

（2）维生素 C 的理化特性

维生素 C 溶于水，极易氧化，易被碱、铜、热破坏，大部分在烹调中损失，但在酸性环境中对热相对稳定。

（3）维生素 C 的食物来源及供给量

维生素 C 主要来源于新鲜的蔬菜和水果中，尤其是绿色蔬菜、番茄和酸味水果中含量较为丰富。某些野果如酸枣、猕猴桃含维生素 C 也很丰富。不能生吃的蔬菜，其维生素 C 保存量与烹调方法有很大关系。只要保证供给足够的蔬菜水果，并注意科学的烹调，一般来说不会缺乏，在动物性食物中，肝和肾也含有一定数量的维生素 C。

中国营养学会推荐婴幼儿每日维生素 C 的供给量，初生儿至 4 岁为 40mg，4~7 岁为 50mg。

（4）维生素 C 缺乏症

维生素 C 缺乏症又称为坏血病，坏血病是一种以多处出血为特征的疾病。维生素 C 能防治坏血病，故又称为抗坏血酸。维生素 C 还能协助选血，促进伤口愈合、增强机体对传染病的抵抗力，并有抗癌作用。

缺乏维生素 C 会出现乏力、食欲减退、容易出血等症状。

坏血病除可引起皮下出血（出现淤斑）、牙龈出血等多处出血外，还可引起骨膜下出血，以致肢体在出血局部疼痛、肿胀。

（5）预防维生素缺乏症

母乳有丰富的含维生素 C 的膳食保证，乳儿可获得足够的维生素 C。

人工喂养儿童因牛奶煮沸后维生素 C 极少，需早添加富含维生素 C 的橘汁、番茄汁、菜水等，以预防维生素 C 缺乏症。

幼儿多吃新鲜蔬菜和水果，可获得足够的维生素 C。

5. 维生素 D（骨化醇、脂溶性）

（1）维生素 D 的生理功能

维生素 D 具有抗佝偻病的作用，故又称为抗佝偻病维生素。属类固醇化合物，种类很多，以维生素 D_2（麦角钙化醇）和维生素 D_3（胆钙化醇）较重要。

维生素 D 不仅能促进钙和磷在肠道的吸收，还作用于骨骼组织，使钙和磷最终成为骨质的基本结构，从而使骨骼和牙齿得到正常发育。但维生素 D 并不能直接起作用，在体内必须先经代谢转化，才具有生理作用。当维生素 D 缺乏时，虽然钙和磷并不缺乏，但小儿可以发生佝偻病或手足搐搦症，成人可患骨质软化症。

（2）维生素 D 的理化特性

维生素 D 主要有 D_2、D_3，维生素 D 为白色晶体，不溶于水，但可溶于脂肪及脂肪溶剂，耐热和光，不易被氧化。在中性及碱性溶液中较稳定，在酸性溶液中易被破坏。人和动物的皮肤及脂肪组织中均含有 7-脱氢胆固醇，当皮肤受日光照射后，即可转变为 D_3，并运至肝脏、肾和全身备用。

（3）维生素 D 的来源和供给量

动物肝脏、鱼肝油、禽蛋类含维生素 D_3 丰富；奶类含量不高，吃奶的婴儿需要补充适量的鱼肝油。晒太阳是最方便、最经济的维生素 D 来源。经阳光中紫外线的照射，皮肤中的 7-脱氢胆固醇可变为维生素 D，这是人体获取维生素 D 的主要来源。

幼儿每日大约需要维生素 D400 国际单位，相当于 10μg。缺乏维生素 D 可引起佝偻病，如摄入过量，每日口服 4 万国际单位以上，可引起中毒症，表现为厌食、恶心、呕吐、腹泻、头痛、嗜睡等。

引起维生素 D 中毒的原因多为使用不当，如家长误认为维生素 D 是补药，而长期过量给儿童服用，或者因多处就诊，反复注射维生素 D 所致。个别因对维生素 D 过敏，量不大亦出现中毒症状。

维生素 D 中毒最主要的表现为精神方面的改变，烦躁、睡眠不安，同时食欲减退，继而出现恶心、呕吐、烦渴、多汗等。严重时可损害心、肾功能。

因此，判断孩子是否缺乏维生素 D 时，一定要找医生检查判断。

视野链接

维生素的故事①

维生素也称维他命，是人体不可缺少的一种营养素，它是由波兰的科学家丰克为它命名的，丰克称它为“维持生命的营养素”。人体中如果缺少维生素，就会患各种疾病。因为维生素跟酶类一起参与着肌体的新陈代谢，能使肌体的机能得到有效的调节。那么维生素是怎么被人们发现的呢？在这个过程中人类付出了多少代价？维生素的发现有一个漫长的历程。

人类对维生素的认识始于 3000 多年前。当时古埃及人发现夜盲症可以被一些食物治愈，虽然他们并不清楚食物中什么物质起了医疗作用，这是人类对维生素最朦胧的认识。

1519 年，葡萄牙航海家麦哲伦率领的远洋船队从南美洲东岸向太平洋进发。三个月后，有的船员牙床破了，有的船员流鼻血，有的船员浑身无力，待船到达目的

① 参见 http://www.39.net/drug/ytkd/ypdt/84953.html。

地时，原来的 200 多人，活下来的只有 35 人，人们对此找不出原因。

1734 年，在开往格陵兰的海船上，有一个船员得了严重的坏血病，当时这种病无法医治，其他船员只好把他抛弃在一个荒岛上。待他苏醒过来，用野草充饥，几天后他的坏血病竟不治而愈了。

诸如此类的坏血病，曾夺去了几十万英国水手的生命。1747 年英国海军军医林德总结了前人的经验，建议海军和远征船队的船员在远航时要多吃些柠檬，他的意见被采纳，从此未曾发生过坏血病。但那时还不知柠檬中的什么物质对坏血病有抵抗作用。

1912 年，波兰科学家丰克，经过千百次的试验，终于从米糠中提取出一种能够治疗脚气病的白色物质。这种物质被丰克称为“维持生命的营养素”，简称 Vitamin（维他命），也称维生素。

随着时间的推移，越来越多的维生素种类被人们认识和发现，维生素成了一个大家族。人们把它们排列起来以便于记忆，维生素按 A，B，C 一直排列到 L，P，U 等几十种。现代科学进一步肯定了维生素对人体的抗衰老、防止心脏病、抗癌方面的功能。

附录：维生素发展史

公元前 3500 年，古埃及人发现能防治夜盲症的物质，也就是后来的维生素 A。

1600 年，医生鼓励以多吃动物肝脏来治夜盲症。

1747 年，苏格兰医生林德发现柠檬能治坏血病，也就是后来的维生素 C。

1831 年，胡萝卜素被发现。

1905 年，甲状腺肿大被碘治愈。

1911 年，波兰化学家丰克为维生素命名。

1915 年，科学家认为糙皮病是由于缺乏某种维生素而造成的。

1916 年，维生素 B 被分离出来。

1917 年，英国医生发现鱼肝油可治愈佝偻病，随后断定这种病是缺乏维生素 D 引起的。

1920 年，发现人体可将胡萝卜转化为维生素 A。

1922 年，维生素 E 被发现。

1928 年，科学家发现维生素 B 至少有两种类型。

1933 年，维生素 E 首次用于治疗。

1948 年，大剂量维生素 C 用于治疗炎症。

1949 年，维生素 B_3 与维生素 C 用于治疗精神分裂症。

1954 年，自由基与人体老化的关系被揭开。

1957 年，Q_{10} 多酶被发现。

1969 年，体内超级抗氧化酶被发现。

1970 年，维生素 C 被用于治疗感冒。

1993 年，哈佛大学发表维生素 E 与心脏病关系的研究结果。

六、矿物质（无机盐）

存在于机体的各种元素中，除碳、氢、氧和氮主要以有机化合物形成出现外，还有铁、钙、磷等各种元素统称为矿物质（又称无机盐）。其中含量较多，与人体关系最密切的有钙、镁、钾、钠、硫、磷、氮七种，被称为“常量元素”或“宏量元素”。其他一些含量甚微的元素，称为微量元素，它们在人体内存在数量很少，但对人体也是十分重要的，故称为微量元素。微量元素是指含量少于体重 0.01%的元素。目前已知有 14 种微量元素是人体所必需的，如铁、磷、氟、锰、铬、铜、锌、镁、硒、钴、钼和镍等。体内的微量元素与人的健康和疾病息息相关，过多过少都可能会引起疾病。

（一）无机盐的生理功能

（1）无机盐是构成机体组织的重要原料，如钙、磷、镁是骨骼和牙齿的重要成分，磷、硫是构成组织蛋白质的成分。

（2）参与调节体液的渗透压和酸碱度。溶质指溶解在体液里的离子，溶质对水的吸引力就是渗透压。无机盐能维持体液的正常分布，保持 pH 值为 7.35~7.45。

（3）维持神经肌肉的兴奋性和细胞通透性。某些无机盐，特别是钙、钾对心脏和神经中枢的兴奋性有调节作用。比如婴儿血钙过低，会产生手足搐搦症。钙与细胞膜中的磷脂紧密结合，控制着细胞的通透性。

（4）构成机体某些具特殊生理功能的重要物质如铁是构成血红蛋白的成分，碘是甲状腺素的构成成分，锌是胰岛素的构成成分等。

（5）无机盐离子是很多种酶的活化剂。如盐酸对胃蛋白酶有激活作用；氯离子对唾液淀粉酶有激活作用，被激活的酶才有生理功能。

（二）儿童较易缺乏的无机盐

1. 钙

（1）生理功能

钙是人体含量最多且极为重要的矿物质，尤其是儿童需要量很大。目前我国儿童中有缺钙的现象，直接影响着他们的生长发育和健康。钙是构成人体骨骼和牙齿的主要成分，人体中的钙 99%存在于骨骼、牙齿之中，骨骼以外的钙虽然仅占 1%左右，但在体内有着调节神经兴奋性、促使血液凝固等重要作用。比如，血浆中钙离子若明显下降，则神经、肌肉兴奋性增强，可引起手足搐搦症。

（2）钙的食物来源

含钙丰富的食物中，以牛奶为最佳，牛奶不仅含钙量高，而且牛奶中的钙极易被人体吸收利用。

海产品中，虾皮、小鱼干、紫菜、海带等均是富含钙的食物。

豆类及豆制品，如黄豆、黑豆、豆腐、豆腐干等也是膳食中钙的主要来源。

绿叶蔬菜，小白菜、油菜、芹菜等含钙量也较高。

（3）钙的需要量

根据中国营养学会的建议，婴幼儿每日钙的供应量为：出生至6个月，每天需要200kg。6~12个月，每天需要250mg。1~4岁，每天需要600mg。4~7岁，每天需要800kg。

缺乏可导致佝偻病，手足搐搦症，膳食含钙过多并无害处，但补钙过多则可使婴儿囟门过早闭合，头颅不能随着脑的发育而充分增大，还会造成低血压，并使婴儿日后有罹患心脏病的危险，甚至会增加肾结石的风险，抑制体内铁的吸收，降低锌的利用率。

2. 磷

（1）生理功能

磷是构成人体骨骼和牙齿的重要材料，也是构成组织重要成分（如核酸、磷脂）的原料。

（2）磷的食物来源

肉类、鱼、蛋、奶类、豆类、硬果、谷类等均有磷，只要不偏食，一般不会缺乏。

（3）磷的供给量

幼儿每日约需350mg磷。钙和磷在营养上要依靠三个因素：一是有足量的钙和磷；二是钙和磷要有一定的比例，最好是1：2~1：1，过低过高的钙，可以结合成不溶性磷酸钙，不能为肠吸收；三是维生素D，它是使钙、磷有效利用的必要因素。

3. 铁

（1）生理功能

铁是人体必需的微量元素中含量最多的一种元素。它是合成血红蛋白的重要原料，参与氧的转运、交换和组织呼吸过程。饮食中摄入的铁不足，可致缺铁性贫血。

铁缺乏对人体的危害是多方面的，比如对智力发展的影响，免疫力低下，保持体温恒定的能力弱，增加机体对铅的吸收，容易造成妊娠早期流产或早产。

（2）食物中铁的吸收率及来源

根据铁的吸收率，可以分为血红素铁和非血红素铁。食物中以动物的肝脏、血和瘦肉的含铁量较多，称为血红素铁（亚铁）。动物性食物中的铁，因与血红蛋白、肌红蛋白结合，可被肠黏膜直接吸收，因此动物性食物中的铁吸收利用率高。例如肉、鱼、禽类所含的铁吸收率达11%~22%。植物食物中的谷类、豆类、水果、蔬菜，海带、黑木耳等含铁虽然多，但皆为非血红素铁，吸收率不太高，均不如动物性食物铁的吸收率高。

（3）铁的供给量

铁在体内可被反复利用，排出体外的铁数量很少。中国营养学会推荐，从新生儿到学龄学儿童的每日膳食中铁的供应量为10mg。如果铁的供给量不足，一般表现为缺铁性贫血。目前我国学前儿童缺铁的患病率较高，与膳食中供铁不足及儿童偏食有关。特别要提出的是乳类，乳类含铁极少，每 100mg 乳类含铁仅 0.1～0.2mg。以乳类为主食的婴儿要注意补充铁。

4. 碘

（1）生理功能

碘是构成甲状腺素的重要成分，碘能调节热能代谢。

（2）碘的食物来源

机体所需的碘，可以从水、食物和食盐中获得。海盐、海带、海鱼等海生动植物含量较丰富。由于我国许多地区的土壤和水中缺碘，因而那里生产的粮、菜、肉、蛋中含碘很少，长期生活在这样的环境中，就会发生“碘缺乏症”。我国有 4.25 亿多人口缺碘，占世界缺碘人口的 1/4。1993 年，我国政府决定从 1995 年起全国食盐全部加碘，实行全民吃碘盐。

（3）碘的供给量

幼儿每日需要 80～90μg 碘。如长期缺碘，易得“碘缺乏症”。“碘缺乏症”这一概念是 1983 年澳大利亚的赫特泽教授首次提出的，它是指由于缺碘而对机体造成的危害，包括甲状腺肿大，死产、早产、流产，新生儿及青少年甲状腺不足，侏儒、智力缺陷、聋哑、无力和痉挛性瘫痪以及不同程度的身体和智力功能低下。这改变了人们长期以来以为缺碘仅仅就是得“大脖子病”的认识，清楚地了解到：缺碘是世界上已知的导致人类智力损害的最主要原因。胎儿期和婴儿期是大脑发育的关键时期，缺碘一旦损害大脑发育，是后天无法逆转的。我国智力残疾人 1017 万人中的 80%就是由于缺碘引起的。所以，如果缺碘问题不解决，将会有成千上万的儿童的智力水平达不到正常水平。可见，这是一个关系到中华民族的体质和智力素质高低的重大问题，必须引起全民的高度重视。

5. 锌

（1）生理功能

锌是人体必需的微量元素之一。锌在体内分布广泛，几乎所有器官都含锌。

锌的主要生理功能是参与体内多种酶的合成，增强垂体激素的活性，延长胰岛素的生理作用，促使淋巴细胞增殖与活动能力加强。锌还可以维持上皮和黏膜组织的正常功能，增强抵抗力。锌还可以维持上皮和黏膜组织的正常功能，增强抵抗力。锌参与核酸和蛋白质的代谢作用，因此锌在维持机体正常代谢中起着重要作用。

（2）锌的食物来源

主要是动物性食品，如肉类、鱼类、内脏（肝、肾）、奶、蛋、海产品（虾、蚌、牡蛎等），尤以瘦肉、鱼及牡蛎含锌量较高，蔬菜、面粉、水果中含锌较少。

（3）锌的供给量

通常蛋白质和热量不缺乏则不会缺锌。体内缺锌主要表现为异嗜癖，另外也会出现食欲缺乏，口味异常、偏食，儿童生长障碍，性腺发育不良，味觉、嗅觉减退，体虚多汗，皮肤粗糙，伤口不易愈合，大脑发育不良和智力低下，生长发育迟缓等症状。我国膳食以植物性食物为主，如幼儿长期不吃肉、鱼类，则易缺锌。中国营养学会推荐学前儿童每日锌的摄入量为：1~4 岁 4mg/d，4~7 岁 5.5mg/d。

视野链接

表 2-5　　**4~6 岁学龄前儿童微量营养素参考摄入量①**

矿物质		RNI	PI	UL	维生素		EAR	RNI	PI	UL
常量元素	钙(mg/d)	800	—	2000	脂溶性维生素	维生素 A(μgRAE/d)[c]	260	360	—	900
	磷(mg/d)	350	—	—		维生素 D(μg/d)	8	10	—	30
	钾(mg/d)	1200(AI)	2100	—		维生素 E(mg α—TE/d)[c]	—	7(AI)	—	200
	钠(mg/d)	900(AI)	1200	—		维生素 K(μg/d)	—	40(AI)	—	—
	镁(mg/d)	160	—	—	水溶性维生素	维生素 B_1(mg/d)	0.6	0.8	—	—
	氯(mg/d)	1400(AI)	—	—		维生素 B_2(mg/d)	0.6	0.7	—	—
微量元素	铁(mg/d)	10	—	30		维生素 B_6(mg/d)	0.6	0.7	—	25
	碘(μg/d)	90	—	200		维生素 B_{12}(μg/d)	1.0	1.2	—	—
	锌(mg/d)	5.5	—	12		维生素 C(mg/d)	40	50	—	600
	硒(μg/d)	30	—	150		泛酸(mg/d)	—	2.5(AI)	—	—
	铜(mg/d)	0.4	—	3		叶酸(μgDFE/d)[c]	150	190	—	400[g]
	氟(mg/d)	0.7(AI)	—	1.1		烟酸(mg NE/d)[c]	7/6(女)	8	—	15/130
	铬(μg/d)	20(AI)	—	—		胆碱(mg/d)	—	250(AI)	—	1000
	锰(mg/d)	2.0(AI)	—	3.5		生物素(μg/d)	—	20(AI)	—	—
	钼(μg/d)	50	—	300						

c:视黄醇活动性当量(RAE,μg)= 膳食或补充剂来源全反式视黄醇(μg)+1/2 补充剂纯品全反式 β-胡萝卜素(μg)+1/12 膳食全反式 β-胡萝卜素(μg)+1/24 其他膳食维生素 A 类胡萝卜素(μg);d:α-生育酚当量(α-TE),膳食中总-α-TE 当量(mg)= 1×α-生育酚(mg+0.5×β-生育酚(mg)+0.1×γ-生育酚(mg)+0.02×δ-生育酚(mg)+0.3×α-三烯生育酚(mg);e:叶酸当量(DFE,μg)= 天然食物来源叶酸(μg)+1.7×合成叶酸(μg);f:烟酸当量(NE,mg)= 烟酸(mg)+1/60 色氨酸(mg);g:指合成叶酸摄入量上限,不包括天然食物来源的叶酸量;h:烟酰胺。有些营养素未制定可耐受摄入量,主要是因为研究资料不充分,并不表示过量摄入没有健康风险。

① 摘自中国营养学会：《中国居民膳食营养素参考摄入量（2013 年版）》，http://www.cnsoc.org/information/policy2.html。

七、水

水是人体组织、体液的主要成分，在体内含量最高，是维持人体正常活动的重要物质。机体丢失20%的水就不能维持生命，因此人体内应不断补充水分。儿童体内水的比例随着年龄增长而减少，新生儿约占80%，婴儿约占70%，幼儿约占65%。

（一）生理功能

（1）水是构成细胞的主要成分。细胞内液约占体重的40%，细胞外液约占体重的20%。

（2）水是代谢反应的基础。水是机体物质代谢所必不可少的溶液媒介。机体内一切化学反应都必须有水参加。

（3）调节体温。人体通过血液循环，将体内代谢产生的热运送到体表散发，保持体温的相对恒定。

（4）水是载体。各种物质的吸收、运输、排泄，都借助于水。水是血液、尿液的主要成分，可维持血液输送营养物质的功能和正常的排泄功能。

（5）润滑作用。比如泪腺分泌眼泪，避免角膜干燥。关节腔里有滑液，避免骨与骨之间的摩擦。

（二）儿童对水的需要量

人是一个水的生命体，年龄越小体内水分所占的比例越高。如新生儿体内水分占体重的80%；婴儿的占70%；幼儿的占65%；成人的占60%。年龄越小，水的相对需要量越多。小儿新陈代谢旺盛，体表面积相对较大，水分蒸发多，所以对水的需要量多。若按每天每公斤体重计算，0~1岁，120~160毫升/每公斤体重；2~3岁100~140毫升/每公斤体重；4~7岁90~110毫升/每公斤体重。

此外，水的需要量与小儿的活动量、气温和食物的种类有关。活动量大、气温高、多食蛋白质和无机盐时，水的需要量就会增加。如饮水不足，会造成体内物质代谢紊乱，水盐代谢失衡。因此，幼儿每日要定时饮水、喝汤、以补充体内所需的水分。婴幼儿每日每公斤体重约需120~150mL。

要为孩子准备可口、清洁的饮水，还要教育他们勿暴饮，勿喝生水，讲究饮水卫生。

（三）水的收支平衡

水来源于一般饮水和饮料，另外，一些食物如瓜果、蔬菜、粮食等也含有水分。

每天，水的收支要平衡。即喝进的水（开水、饮料、汤）+吃进的水（饭、菜）+代谢过程中产生的水=尿+汗+肺部呼出的蒸汽+粪便中排出的水分。

小孩贪玩，常急忙把饭吃完就跑了，既不喝水也不喝汤，或渴极了才暴饮一顿。孩子活动量大，水分消耗多，应该多喝水，才能满足需要。若出汗多，不能及时喝上水，尿量就减少，使体内代谢废物排出不畅。

视野链接

谨慎选择饮用水①

自来水、矿泉水、纯净水以及冰川水、山泉水等，只要符合生活饮用水卫生、饮用天然矿泉水等国家标准，一般都能满足人体健康的需要。

纯净水的制取除了蒸馏法外，目前较广泛应用的是用反渗透法制取。反渗透法即是将水加压通过孔径为 0.0001 微米的反渗透膜，颗粒直径大于此孔径的各种离子、分子及颗粒物均被阻于膜的一侧，透过膜的即为纯净的反渗透水。这样就将水中的细菌、病毒等微生物除去，各种化合物、氯消毒副产物和其他有机物绝大部分也被去除，故可生饮，口感较好。但是将反渗透水作日常饮水，长期饮用，需要顾及的是：（1）长期饮用，减少了人体对矿物质和有益元素的摄入，尽管从饮水中摄入的矿物质量比从食物中摄入的要少，但对于某些偏食者或由于某种原因不能从食物中摄取足量的矿物质的人来说，从饮水中摄入矿物质则是一重要渠道。如适量的氟化物能降低龋齿患病率，而我国大多数城市居民氟化物的摄入有一半以上来自饮水。反渗透水将原已不多的氟化物去除，对保护居民牙齿的健康是不利的。（2）反渗透水 pH 值一般为 6.0 左右（我国生活饮用水卫生标准规定 pH 值为 6.5~8.5），略带酸性，而我们对长期饮用酸性水的健康效应尚缺乏研究。（3）反渗透水表面张力较小，对长期饮用之可能造成的人体反应目前也不很清楚。

鉴于上述情况，卫生部卫生法制与监督司曾于 1997 年召集有关饮水卫生方面的专家会议，讨论某商业集团提出的要向全国少年儿童推广反渗透水作为在校饮水并作为福利工程的意向。专家们认为，由于反渗透水长期作为日常饮水对人的生理功能影响尚不清楚，建议卫生部组织有关专业机构进行试验和调查研究，并建议卫生部暂不参与此项所谓的“福利工程”。因为少年儿童正处在长身体的时期，更应谨慎并加以保护。现在离这次专家会议已有 3 年，但对反渗透水的健康效应研究尚未见成果，故当时的建议仍有现实意义。这当然不是说反渗透水不能饮用，在通常摄入蔬菜、水果较多，营养较全面、合理的情况下，每天适量饮用还是可以的，特别是在饮水水源污染严重，采用高量氯消毒（氯与水中的有机物结合产生卤代烃、卤代酸等多种消毒副产物，这些化合物在高浓度时，有的有致癌和致突变作用）的地区，一时又无法改善水源水质时，饮用通过反渗透装置的纯净水就是一个暂时的比较好

① 参见徐方：《如何选择饮用水》，http://www.gmw.cn/01gmrb/2000-07/24/GB/07%5E18491%5E0%5EGMB2-206.htm。

的选择。而在饮用水质较好的城市，如北京就没有这样的必要。在这样的城市里，人们可放心饮用自来水。另外，家用反渗透水装置需要细心使用，要经常清洗消毒，否则弄不好会成为细菌、真菌的污染源。

总之，不宜将反渗透水作为通常饮用水大量地长期饮用，婴幼儿及少年儿童尤应慎重。

第二节　幼儿的膳食

问题情境

什么样的膳食才是平衡合理的呢？中国营养学会为此制订了中国居民平衡膳食宝塔（见图 2-1）。中国居民平衡膳食宝塔（以下简称“膳食宝塔”）是根据《中国居民膳食指南》的核心内容，结合中国居民膳食的实际状况，把平衡膳食的原则转化成各类食物的重量，便于人们在日常生活中实行。

分析：

膳食宝塔提出了一个在营养上比较理想的膳食模式，同时注意了运动的重要性。它所建议的食物量，特别是奶类和豆类食物的量可能与大多数人当前的实际摄入量还有一定的距离，对某些贫困地区来讲可能距离还很远，但为了改善中国居民的膳食营养状况，应把它看作一个奋斗目标，努力争取，逐步做到。

膳食宝塔共分五层，包含我们每天应吃的主要食物种类。膳食宝塔各层位置和面积不同，这在一定程度上反映出各类食物在膳食中的地位和应占的比重。谷类食物位居底层，每人每天应该吃 250~400g；蔬菜和水果居第二层，每天应吃 300~500g 和 200~400g；鱼、禽、肉、蛋等动物性食物位于第三层，每天应该吃 125~225g（鱼虾类 50~100g，畜、禽肉 50~75g，蛋类 25~50g）；奶类和豆类食物合居第四层，每天应吃相当于鲜奶 300g 的奶类及奶制品和相当于干豆 30~50g 的大豆及制品。第五层塔顶是烹调油和食盐，每天烹调油不超过 25g 或 30g，食盐不超过 6g。膳

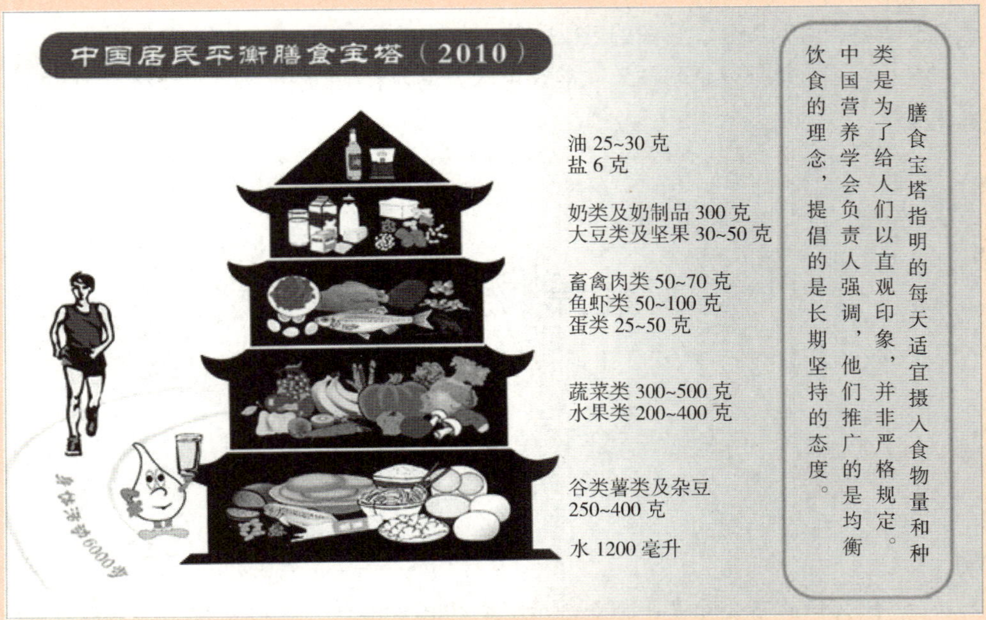

图 2-1　中国居民平衡膳食宝塔（来源：中国营养学会）

食宝塔没有建议食糖的摄入量，因为我国居民现在平均吃糖的量还不多，对健康的影响还不大。但多吃糖有增加龋齿的危险，尤其是儿童、青少年不应吃太多的糖和含糖高的食品及饮料。饮酒的问题，《中国居民膳食指南》中已有说明。

新的膳食宝塔图增加了水和身体活动的形象，强调足量饮水和增加身体活动的重要性。水是膳食的重要组成部分，是一切生命必需的物质，其需要量主要受年龄、环境温度、身体活动等因素的影响。在温和气候条件下生活的轻体力活动的成年人每日至少饮水 1200mL（约 6 杯）。在高温或重体力劳动的条件下，应适当增加。饮水不足或过多都会对人体健康带来危害。饮水应少量多次，要主动，不要感到口渴时再喝水。目前我国大多数成年人身体活动不足或缺乏体育锻炼，应改变久坐少动的不良生活方式，养成每天运动的习惯，坚持每天多做一些消耗体力的活动。建议成年人每天进行累计相当于步行 6000 步以上的身体活动，如果身体条件允许，最好进行 30 分钟中等强度的运动。①

① 参见 http://www.luexiao.com/group/blog/114440。

一、平衡膳食

平衡膳食是由多种食物构成，它不但能提供足够数量的热能和各种营养素以满足机体正常的生理需要，而且还要保持各种营养素之间的数量平衡，以利于它们的吸收和利用，达到合理营养的目的。

人体是一个极其复杂的有机生物体，各个器官和系统在其不同的生长发育阶段，对热量和营养素都有不同质和量的要求。特别是儿童期，一旦营养素过于单一，就会带来各种疾病和生理障碍。这就是人体和营养素之间客观上存在着的一种平衡关系。

（一）三餐的热能分配要合理，供给要充足

中国营养学会为我国婴幼儿制订了热量及各种营养素的供给量，它是根据幼儿对营养素的需要量而确定的，反映了人类膳食的质量或合理营养需要达到满足的标准。随着对人类合理营养的不断深入认识和食品生产的不断发展，膳食中营养素的供给量标准也将做出相应调整和改善。为了保证幼儿健康成长，一般来说，供给幼儿热量和营养素可根据经济状况做调整和提高，但不低于营养学会所提出的供给量标准。

按照我国膳食的习惯和营养学的研究，各餐热量的分配以早餐 28%～30%，午餐 40%左右，午点 5%，晚餐 25%为宜。全托幼儿每天热量不低于供给量标准的 90%，日托幼儿不低于 80%。是符合人体生理卫生和消化规律的。

（二）合理搭配产热营养素

儿童热能食物的选择，以粮谷为好。这既符合国情，又便于能量的代谢。专家建议粮谷热能占 50%～60%为宜，其他可选用动物性食品、坚果类食品。

在婴幼儿膳食中，三种产热营养素在总热量的供给上应有一个适当的比例。一般建议，婴幼儿每日膳食中蛋白质所供给的热能应占总热能的 10%～15%，脂肪占 25%～30%，碳水化合物占 55%～60%。

（三）科学搭配食品，提高膳食的营养效益

营养素由于种类不同和化学结构各异，它们之间有着许多的互补作用，单一进食是不科学的。有些食品是相辅相成的，可以使人体更有效地吸收营养，相反有些食物是相克的，同时食用能互相排斥，减弱吸收营养的效果。如矿物质铁是人体十分难以吸收的，如果饭后吃点维生素 C 食物（一杯橙汁、山楂饮料），就可以提高铁质的吸收量，若同时喝茶水就影响了铁质的吸收。可见，在进食或加工食品时，品种越多营养素就越多，而它们之间的互补机会也就越多，从而达到了提高膳食的营养效益的目的。

（四）膳食的酸碱要平衡

食品在生理方面分酸性和碱性。常见的动物食品、粮谷食品均属酸性，蔬菜和水果等属碱性。目前，膳食中动物食品增多、主食中谷物较多，所以酸性食物占主导地位。人体血液偏酸性后，容易形成酸中毒，诱发各种疾病，后果十分危险。在酸、碱性食物搭配过程中，尤其应该控制酸性食物的比例，以保持儿童生理上的酸碱平衡，同时也有利于食物中各种营养成分的充分利用，以提高食物的营养价值。

（五）科学地进行食品加工和掌握烹调方法

平衡膳食除了对食物的搭配要符合科学性以外，在食品加工和烹调方法方面也要讲究科学性。例如按科学的方法切洗蔬菜，掌握好烹调的火候，这样才能最大限度地保存营养素。

幼儿的味蕾很发达，味觉很敏感，他们不仅对食物的甜、酸味敏感，而且对苦、咸和有异味的食物也很敏感。凡不适合儿童口味的食物，都会降低孩子的食欲。食物经过烹调加工，可以减小体积，改变形状，增加美味，使食物的色香味形符合幼儿的感官要求，增进食欲。但如果烹调加工中没有掌握食物的营养特性，则会使营养遭到损失和破坏。所以，注意科学的加工是幼儿膳食的重要要求。

1. 米类的烹调

为避免做饭时营养素的流失，应注意以下几点：

（1）用凉水淘米。淘米时水温越高各种营养素的流失越大。

（2）用水量及淘米次数尽量减少。淘米时所损失的营养素随淘米的方法和淘洗的程度不同而不同，据已故营养学家侯祥川的研究，各种稻米由于淘洗，可使维生素 B_1 损失 40%～60%不等。此外，维生素 B_2 和维生素 PP 损失 23%～25%，矿物质损失 40%～70%，蛋白质损失 10%，脂肪约损失 2%。

（3）不用力搓。

（4）如洗后浸泡，应将米汤一起煮饭。

（5）煮粥不加碱。试验还表明，煮粥时加碱，可使维生素 B_1 损失 30%。

2. 面食的烹调

面食的吃法多种多样，如烤、蒸、烙、煮、煎、炸等，由于所需温度、加热的时间、制作方法不同，因而维生素 B_1 的损失率也各异。有人曾做过实验得出，炸油条由于温度高而且加了碱，使维生素 B_1 完全损失，烤饼干维生素 B_1 的损失也可达 100%，面包制作过程中维生素 B_1 的损失率约 10%～30%。据研究，面食以蒸的形式营养素的保存率较高，面食应少放或不放碱。

3. 蔬菜类的烹调

（1）蔬菜如果先切后洗，维生素 C 可损失 2.8%，切后泡于水中时间越长则维生素 C 损失越多。切后不及时烹调维生素 C 可被氧化破坏。因此，蔬菜应先洗后切，下锅前应尽量避免浸泡。

（2）对蔬菜的烹调有急炒、快炒、煮、蒸等方法，不同的制作方法由于时间、火候不同，对维生素的破坏程度不一，如表2-6和表2-7所示。

表2-6　　蒸菜时维生素C的损失率

菜名	不同时间（分）维生素C的损失率		菜名	不同时间（分）维生素C的损失率	
	10分钟	30分钟		10分钟	30分钟
洋芋	0.4%	37.4%	茄子	45.2%	69.9%
苤蓝	18.3%	17.1%	南瓜	8.7%	23.9%
白萝卜	3.6%	11.4%			

表2-7　　急炒与煮菜时维生素的损失率

菜名	急炒法	菜名	煮法
小白菜	0.7%	小白菜	76.0%
苋菜	20.6%	菠菜	50.2%
绿豆芽	38.6%	黄豆芽	68.4%
西红柿	25.9%	土豆	60.6%

由此可见，蔬菜类宜用急炒的方法。若适宜加醋，可更好地保存维生素C，并促进钙、磷的吸收。

（3）由于某些维生素易氧化，故炒菜时宜加锅盖，但不可用铜盖（因为铜是氧化剂）。

4. 肉蛋类的烹调

由于大块肉导热不良，深部温度不易渗入，有时虽经煮沸后，深部仍有微生物，故切肉不宜过大过厚。肉、蛋的烹调后，除维生素外，其他营养素变化不大，如猪肉红烧、清炖时，维生素B损失60%~65%，蒸炸损失45%，炒时约损失13%。总的来说，炒肉、蛋各种营养素的保存较好。

二、幼儿的合理膳食

（一）食物多样，谷物为主

谷类食物是我国传统膳食的主体，也是人体能量的主要来源，可为儿童提供碳水化合物、蛋白质、脂肪、膳食纤维、矿物质和B族维生素等。在配置膳食时，应注意粗细粮搭配、同类食物互换的原则。中国营养学会妇幼学会推荐，3~6岁儿童每日应摄入主食（谷类食物180~260克，辅以蔬菜、水果、奶类、大豆类、蛋类、鱼虾类等。

（二）多吃新鲜蔬菜和水果

蔬菜和水果是某些矿物质和维生素的重要来源，含水分多，蛋白质、脂肪含量少。在制备儿童膳食时，应注意将蔬菜切小、切细，同时还要注意蔬菜和水果的品种、颜色和口味搭配，引起儿童多吃蔬菜水果的兴趣。儿童每日应摄入蔬菜类200~250克，水果类150~300克。

（三）经常吃适量的鱼、禽、蛋、瘦肉

鱼、禽、蛋、瘦肉等动物性食物是优质蛋白质、脂溶性维生素和矿物质的良好来源。家长可以多选择含蛋白质较高、脂肪酸饱和程度较低的鱼、禽、蛋、瘦肉等。儿童每日应摄入鱼虾类40~50克。畜禽肉类30~40克，蛋类60克。

（四）每天饮奶，常吃大豆及其制品

奶类是一种营养成分齐全，组成比例适宜，易消化吸收，营养价值高的食物。奶类除含丰富的优质蛋白质、维生素A、核黄素外，含钙量也很高，是天然钙质的极好来源。处于快速生长发育的儿童，应每日摄入奶类及奶制品300~400克，大豆类及其制品25克。

（五）膳食清淡少盐，正确选择零食，少喝含糖高的饮料

为保护儿童较敏感的消化系统，儿童的膳食应清淡、少盐、少油脂，并避免添加辛辣的刺激性物质和调味品。

建议多选营养丰富的食品作为零食，如乳制品、鲜鱼虾肉制品，鸡蛋、豆腐或豆浆、各类新鲜蔬菜水果及坚果类食品等，少选用油炸食品、糖果、点心等。

儿童饮水应以白开水为主，过多饮用市场上含糖饮料和碳酸饮料，不仅会影响儿童的食欲，容易引发龋齿，而且还会造成过多的能量摄入，不利于儿童的健康成长。

（六）食量与体力活动要平衡，保证正常体重增长

进食量和体力活动是控制体重的两个重要因素，食物为人体提供能量而体力活动消耗能量。儿童需要保持食量与体力活动的平衡。肥胖幼儿应控制总进食量和高油脂摄入量，适当增加体力活动强度及持续时间，在保证营养素充分供应的前提下，适当控制体重的过度增长，以及增加进食量与油脂的摄入，以维持正常生长发育的需要和适宜的体重增加。

（七）不挑食、不偏食，培养良好饮食习惯

1. 按时进餐，饭前有准备

根据幼儿的消化特点，3~6 岁幼儿每天以三餐一点制为宜，每餐间隔时间为 3. 5~4 小时，具体为：早餐 7：30—8：00，午餐 11：30—12：00，午点 2：30—3：00，晚餐 5：30—6：00。如果为寄宿制幼儿园，可加一次晚点。

幼儿大脑皮层兴奋过程占优势，注意力易转移，所以要求进食环境安静、干净、优美。进餐前后切忌给幼儿不愉快的刺激，禁止进餐时斥责，惩罚幼儿。幼儿每次进餐时间不得少于半小时，进餐前后 15~30 分钟不宜做剧烈活动或强智力活动。

进食前，告诉幼儿要吃饭了。1~2 岁的孩子，要求他们洗好手，戴上围嘴，坐在自己的小椅子上。3 岁左右的孩子可以在吃饭前帮助做一些就餐的准备，如擦桌子、摆筷子，放好自己用的小匙、小盘、小碗。每顿饭应有大致的时间限制，既要求幼儿细嚼慢咽，又不要拖得太久，应该专心吃饭。

2. 饮食定量，控制零食

合理安排饮食，一日三餐加 1~2 次点心，要定时、定点、定量用餐，要控制零食，使幼儿养成吃好三餐的好习惯，饭前不吃糖果等零食、不饮汽水等饮料，不用零食作为进餐的奖励。另外，教育幼儿不要贪食，以免消化不良。

3. 不偏食

偏食是一种不良的饮食习惯，不仅影响幼儿的健康，而且形成固定的口味以后，长大成人也难以再适应多样化的膳食。膳食多样化才能使人们获得全面的营养。家长老师不宜用某种食物作为奖励，避免诱导幼儿对食物产生偏好。在不挑食前提下，允许幼儿选择食物。

4. 注意饮食卫生和就餐礼貌

进餐时还要注意培养幼儿良好的饮食习惯，如饭前洗手，饭后漱口，细嚼慢咽。注意饮食卫生，不吃不清洁、不新鲜的事物，不喝生水，不捡掉在桌上或地下的东西吃，使用自己的水杯、餐具等。

自幼儿上桌开始，就应培养良好的就餐礼貌，如进餐时不喧闹，正确使用餐具，咀嚼、喝汤时不应发出大的声响，夹菜不可东挑西拣，不糟蹋饭菜等。特别是要懂得谦让，不应把好吃的独占。

（八）吃清洁卫生、不变质的食物

选购食物时，应当选择外观好，没有污泥、杂质、没有变色、变味并符合国家卫生标准的食物，严防病从口入，预防食物中毒。注意食品包装上的说明，尤其是生产日期、保质期、储存条件和营养成分的含量等信息，尽量选择信誉好的食品生产企业的产品，注意儿童的进程卫生，包括进场环境、餐具和供餐者的健康与卫生状况①。

---

① 参见中国营养学会：《中国居民膳食指南》，西藏人民出版社，2010 年版。

视野链接

《中国儿童青少年零食消费指南》摘录：3~5岁①

3~5岁学龄前期是培养良好饮食行为和生活方式的重要时期。此时期的儿童常常模仿家长和教师，因此，家长、教师应该以身作则，教育和引导儿童正确认识食物的特点，帮助儿童建立有益健康的饮食行为。

（1）零食应是合理膳食的组成部分，不要仅从口味和喜好选择零食。

学龄前儿童在定时定量吃“三餐两点”或“三餐一点”的基础上，还可以选择适当的零食作为正餐必要的营养补充。选择零食时，不要一味满足儿童的口味和喜好，以防止儿童养成乱吃零食、只吃零食、不吃或少吃正餐的习惯。

（2）选择新鲜、易消化的零食，多选奶类、水果和蔬菜类的食物。

奶类食物含丰富优质蛋白质和钙，新鲜水果蔬菜类零食含有多种维生素、矿物质和膳食纤维。多选此类食物有益儿童的健康。

（3）吃零食不要离正餐太近，不应影响正餐的食量，睡觉前半小时避免吃零食。

每次吃零食的量应以吃完零食后不影响规律正餐的食量为准，不要养成睡觉前吃零食的习惯，以免影响肠胃及牙齿的健康。

（4）少吃油炸、含糖过多、过咸的零食。

经常吃油炸的零食易导致儿童肥胖；含糖过多的零食容易引起龋齿；常吃含盐高的零食会增加患高血压的危险。应注意引导他们少吃此类零食。

（5）多喝白开水，少喝含糖饮料。

含糖饮料含有较多的能量，经常饮用容易引起儿童超重和肥胖，并可腐蚀牙齿。应引导学龄前儿童少喝含糖饮料，多喝白开水。

（6）吃零食前要洗手，吃完零食要漱口。

吃零食时应注意卫生，养成吃零食前洗手的好习惯。吃完零食后还要漱口或刷牙，以防发生龋齿。

（7）注意零食的食用安全，避免豆类、坚果类等零食呛入气管。

选择零食时要注意零食的性状，其大小、硬度和形状等应符合学龄前儿童的生理特点，食用时要注意安全，防止由于食物呛入呼吸道引发的危险。如吃烤豆、花生米、瓜子和核桃等零食，应在家长的看护和指导下进食，切忌一边玩耍一边吃，或在孩子哭闹时给予零食。

本文摘自《中国儿童青少年零食消费指南》，从营养与健康的角度，强调食物摄入要以正餐为主，零食不可以代替正餐。指南对于“零食”的定义是：非正餐时间食用的各种少量的食物和饮料（不包括水）。

---

① 参见 http://health.sohu.com/20150317/n409918498.shtml。

第三节　托幼机构膳食管理

问题情境

食谱是一周内各种食物定量配置和烹调的依据。在编制食谱时应考虑：学前儿童近期的营养状况、营养素价值高的食物、托幼机构的一周活动安排、气候变化等。

下面为北京市某幼儿园一周食谱表。

第一周至第三周食谱分配

饭点	星期一	星期二	星期三	星期四	星期五
早餐	小白菜蛋花柳叶汤、酱鸡肝、奶馒头	薏米大米粥、五香鸡蛋、麻酱花卷（早）	玉米面燕麦粥、虾皮炒鸡蛋（早）、中式热狗	绿豆米粥、兰花豆腐干、烤芝麻蛋糕	江米莲子粥、五香鹌鹑蛋、玉米面枣发糕（早）
加餐	鲜牛奶	鲜牛奶	鲜牛奶	鲜牛奶	鲜牛奶
午餐	虾皮香菜萝卜丝汤、虾皮粉丝小白菜、可乐鸡翅、米饭	西红柿鸡蛋汤、酱香茄条、翡翠虾仁、米饭	翡翠白玉汤、双色菜花、红烧丸子海带、红豆米饭	菠菜蛋花汤、香干炒圆白菜、清蒸鲽鱼、米饭	黄瓜紫菜汤、鲜蘑白菜、土豆烧牛肉、米饭
午点	哈密瓜	火龙果	香蕉	苹果	芦柑
晚餐	红豆米粥、肉片烧西葫芦、莲蓉包	紫米红枣粥、糖醋萝卜、肉卷	面汤、西红柿鸡蛋肉丝卤面	饺子汤、猪肉水饺（芹菜）	虾皮香菜冬瓜汤、肉丁馒头

第二周至第四周食谱分配

	星期一	星期二	星期三	星期四	星期五
早餐	香米小米粥、五香鹌鹑蛋、麻酱花卷	银耳红枣粥、盐水鸭肝、豆沙卷	玉米面麻酱粥、五香茶鸡蛋、紫米枣发糕	肉末小白菜粥、五香花生米、玛拉松糕	八宝粥、火腿肠、麻酱腐乳蒸饼
加餐	鲜牛奶	鲜牛奶	鲜牛奶	鲜牛奶	鲜牛奶
午餐	香菜冬瓜虾皮汤、番茄菜花、红烧排骨香菇、米饭	菠菜粉丝汤、香菇炒油菜心、西红柿炒鸡蛋、米饭	西红柿鸡蛋汤、素鸡炒白菜、油焖大虾、紫米饭	黄瓜紫菜汤、香干炒芹菜、酱爆鸡丁、米饭	玉米羹蛋汤、小白菜烩豆腐、红烧平鱼、米饭
午点	哈密瓜	苹果	香蕉	脐橙	芦柑
晚餐	紫米红枣粥、木须肉、芝麻蒸饼	香菜冬瓜粉丝汆丸子、玉米面枣发糕	圆白菜胡萝卜汆面、面汤	玉米面棒渣粥、猪肉包子（萝卜馅）	小米红枣粥、虾皮西葫芦、三鲜卷

下面为某乡镇幼儿园一周食谱。

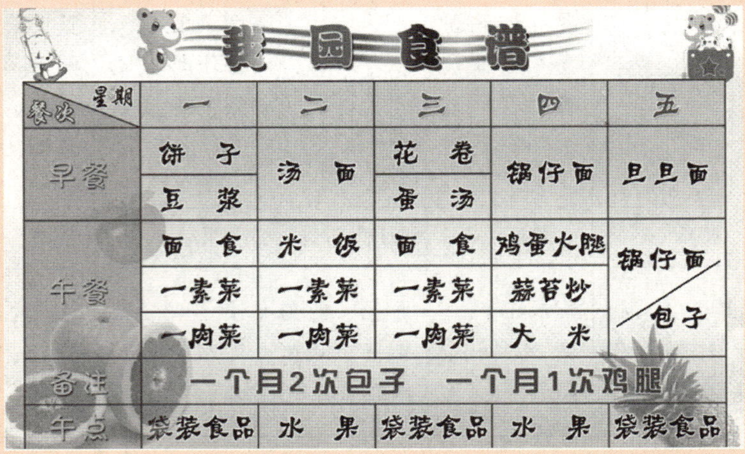

我园食谱

星期/餐次	一	二	三	四	五
早餐	饼子 豆浆	汤面	花卷 蛋汤	锅仔面	旦旦面
午餐	面食 一素菜 一肉菜	米饭 一素菜 一肉菜	面食 一素菜 一肉菜	鸡蛋火腿 蒜苔炒 大米	锅仔面/包子
备注	一个月2次包子 一个月1次鸡腿				
午点	袋装食品	水果	袋装食品	水果	袋装食品

比较两份食谱，你认为哪份更加合理？

一、托幼机构的膳食计划

膳食计划的制订是托幼机构为学前儿童提供合理膳食的第一个重要环节。一个科学的膳食计划能为学前儿童有效地提供满足其营养和其他需要的一切营养物质和用膳条件，保护和增进婴幼儿的身心健康。托幼机构的膳食计划包括3个方面：按照需要选择每日的食物种类，计划食物的数量，力求使膳食与婴幼儿的需要相符合；合力地计划食谱；建立合理的膳食制度。

制订膳食计划的依据是婴幼儿的年龄特征和对营养的需要，以及饮食习惯、气候地理条件、市场情况等。制订膳食计划时，在尊重当时、当地饮食习惯的基础上，要根据幼儿膳食费用标准，从市场供应的实际情况出发，选择营养丰富、价格合理的食品，进行最优化的搭配，以最经济、最合理的方式达到膳食计划的目的。

（一）每日所需的食物种类和数量的计划

制订这一计划时，要着眼于为婴幼儿提供平衡、合理的膳食。平衡膳食是由多种食物构成的，它提供各种营养素和足够的热能，保持各营养素间量的平衡，有利于机体的吸收和利用。计划中的各种食物在质量上要有较高的营养价值，在数量上营养素的摄入量要达到供给量的80%以上。

在计划时，要求熟悉各类食物的营养成分和特点，懂得营养计算和评价的方法，了解婴幼儿消化系统的解剖生理特点、食量以及饮食心理。要把每日的食物按热量、营养成分较均衡地分配到各餐中去，使各餐比例适当，结构合理，各类主副食搭配合适。

在计划每日的食物种类和数量时，要在全面满足婴幼儿膳食对各类食物总量需要的基础上，结合当地当时的市场供应、季节气候、婴幼儿的活动量状况等因素，注意粗细粮、荤素食品、生熟食品和干稀食品的搭配，选用价廉物美、易消化和婴幼儿喜爱吃的食品。

（二）编制食谱

托幼机构的食谱是反映婴幼儿膳食的食品制配和烹调方法的一种简明的文字形式，其内容包括食物的种类、数量以及制成的食品名称和烹调方法等。食谱的编制是膳食计划的重要组成部分，膳食计划的实现有赖于食谱的制订和实施。托幼机构的食谱原则上应每周制订一次。

食谱要确保膳食计划所拟订的食物种类和数量，不应任意增加或减少。

食谱的制订应考虑食物的利用率，例如，充分利用蛋白质的互补作用可提高食物中蛋白质的利用价值；选用供给热能充足的价格较低的食物，可避免蛋白质过多地消耗在释放热能上；注意烹调等食物制备的方式，可防止营养素的损失并促进消化吸收。

食谱中的食品应适合婴幼儿的消化机能，有良好的感官状态，多选用营养丰富、质优量少易消化的食品。一般不选用粗糙、生硬、油腻和带刺激性的食品；带壳、带刺、带骨的食品要去壳、去刺、去骨后使用；整粒的花生、杏仁、榛子等要经磨碎或制酱后使用。有些食品应酌量选用，如含粗纤维多的芥菜、甘蓝、金针菜、咸菜；会胀气的洋葱、生萝卜；含动物脂肪多的油腻食品。

编制每日食谱时，将能满足婴幼儿各种营养素需要的各种食物按名称、数量和烹调方法编成饭谱、菜谱和汤谱，分配在一日各餐和点心中。在此基础上，可采用“同类异样”的方法编制一周的食谱，即一周食谱中副食品不应有两次以上重复，更换时，可用肉类换肉类（如牛肉换猪肉）、谷类换谷类（如米饭换面条），各类瓜果蔬菜轮换供给。一年四季的食谱要能反映出季节的特点。

托幼机构还应考虑到不同年龄段儿童的消化吸收能力的差异，制定有针对性的食谱。一般可分1~2岁、2~3岁、3~6岁几个年龄段。

（三）制定膳食制度

膳食制度是规定每日进餐次数和间隔时间、合理分配各餐食品的数量和质量的一种制度。在合理的膳食制度下，进餐和消化过程协调一致，各种营养素得以合理的消化、吸收和利用。

要恰当分配三餐一点（或三餐两点）的食物，按照早餐吃好、中餐吃饱和晚餐吃少的原则，将食物分配到餐点中去。早餐要提供高蛋白的食物，脂肪和碳水化合物也可多一些，早餐食物热量过低会影响婴幼儿午前两小时的活动，早餐食物的供热量一般为总供热量的25%~30%。午餐应提供富含蛋白质脂肪和碳水化合物的食物，食物数量也应充足；午餐食物的供热量一般为总供热量的35%~40%。晚餐应清淡宜消化，不宜多安排脂肪和蛋白质含量高的食物；晚餐的食物供热量约占总供热量的25%~30%。点心根据不同情况可安排上、下午各一次，也可只安排下午一次。点心的供热量约为总供热量的10%~15%。

两餐之间的时间间隔，不宜过长或过短，过长会引起饥饿感觉，过短则会影响食欲。混合食物在婴幼儿胃中停留约4个小时左右，因此两餐之间的间隔以3.5~4小时为宜，不宜少于3小时。

二、托幼机构的膳食评价

要了解婴幼儿在托幼机构的营养状况，可对托幼机构做膳食调查，计算婴幼儿每日从膳食中所摄取的营养素和热能的量，然后对照相关的推荐供给量进行评价。

（1）常用的膳食状况的调查方法

1. 称量法

应用称量法做膳食调查所需的时间至少要7天。在调查时，首先将被调查的托幼机构一日中每餐各种食物在烹调前的生重、烹调后的熟重以及婴幼吃剩的重量都加以称量记录，然后将此7天之内各项所消耗的食物加以分类和综合，求得每人每日的食物消耗量。最后，按食物成分表中每百克食物的可食部分计算，所求得的数字即为7天之内平均每人每天所摄取的各种营养素含量和热量。

2. 记账法（查账法）

记账法简便、快速，但不够精确。该方法是先查阅过去一段时间托幼机构食堂的食物消耗总量，并根据这期间的进餐人数，计算每人每日各种食物的摄入量，然后再按食物成分表计算这些食物所供给的营养素和热量。

在客观条件限制不能进行称量法与记账法进行膳食调查时，运用询问法也能粗略了解婴幼儿膳食的情况。如全日制幼儿园的小朋友早晚两餐在家用餐，就只能通过询问家长或幼儿对每日所吃的食物种类和数量做出估计。此法最为方便，但是很不准确。

（2）营养素和热能的计算

1. 计算每人每日摄入的各种营养素和热能的量

在进行称量法、记账法和询问法等调查方法计算或估计出每个婴幼儿每日各种食物的摄入量的基础上，再按成分表计算，即得出每人每日摄入的各种营养素和热能的量。

例如，调查得知每名幼儿每日消耗大米125g，食物成分表中每100g大米含蛋白质6.9g，那么125g大米中蛋白质为：$125\times6.9/100=8.62(g)$

其他营养素也可用同样的方法计算，待各种食物的各种营养素和热能计算完毕后，将同类营养素和热能相加，即可求得每名幼儿每日各种营养素和热能的摄入量。每人每日的热能摄入量也可以将每日摄入蛋白质、脂肪和碳水化合物的量分别乘以生热系数（每克蛋白质、脂肪和碳水化合物在体内氧化供给的热能称为生热系数，它们分别为16.74、37.66和16.74），相加后即为每人每日热能的摄入量。

2. 计算蛋白质、脂肪和碳水化合物的供热比例

$$\text{蛋白质的供热比例（\%）}=\frac{\text{蛋白质摄入量（g）}\times16.74\text{（kJ/g）}}{\text{热能摄入量（kJ）}}\times100\%$$

$$\text{脂肪的供热比例（\%）}=\frac{\text{脂肪摄入量（g）}\times37.66\text{（kJ/g）}}{\text{热能摄入量（kJ）}}\times100\%$$

$$\text{碳水化合物的供热比例（\%）}=\frac{\text{碳水化合物摄入量（g）}\times16.74\text{（kJ/g）}}{\text{热能摄入量（kJ）}}\times100\%$$

3. 计算优质蛋白质占总蛋白质的比例

将动物蛋白质的量（g）加豆类蛋白质的量（g），除以每日食物中获得的总蛋白质的量（g），即可计算出优质蛋白质应占总蛋白质的比例。

托幼机构对婴幼儿膳食中营养素和热能的计算，主要可用于评价婴幼儿膳食供给的状况能否符合婴幼儿的需要。在利用所得到的数据进行评价时，除了与热能和营养素的供给量标准、各种产热营养素的供热比例和优质蛋白质占总蛋白质的比例等进行比较外，还应结合婴幼儿在生长发育中的个体差异、婴幼儿体格检查情况、婴幼儿心理发育状况以及幼儿进餐情况等进行综合分析，并根据具体情况做出相应的调整。

4. 评价分析调查结果

评价分析的内容包括以下几个方面：

一是食物的种类与摄入量合理平衡。食谱中应包含各类食物，蔬菜量和粮食量基本相等。

二是各种营养素的摄入量满足各年龄儿童的供给标准。将调查结果与供给标准相比较，以百分比表示，蛋白质摄入量达供给量标准90%以上为好，低于80%为不足。其他营养素应达到供给量标准80%以上，低于70%为不足。

三是三大产热营养素分布合理，蛋白质产热应占总热量的12%～15%，脂肪占25%～35%，糖类占50%～60%。

四是优质蛋白质的摄入量比例适宜，动物蛋白质与大豆蛋白质之和应占到总蛋白质的40%～50%。

三、托幼机构的膳食卫生

托幼机构应加强对单膳食卫生的管理，在食品选购、烹调制备、食物储存等各个环节中保证食物的新鲜卫生，同时还要加强对保教人员和炊事人员的卫生监督，确保婴幼儿身体健康。

（一）食品的选购

托幼机构选购食品，除了要根据婴幼儿的需要选择营养丰富，保证热能供给而又易被消化吸收的食物外，还必须确保食物的卫生和新鲜，不被致病微生物和有害有毒物质污染。选购的食品，不应该有以下几种情况：

1. 细菌污染和腐烂变质的食物

食物被细菌污染并引起腐烂变质，是最为常见的有害食物，如鱼、肉、蛋的腐臭，粮食霉变、水果腐烂等。这些腐烂变质食物的营养素被大量破坏失去了食用价值，给人以难以接受的感官性状，食用后能使人治病。如腐烂的鱼类和肉类中有大量的普通变形杆菌、大肠感菌，使蛋白质和脂肪分解产生有害物质。由粮食霉变产生的黄曲霉素，是非常典型的致癌物质。

2. 含亚硝胺和多环芳烃致癌物的食品

这些物质在腌腊制品、烘烤和熏制的鱼肉中含量较高，经常使用会导致肝癌、食道癌、胃癌等。

3. 天然有毒食物

发绿发芽的马铃薯含有有毒物质龙葵素，食用后会引起恶心、呕吐、腹泻、腹痛、脱水等中毒症状。捕蝇蕈、斑毒蕈、白帽蕈等百余种毒蕈都含有天然毒素，食用后可导致神经麻痹、胃肠道中毒症状。

4. 被农药、化肥等污染的食物

农药残留量大的蔬菜、水果，食用后会发生农药中毒。

5. 无卫生许可证、无保质期的食物

无食品卫生生产许可证的企业生产的熟食、点心、饮料等；超过食品保质期的食品；使用不符合国家卫生标准的食品添加剂，食品防腐剂的食品。

（二）烹调制备

托幼机构食堂在食品烹调制备时的卫生要求是：尽量保存食物中的营养素，使婴幼儿能从定量的食物中得到尽可能多的营养素；通过剪、洗、烧等烹调制备过程，改变食物的组织结构，杀菌去毒，增加色、香、味，有利于婴幼儿的消化吸收。

1. 食物的烹调制备要减少营养素的损失，保留最高的营养成分

米经淘洗，维生素 B_1 的损失率可达 40%~60%，蛋白质、无机盐，也都有损失。因此，淘米时要用冷水，不要用力搓米，淘米次数要少，以减少营养素的流失。做饭、煮粥和制作面食时不要放碱，以免维生素 B 族受损。

蔬菜要先洗后切，否则维生素 C 会大量损失，切后在水中浸洗时间越长，维生素 C 损失越多。蔬菜要切后就炒，急火快炒都可以减少营养素的损失。煮菜要少放水，水煮沸后放菜，以缩短煮菜的时间。

加工动物性食物要尽量切的细、薄，用急火快炒，可拌少量淀粉，使表面凝结，以减少维生素的损失。

使用不同材料的炊具也会影响食物中营养素保存。如用铝锅烹调食品，维生素 C 损失最少，为 0~12%，用铁锅损失为 0~30.7%，而用铜锅的损失可达 30%~80%。

2. 食物的烹调具备要避免有害物质的产生或去除有毒有害物质

托幼机构烹调制备食物要避免采用烘烤、烟熏的方法。这类方法会使食物中的蛋白质、脂肪和碳水化合物交化，产生变性氨基酸和有害的多环芳香烃等致癌物质。

生豆浆含有皂素、抗胰蛋白酶等有害物质，对胃肠道有刺激性，可引起恶心、呕吐、腹泻等症状。生豆浆加热到 80℃ 左右时，可出现“假沸”现象，虽有泡沫，但是有害物质未被破坏。因此在煮豆浆时，在泡沫上溢时可改用小火煮，煮开煮透后方可引用。四季豆（菜豆）也含皂素、抗胰蛋白酶等，食用前应将四季豆用清水浸泡，然后烧熟煮透，使有毒物质得到破坏。

要避免用铁锅煮酸性食物，或用铁器盛醋、酸梅汤、山楂汁等食物。因为酸会溶解出大量的铁，食用后可导致呕吐、腹痛、腹泻等中毒症状。

3. 食物的烹调制备要使食物具有良好的感官形状，能增进食欲，促进胃肠对食物的消化吸收

婴幼儿进餐时有旺盛的食欲，才能使食物被充分的消化吸收。由于婴幼儿对食物的色、香、味、形都比较敏感，因此要通过对食物的烹调加工，使食品具有良好的感官性状，充分调动起婴幼儿的食欲。幼儿的口腔较小，口腔黏膜薄嫩，容易受损伤。因此托

幼机构给婴幼儿提供的食物不可过烫过硬。婴幼儿的胃容积较小，胃壁的肌肉层和弹性纤维发育还不完善，蠕动能力较差，胃液中的胃酸和酶的强度都降低，因此烹调制备的食物要碎、细、软、烂，不要让婴幼儿食用有浓烈调味和刺激性食品。婴幼儿肝细胞发育还不成熟，分泌胆汁少，对脂肪消化的能力较弱，不宜让他们经常食用过分油腻的食品和油炸食品。

（三）食物储存

托幼机构食堂的食物储存指的是为防止食物腐败变质，延长食物可供食用的期限，托幼机构食堂对食物采取的各种加工措施。食物储存的处理措施主要有降低或增加温度，去除水分和添加防腐剂等。

低温可以降低或者停止食物中微生物的增殖速度，降低食物中酶的活力和化学反应速度。食物冷冻前应尽量保持清洁和新鲜，减少污染，以延长储存期限。冷冻时，各种食物应分别在适宜的温度和湿度下储存，并在储存期限内食用。

盐腌糖渍可提高渗透压以杀灭或抑制食物中的微生物，防止食品腐败变质。盐腌仅是一种抑菌手段，盐腌前，食物要新鲜，食盐要纯净，浓度要足够。糖渍时，糖的浓度必须达到60%~65%，这样才能达到防腐包藏的目的。

托幼机构食堂的粮食类食物宜储存在低温通风的地方，注意防蛀、防虫和防鼠。皮部厚韧、多蜡质的蔬菜水果如南瓜、冬瓜、洋葱、柚、枣等能较长期储存，而叶菜类和浆果类蔬菜水果不耐储藏，宜趁新鲜时食用。

目前市场上各类物质的供应都非常充沛，托幼机构膳食供应所需的粮、肉类、禽蛋、蔬菜、水果等都能随时采购到，因此除了少量交通不便的托幼机构外，都应选购新鲜卫生的食品，减少储存量，缩短储存期，以保证婴幼儿膳食的质量。

（四）进食卫生

1. 良好的物理环境

托幼机构婴幼儿用餐的场所应整齐清洁，空气通畅，温度适宜，桌椅高低适合身材，餐具简单便于使用。进餐时良好的物理环境有利于幼儿保持大脑皮质的兴奋和用餐时的愉快情绪。

2. 良好的心理环境

婴幼儿用餐时的心理环境和保教人员的态度有密切的关系。托幼机构的保育员和教师在婴幼儿进餐时要给予关心和爱护，对独立进餐有困难的婴儿要给予帮助。不能在就餐时批评、训斥幼儿，造成幼儿情绪低落，大脑皮层受到抑制，食欲缺乏，即使吃下去的食物，也不能得到很好的消化吸收。

3. 适当的进餐速度

婴幼儿进餐时保教人员不能一味地要求孩子吃得快，或用“看谁得第一”等方法进行比赛以刺激婴幼儿提高进餐速度。进餐过快会造成咀嚼不够，引起消化不良，或因呛噎造成气管异物等情况发生。进餐速度过慢会造成饭菜冰凉，特别是在冬季，会导致婴幼儿胃部不适，消化不良。要指导帮助进餐速度过慢的幼儿改进进餐技巧，提高进餐速度，和小朋友们一起把饭吃完。

4. 不强制幼儿进食

婴幼儿突然出现比往日进餐量骤减的情况，一般是有原因的，要注意观察了解，加强与家长的联系，不要强迫幼儿进食，以免造成不良后果

（五）厨房和炊事人员的卫生

1. 厨房卫生

托幼机构的食堂要接受当地卫生主管部门的卫生监督，申领《卫生许可证》。

托幼机构的厨房应有合乎卫生要求的工作面积，厨房各室的安排要适合工作程序。厨房应有排烟、排气、防尘、防蝇、防鼠、防蟑螂的设备。厨房应有提供清洁水源和排除污水的设施。生熟食品分开存放，生熟刀案严格分开。厨房应有消毒的设备，餐具每餐用后洗净消毒，煮沸消毒时水要浸没食具，水开后要煮 5 分钟。用流动蒸汽消毒，蒸汽的时间应有 20 分钟，温度达 95℃以上。厨房应有垃圾和污物处理的设施，能及时处理废物，防止害虫滋生和臭气产生。

2. 炊事人员的卫生

厨房炊事人员每人要进行 1~2 次体格检查，接收卫生知识培训，凭卫生防疫部门颁发的合格证持证上岗。如发现炊事人员患有传染病（如肝炎、肺结核、皮肤病等）应立即调离炊事岗位，痊愈后经体检合格才能恢复工作。炊事人员家属中有人患传染病，该炊事人员也应该暂时离开厨房工作，直至检疫隔离期满才能上岗。

厨房炊事人员工作时必须穿工作服，工作帽要能包盖头发，带好口罩。炊事人员要注意保持个人卫生，勤洗头、勤换衣服和勤剪指甲。上班前、大小便后要洗手，如厕前要脱去工作服。在烧菜、分菜时不能直接从食具中取食物尝味，也不对着食物咳嗽、打喷嚏或说话。

思考练习

1. 儿童热能主要消耗在哪些方面？和成人有何异同？
2. 如何提高常见食物的蛋白质生物价？
3. 幼儿合理膳食的标准是什么？
4. 如何制订幼儿食谱？
5. 如何进行膳食调查和评价？
6. 如何管理托幼机构的膳食卫生？

第三章　幼儿营养疾病诊断与预防

内容导言

很多父母有这样的疑问：为什么孩子一去幼儿园就容易生病呢？许多父母都会发现同一个问题：宝宝入园后，会三天两头生病。不是感冒发烧，就是拉肚子、咳嗽。

从总体上看，正常儿童的免疫功能的确不如成人，但通常叫生理性免疫力低下，这是人体成长的一个过程，不属于病态。究其原因，一方面是孩子平时照顾过于精细，身体的抗寒能力较差，其次是孩子没有集体生活的经历，平时较少受到病原体的侵袭，身体的抗病原体能力较差，孩子在受寒时，身体的抗病能力下降，很容易生病。另一方面，孩子进入幼儿园，离开了熟悉的环境和家人，在陌生的环境下，孩子会有恐惧、害怕、焦虑的情绪，幼儿园孩子多，交叉感染的机会增多，必然会导致孩子身体的抵抗力下降，容易患病。

幼儿园也应根据这一情况做好预防和保健措施。《幼儿园常见疾病预防与管理制度》指出：托幼机构卫生保健应贯彻“预防为主”的卫生工作方针，在上级卫生部门的指导下，做好集体儿童的疾病的防治和预防保健工作，加强小儿常见疾病的防治，通过采取综合性措施（补充营养、锻炼、疾病预防、护理等）来降低发病率，注意做好体弱儿童（经常反复发作呼吸道、消化道感染儿、佝偻病、营养不良、早产儿、小样儿、哮喘病、先天性心脏病等）的专案管理，加强个体重点保健。

在这一章，我们一起来了解幼儿的一般常见性疾病及预防、幼儿营养障碍性疾病、幼儿生长发育偏离，为幼儿营养疾病诊断与预防奠定理论与实践基础。

第一节　幼儿常见的一般性疾病及预防

一、呼吸系统疾病

幼儿呼吸道感染包括呼吸道的任何部位发生感染，呼吸道感染在幼儿期非常常见。

按感染的部位分为上呼吸道感染和下呼吸道感染。以咽喉部为界，发生在咽喉部分以上的感染如鼻炎、咽炎等，可称为上呼吸道感染（普通感冒）；咽喉部以下部位的感染如支气管炎、肺炎，可称为下呼吸道感染。

（一）普通感冒

1. 病因

幼儿感冒主要是由病毒引起的呼吸道疾病，四季均可发生，多发于冬春季节或季节交替、气温变化大的时候。

幼儿非常容易患上感冒，这与幼儿机体的生理、解剖特点及免疫系统发育不成熟有关。幼儿的鼻腔狭窄，黏膜柔嫩，黏膜腺分泌不足，对外界环境的适应和抵抗力较差，容易发生炎症。

2. 症状

上呼吸道感染，俗称“伤风”，普通感冒起病较急，早期症状有咽部干痒或灼热感、喷嚏、鼻塞，开始为清水样鼻涕，2~3 天后变稠；通常无发热及全身症状，或仅有低热、头痛，一般经 5~7 天痊愈。

3. 护理

（1）感冒后幼儿胃酸和胃蛋白酶分泌都会减少，消化能力减弱，所以要减少食量，以免引起食积。幼儿感冒后要卧床休息，多喝水。饮食要清淡，多吃一些容易消化且富有营养的食物，要保持幼儿大便通畅。

（2）室内要保持空气流通，注意保持适当的温度、湿度。

（3）注意清洗患儿眼鼻分泌物，随时观察病情变化。暂时不要给幼儿洗澡，晚上用热水洗洗手脚。让幼儿充分休息，幼儿病情好转后方可活动，以免复发或引起其他疾病。

4. 预防及治疗

（1）要预防感冒，家长平时需注意幼儿的身体锻炼，增强体质，加强对疾病的抵抗力。

（2）预防感冒，可关闭门窗，用食醋每立方空间 2~5 毫升，加水 1~2 倍，加热至全部气化，达到居室消毒的目的，每日1次，连用数日。

（3）病初及时服中药治疗（按风寒感冒和风热感冒对症下药）。

（4）体温在38℃以上，应退烧，退烧药要遵医嘱。如高烧可采用药物或物理降温。

（5）鼻塞症状重者可用滴鼻净滴鼻，每天2~3次，每次每鼻孔1~2滴。

（6）止咳祛痰的药物最好用中草药制剂，而少用中枢性镇咳药，如可待因糖浆等。常用的中草药制剂有小儿止咳糖浆、复方甘草合剂等。

（7）除合并有细菌感染外，一般不需要用抗生素。

（二）肺炎

1. 病因

肺炎是儿童时期的一种常见病，多见于婴幼儿，是目前引起5岁以下小儿死亡的首要原因。婴幼儿肺炎多由细菌（如肺炎双球菌、金黄色葡萄球菌、大肠杆菌）、病毒（如呼吸道合胞病毒、流感病毒、腺病毒）、支原体等病原微生物引起。与一般肺炎不同，婴幼儿肺炎值得我们警惕的有三大特点：病情不典型（易与感冒混淆）、并发症多（如呼吸衰竭、心力衰竭）、死亡率高。

2. 症状

肺炎一般有发热、咳嗽、呼吸增快、喘憋等症状。肺炎的发病可急可缓，一般多在上呼吸道感染数天后发病。

（1）最先见到的症状是发热或咳嗽。体温一般在38℃~39℃，腺病毒肺炎可持续高烧1~2周。不同年龄、不同病原体所致肺炎多有发烧，但程度可从38℃左右的低烧到39℃，甚至40℃的高烧。

（2）咳嗽较为频繁，早期常为刺激性干咳，以后程度可略为减轻，进入恢复期后常伴有痰液。气促多出现在发烧、咳嗽之后。

（3）病儿常常有精神不振、食欲减退、烦躁不安、轻度腹泻或呕吐等全身症状。

（4）重症病儿可出现鼻翼扇动、口周发青等呼吸困难的症状，甚至出现呼吸衰竭、心力衰竭。病儿还可出现呕吐、腹胀、腹泻等消化系统症状。重症肺炎患儿必须立即送医院治疗，采取给氧等一系列急救措施。

3. 护理

如诊断幼儿为肺炎，就说明病情比较严重，如果得不到及时有效的治疗和护理，则可危及生命。

（1）勤开窗户，以保证室内空气流通。室温以18~20℃为宜（新生儿可提高到20℃~24℃），并保持适当湿度（约60%），以防呼吸道分泌物变干而不易咳出。

（2）保证孩子充分休息。病孩的房间要安静，尽量减少探视。妈妈不仅要有爱心，还要细心，最好将测体温、换尿布、喂药等操作集中起来一次做完，以免影响孩子的休息，因为孩子的哭闹、活动会使缺氧症状加重，增加心脏及肺部的负担，妨碍康复。

（3）强化皮肤护理。孩子发烧出汗多，要及时更换衣服，并用热毛巾将汗水擦干。

同时，经常让孩子变换体位，减少肺部淤血，促进炎症吸收。还可轻轻拍打孩子的背部，便于痰液顺利排出。

（4）补足水分。饮食要求易于消化、多水分、高热量、高维生素。高烧病儿多给流质饮食，如牛奶、米汤、豆浆、蛋花汤、鱼汤、牛肉汤、菜汤、果汁等；退烧后可加半流质饮食，如煮烂的面条、米粥、豆腐花、蛋羹等。肺炎急性期应严格卧床，恢复期可下床适当活动。

4. 预防

（1）居住环境要保持空气新鲜，穿衣盖被均不宜太厚。

（2）加强体质锻炼，鼓励孩子多做户外活动，接受日光浴，提高耐寒能力。

（4）少到人多嘈杂的公共场所，特别是在呼吸道发病率较高的季节。

（5）做好计划免疫，如按要求接种麻疹疫苗、百白破三联疫苗、流感疫苗以及肺炎疫苗等。

知识链接

如何区别肺炎与感冒？

重度以上肺炎易与感冒区别，但轻症肺炎区别就较为困难。家长必须从以下几方面悉心加以比较：

一看体温高低。小儿肺炎大多会发烧，而且一般都在38℃以上，并持续2~3天以上不退，即使使用退烧药也只能暂时退一会儿。若是一般感冒，虽也发烧，但以38℃以下为多，持续时间也较短暂，使用退烧药效果明显。

二看咳嗽及呼吸。小儿肺炎大多有咳嗽或喘憋，且程度较重，常有呼吸困难。而感冒引起的咳嗽一般较轻，不会引起呼吸困难。

三看精神状态。感冒病儿一般精神状态无甚改变，照常玩耍不误；肺炎患儿大多精神状态不佳，常有烦躁、哭闹不安或者昏睡、抽风。

四看饮食。感冒病儿饮食较正常，或仅为进食（奶）量稍减。但一旦罹患肺炎，食欲明显下降，不吃东西，不吃奶，或者一喂奶就因憋气而哭闹。

五看睡眠。感冒一般不影响睡眠；但肺炎临身后，往往睡不熟、易醒、爱哭闹，尤其在夜间有呼吸困难加重的趋势。

（三）急性支气管炎

1. 病因

急性支气管炎多为病毒感染，大多数继发于上呼吸道感染之后。儿童气管和支气管管腔相对狭窄，软骨柔软，缺乏弹力组织，黏膜血管丰富，黏液腺分泌不足而较干燥，且呼吸道上皮细胞纤毛运动差，不能很好地将痰排出。

2. 症状

支气管炎是儿童常见呼吸道疾病，患病率高，一年四季均可发生，冬春季节达到高峰。当患支气管炎时，一般先有上呼吸道感染症状，但以咳嗽为主要表现，开始干咳，以后有痰，大多体温不高，全身症状较轻。如病情较重时，可有发热，全身症状加重，甚至出现呕吐腹泻等消化道症状。病程一般 7~10 天。

3. 护理

尽管有少数患儿可能发展成为支气管肺炎，但大多数患儿病情较轻，以在家用药治疗和护理为主，家长应遵医嘱给患儿按时间用药并做好家庭护理：

（1）保暖。温度变化，尤其是寒冷的刺激可降低支气管黏膜局部的抵抗力，加重支气管炎病情，因此家长要随气温变化及时给患儿增减衣物，尤其是睡眠时要给患儿盖好被子，使体温保持在 36.5℃以上。

（2）多喂水。小儿支气管炎时有不同程度的发热，水分蒸发较大，应注意给患儿多喂水。可用糖水或糖盐水补充，也可用米汤、蛋汤补给。饮食以半流质为主，以增加体内水分，满足机体需要。

（3）营养充分。小儿患支气管炎时营养物质消耗较大，加之发热及细菌毒素影响胃肠功能，消化吸收不良，因而患儿体内营养缺乏是不容忽视的。对此，家长对患儿要采取少量多餐的方法，给予清淡、营养充分、均衡易消化吸收的半流质或流质饮食，如稀饭、煮透的面条、鸡蛋羹、新鲜蔬菜、水果汁等。

（4）翻身拍背。患儿咳嗽、咳痰时，表明支气管内分泌物增多，为促进分泌物顺利排出，可用雾化吸入剂帮助祛痰，每日 2~3 次，每次 5~20 分钟。如果是婴幼儿，除拍背外，还应帮助翻身，每 1~2 小时一次，使患儿保持半卧位，有利痰液排出。

（5）退热。小儿支气管炎时多为中低热，如果体温在 38.5℃以下，一般无需给予退热药，主要针对病因治疗，从根本上解决问题。如果体温高，较大儿童可给予物理降温，即用冷毛巾头部湿敷或用温水擦澡，但幼儿不宜采用此方法，必要时应用药物降温。

（6）保持家庭良好环境。患儿所处居室要温暖，通风和采光良好，并且空气中要有一定湿度，防止过分干燥。如果家中有吸烟者最好戒烟或去室外吸烟，防止烟害对患儿的不利影响。

（四）扁桃体炎

1. 病因

扁桃体因溶血性链球菌感染所引起的，小儿在疲劳、受凉后容易发病。

2. 症状

（1）发烧、喉咙痛、声音沙哑、咳嗽、有痰；

（2）食欲缺乏、甚至有反胃、恶心、呕吐；

（3）颈部两旁的淋巴结肿大。

3. 护理

（1）患急性扁桃体炎应彻底治疗，不能一退烧就中断治疗；

（2）冷敷颈部以消肿及减轻疼痛，喉咙痛时使用温开水或食盐水漱口；

（3）饭前饭后用淡盐水漱口；

（4）由于嗓子痛吞咽困难，饮食可吃流食或半流食，避免摄取热食或坚硬食物，给予冷、冰或液体易吞的食物，如牛奶或汤类；

（5）必要的话可进行扁桃体摘除手术。

食疗小贴士

萝卜杏仁饮

［材料］杏仁 5 克，生姜 2 片，白萝卜 50 克。

［做法］将杏仁洗净，生姜洗净切片，白萝卜洗净切块，同煮，代水饮。有辛温解表，宣肺止咳的功效。

二、消化系统疾病

（一）腹泻

1. 病因

腹泻是婴幼儿的常见病、多发病，夏秋季节发病数量高。目前婴幼儿腹泻的原因上可分为感染性和非感染性两大类。

（1）感染性腹泻：引起腹泻病的病原体有细菌，如致病大肠杆菌、痢疾杆菌、伤寒沙门氏菌等；病毒，如轮状病毒、埃柯病毒、柯萨奇病毒等；原虫，如溶组织阿米巴等。

（2）非感染性腹泻：饮食性腹泻，如食物量过多或过少，突然改变食物成分或食物成分不适宜等喂养不当因素所致；症状性腹泻，如全身性疾患可造成消化系统功能紊乱。

2. 症状及防治

腹泻也就是一般所说的拉稀。腹泻包括两个含义：一是大便次数较平时增加较多；二是大便性质改变，带有较多水分。

由致病菌和病毒引起的腹泻叫肠炎。细菌引起的有痢疾和致病性大肠杆菌肠炎，病毒引起的为病毒性肠炎，其病原主要为肠道病毒。还有一种近几年来发现的轮状病毒，因其形态似车轮，因此而得名。致病性大肠杆菌炎多发生在夏季，所以也称夏季腹泻。病毒性肠炎多见于秋季，故也称秋季腹泻。这类腹泻也称感染性肠炎或感染性腹泻。

由于饮食质量问题引起腹泻的如吃了不新鲜或变质的牛奶或其他食物，常常又吐又拉，称为急性胃肠炎。因为食物的量或质超过了婴幼儿胃肠道消化功能的承受能力，以致负担过重引起腹泻的叫消化不良，也即中医所说的“伤食泻”。

（1）细菌性腹泻

细菌性腹泻以夏秋季发病数量高。幼儿吃了不洁食物及饮料可导致发病。此外，长期使用大量抗生素导致菌群失调也可以引起细菌性腹泻。细菌性腹泻重在预防，要把住“病从口入”。冰箱内放置时间过长的食品及饮料不要给孩子食用，注意饭前便后洗手。避免长期使用广谱抗生素。

（2）病毒性腹泻

病毒性腹泻多在秋季发生，又称为“秋季腹泻”。可由消化道和呼吸道感染。起病较急，开始多有咳嗽、流涕、流眼泪等上呼吸道感染症状，幼儿常有发热，体温可达39℃~40℃。发病当天可排出水样便或蛋花样便，常有黏液，无腥臭味，使用抗生素是无效的。

（3）饮食不当导致的腹泻

多无季节性，由于婴幼儿的消化系统不成熟，消化能力低，喂养不当很容易腹泻。如食物的蛋白质缺乏，碳水化合物多，易引起肠道发酵而腹泻。进食过多、过少、不定时的喂养都可引起消化道的功能紊乱而发生腹泻。饮食因素导致的腹泻也不要使用抗生素，只要适当的调整食物的比例和量，停止吃那些不适宜的食物，大部分幼儿即可自愈。

（4）气候因素导致的腹泻

气候突然变化，腹部受凉使肠蠕动增强可致腹泻。这种腹泻有明显的气候因素。所以冬季要注意幼儿的保暖，夏季幼儿体内水分蒸发较多，要及时补充足够的水。

3. 护理

如果婴儿腹泻严重，伴呕吐发热、眼窝凹陷、口渴、口唇发干、尿少，就说明已经引起脱水了，应该去医院输液治疗。

（1）注意食量。为防止婴儿脱水，应在婴儿腹泻次数较多时，适量减少饮食，甚至禁食，使胃肠得到休息。同时，口服补液或自配糖盐水、盐米汤，盐少许，少量多饮，以防脱水发生。

（2）注意腹部保暖。患腹泻的婴儿要注意腹部保暖，以减少肠蠕动，可以用毛巾裹腹部或热水袋热敷腹部，同时让婴儿休息。

（3）每次大便后用温水洗屁股，排便后可用温水清洗臀部，防止臀红发生。

秋季腹泻小贴士

秋季小儿腹泻易伤脾胃，故在食疗上应以健脾养胃为主。其原则是采用减少肠蠕动而又易于吸收的饮食。尽量给予无渣或少渣、无粗 纤维、低脂肪的饮食。诸如：

（1）脱脂酸牛奶。

100 毫升去脂冷牛奶加 36%酵酸液 4 毫升，或 85%乳酸 10 滴。牛奶经乳酸杆菌发酵后变成酸奶。此种酸奶中乳糖已分解成半乳糖，适用于腹泻患儿。

（2）苹果泥

苹果切块，捣成果泥后食用。苹果含有果酸，能吸附毒素的水分，并含有鞣酸，具有收敛作用，适宜于小儿腹泻症。

（3）淮山药粥

粳米 50 克，淮山药细粉 20 克。同煮成粥，具有健脾的功效。对迁延性、慢性腹泻有效。

（4）胡萝卜山楂煎

鲜胡萝卜 2 个，炒山楂 15 克，红糖适量，水煎服。每天服数次，连服 2~3 天，对伤食腹泻有效。

（5）薏米鸡金粥

生薏米 30 克，鸡内金 1 个，粳米 25 克，同煮成粥。患儿食之，有利湿健胃消食的功效。

（二）腹痛

腹痛是幼儿常见的症状，引起幼儿腹痛的原因有许多，如胃炎、胃溃疡、肠痉挛、肠寄生虫病、肠炎、痢疾等，还有其他常见病也会引起腹痛。

1. 病因

从腹痛原因分析可分为腹内、腹外及外科性原因。腹内原因包括肠蛔虫症、肠痉挛、急性胃炎、急性肠炎、出血性小肠炎、痢疾、便秘、肠系淋巴结炎、原发性腹膜炎、溃疡病、胰炎等。腹外原因（或全身性疾病）包括大叶性肺炎、胸膜炎、心包炎、心肌炎、变态反应性疾病（荨麻疹、过敏性紫癜、哮喘）、上呼吸道感染、腹型癫痫等。外科原因包括急性阑尾炎、肠套叠、肠梗阻、胆道蛔虫症、回肠憩室穿孔、肾盂积水、肾结石、卵巢囊肿扭转、髂窝脓肿、嵌顿疝等。

2. 症状

腹痛有多种原因，诊断时要考虑各方面的因素，才不会贻误治疗。一般分为以下几种情况：

（1）急性、慢性腹痛：急性腹痛要首先考虑外科疾病，慢性腹痛多数是内科疾病。

（2）从发病的年龄看：1岁以内婴儿，以肠套叠、内科疾病为多见；幼儿以肠蛔虫症、内科疾病、嵌顿疝等较多；儿童以肠蛔虫症、急性阑尾炎、肠痉挛、肠系膜淋巴结炎及其他内科疾病较多见。

（3）按腹痛发作部位诊断：上腹正中部疼痛者多为消化性溃疡、急性胃炎、急性胰腺炎、胸膜炎、大叶性肺炎、胆道蛔虫症等；右上腹疼痛者可考虑肝炎、胆囊炎、胆石症、肠蛔虫症等；左上腹疼痛，一般为脾脏疾患等；肚脐周围疼痛多为肠蛔虫症、肠痉挛、急性肠炎、过敏性紫癜等；右下腹部的疼痛可分为急性阑尾炎、肠系膜淋巴结炎、肠结核等病症；左下腹部则多痢疾、粪块堵塞、乙状结肠扭转等，腰部疼痛者可考虑肾盂肾炎、输尿管结石等。

食疗小贴士

葱白粥

［材料］葱白5克、粳米50克。

［做法］将粳米洗净后与葱白一同放入锅中，加适量清水煎煮成粥即可。本方具有调中和胃的作用，主治小儿腹痛。

扁豆山药粥

［材料］扁豆干20克，山药干20克（鲜山药100克），粳米30克。

［做法］将扁豆、山药和粳米同煮，大火煮沸，文火煮稠，食时加少许红糖。适于脾胃虚弱型腹痛。

3. 防护

（1）遇到幼儿腹痛时，应该注意幼儿疼痛的部位和程度，看其能否忍受，可以在腹部暖一个暖水袋，另外帮助排便来缓解疼痛。

（2）如果腹痛剧烈难忍，且一阵阵加剧，或者伴随有发热，呕吐等症状，应该尽快送医院检查，以免延误救治。

（3）送医院前暂时不要给幼儿吃食物，因为进食会增加幼儿肠道蠕动，加重腹痛。

（4）消化不良引起的腹痛，应注意调整日常的饮食。每日饮食的量和次数要有规律，不要暴饮暴食，多吃青菜、水果。

（5）肠道蛔虫引起的腹痛应养成饭前便后洗手的好习惯。

（6）便秘引起的腹痛，应矫正偏食，多吃富含纤维素、果胶的蔬菜和水果，养成定时排便的习惯，腹痛就会随便秘的解除渐渐消失。

（7）对于其他类型发作时可局部热敷，也可酌情给予解痉、镇痛等对症治疗。

健康小常识

因腹痛来医院就诊，经检查确认为呼吸道感染，这是怎么回事呢?

感冒时常有腹痛的症状，而且腹痛症状比其他症状出现的要早，疼痛特点常以脐周阵阵隐痛，用手按上去，小肚子是软的，无明显压痛。这是因为幼儿常有寄生虫史，体温高时肠道温度也增高而导致腹痛。另外肠道淋巴结组织比较丰富，感冒时肠道淋巴系统直接受到病毒和细菌的侵害，而引起淋巴结肿大发炎，也可引起腹痛。

（三）便秘

婴幼儿大便如果又干又硬，排大便时费力，就叫便秘，以大便的坚硬度以及难易度而非大便的次数来判断是否便秘，有些宝宝正常大便是2~3天一次。

1. 病因

（1）食量过少、食物精细、食物热量高。

（2）蔬菜水果少、饮水少、对肠胃刺激不足。

（3）运动少，由不良的排便习惯引起。

（4）季节转换导致水分流失而未能及时补充水分，使肠道内水分减少。

（5）液体摄取不足，如水分摄取不够，未能按指示冲调奶粉。

（6）宝宝饮食情况改变，如由母乳转喝婴儿奶粉或从甲品牌改成乙品牌婴儿奶粉。

2. 防治

（1）养成排便习惯，对幼儿特别重要。如果便时太费力，或因大便干硬，致使肛门出现裂伤，排便时痛而不敢排便，这样结肠内粪块积聚，更不易排出，而且会出现腹痛不安，食欲下降，久之影响宝宝的健康。要坚持训练定时排便，同时注意体格锻炼，多活动，则便秘是可以避免的。

（2）腹部按摩。

（3）可多吃胡萝卜、白菜、菠菜、丝瓜、藕，或梨（含核）煮水，另外可多吃柿子、葡萄、杏子、鸭梨、苹果、香蕉、西红柿等含纤维素多的水果。

三、五官疾病

（一）龋齿

龋齿是儿童最常见的牙病，又称“虫牙”，是仅次于癌症、心血管的第三大非传染性疾病。龋齿是因牙齿经常受到口腔内酸的侵袭，使牙釉质受到腐蚀而变软变色，逐渐发展为实质缺损而形成龋洞。幼儿会因牙痛而影响食欲、咀嚼，进而影响消化、吸收和生长发育。有时还会引起骨髓炎、齿槽脓肿等并发症。

1. 病因

（1）孕妇和幼儿缺乏营养物质，缺乏维生素和矿物质。

（2）不注意口腔卫生。口腔中细菌的破坏作用：变形链球菌和乳酸杆菌在口腔的残留食物上繁殖产酸，酸使牙釉质脱钙，形成龋洞。

（3）牙面齿缝中的食物残渣：儿童睡前吃东西，或口含食物睡觉，滞留在牙面齿缝上的食物残渣，尤其是糖果、糕点等甜食残渣，是造成龋齿的重要因素之一。

（4）牙齿结构性缺陷：牙釉质发育不良；牙齿不齐，不易刷净。

2. 症状

（1）乳牙的牙釉质、牙本质较薄，龋洞易达到牙本质深层，遇冷、热、酸、甜等刺激，则有酸痛不适感。

（2）龋洞深入牙髓，可致牙髓炎，脓液积聚在髓腔内，压迫神经末梢，可引起剧烈牙痛。

3. 预防

（1）注意口腔卫生：养成早晚刷牙及饭后漱口的习惯；刷牙要用顺着牙缝直刷的方法，以便彻底清除牙缝里的食物残渣，不要横着刷。选用儿童保健牙刷，牙刷头小、刷毛较柔软，只有两排刷毛，便于直刷。

（2）多晒太阳，注意营养：母亲怀孕期间要注意钙、磷的摄入量。此外，还要供给儿童合理的膳食，让其多晒太阳，以保证牙齿的正常钙化，加强牙釉质的抗酸能力。

（3）氟化防龋：饮用氟化自来水。

（4）定期进行口腔健康检查，及时治疗。如龋齿洞尚未穿通牙髓，可补牙。若乳牙患了龋齿，可使牙周组织发炎，以致影响恒牙的正常发育；若乳牙因患龋齿过早丢失，还会影响到恒牙的正常排列。因此，乳牙患儿龋齿也应早治。

（二）中耳炎

中耳炎是幼儿常见疾病之一，发病频率仅次于感冒。据统计，3/4 的幼儿在 3 岁以前至少经历过一次耳内感染，其中近一半的孩子可能会感染 3 次以上。3 岁以下的幼儿耳部结构还没有发育完善，当孩子患呼吸道感染时，病菌非常容易通过咽鼓管进入到中耳，引起中耳炎。

1. 病因

75.8%的中耳炎是由感冒引起的。

（1）婴幼儿咽鼓管平坦、短粗，鼻咽部感染后病菌极易进入并产生炎症。

（2）幼儿擤鼻涕的方法不正确。

（3）游泳时，水通过鼻咽进入中耳；吸二手烟；呼吸道感染均易引发此病。

2. 症状

急性中耳炎开始表现为发热、哭闹不安、食欲减退，或伴有恶心、呕吐、腹泻等消化道症状；大的孩子可以诉耳痛，最后耳内可流出脓来。一般急性中耳炎出脓后，体温下降，各种症状减轻，但可造成鼓膜穿孔，影响幼儿听力。所以如发现幼儿出现不明原因的高烧不退和消化道症状，应想到患中耳炎的可能。若按压耳屏或牵拉耳廓时，幼儿疼痛哭闹，则患中耳炎的可能性极大，应及时到医院检查和治疗。

3. 预防

治疗急性非化脓性中耳炎要去除病因，排除积液，早诊断、早治疗可以减少后遗症。

（1）预防感冒，平时坚持体育锻炼，增强孩子的抵抗力。对患有呼吸道感染或其他呼吸道传染病的小儿要积极治疗。

（2）教会幼儿正确的擤鼻涕方法，擤鼻涕时不要用力过猛，以防病菌通过咽鼓管进入中耳。

（3）洗澡时，要用手堵住小儿的外耳道口，以防污水流入，若有污水流入耳，应让耳道口朝下，单足跳跃，使耳内积水流出。

（4）晚上在孩子的卧室内使用空气加湿器，或者增加卧室内的空气湿度，因为空气干燥会引起鼻腔干燥甚至发炎，造成咽鼓管肿大、堵塞。

（5）不随意给幼儿掏耳朵。

（6）防止异物入耳。

四、湿疹

婴儿湿疹，俗称奶癣，是一种常见的、由内外因素引起的过敏性皮肤病。

（一）病因

病因较复杂，与多种内外因素有关，有时很难明确具体的病因。消化道摄入食物性致敏原，如鱼、虾、牛肉、羊肉、鸡蛋等致敏因素，可使体内发生 I 型变态反应。此外，机械性摩擦，如唾液和溢乳经常刺激，也是本病的诱因。护理不当，如过多使用较强的碱性肥皂，或给予过高营养导致肠内异常消化等也可引起本病。某些外在因素，如阳光、紫外线、寒冷、湿热等物理因素，接触丝织品或人造纤维，外用药物以及皮肤细菌感染等均可引起湿疹或加重其病情。

（二）症状

病情轻重不一，皮疹多见于头面部，逐渐蔓延至颈部、肩部、躯干、四肢。开始呈红色小米粒大小的疙瘩，较密集，后出现黄色、半透明的黏稠渗出液，而后结痂。在双眉、头皮、耳垂周围黄痂较多。皮损为由丘疱疹为主的多形性损害，有渗出倾向，反复发作，急、慢性期重叠交替，伴剧烈瘙痒。患儿因剧痒而烦躁不安，用手抓患处，可引起出血，继发细菌感染，严重者可化脓发热。患处附近的淋巴结肿大。起病大多在出生后1~3个月，6个月后逐渐减轻，1岁半后大多数患儿自愈。一部分患儿延至幼儿或儿童期。

（三）护理

（1）患儿应该每天洗澡，保持皮肤清洁和湿润，但是水温不能过高，尽量少用化学洗浴用品。

（2）给患儿洗脸、洗澡时不要用肥皂刺激，如身体、四肢湿疹较重时，暂时不要盆浴，洗后要立即涂药。

（3）对于渗出型和干燥型湿疹，如果表面没有破溃，应该给患儿用一些不过敏的保湿霜，起到保湿作用。

（4）对于严重的湿疹，可以局部短期外用皮质类固醇霜剂涂抹，有明显的抗炎和止痒作用，注意避免长时间大剂量应用以免产生副作用。如果局部破溃感染，则需要局部涂抹抗生素软膏消炎治疗。

（5）给患儿换上清洁、柔软舒适的衣服，枕头要常换洗，衣服被褥均要用浅色的纯棉布制作，不要用化纤制品。

（6）不要使患儿着冷受热，要躲避冷风，夏季不要暴晒。

（7）乳母应忌食辛辣刺激性食物，如辣椒、葱、蒜、酒等。

（8）喂患儿的牛奶应多煮些时间，用以破坏牛奶中的致敏物质。患湿疹严重时要及时请皮肤科医生治疗，家长不要随便给患儿涂药，以免加重过敏，一般湿疹经治疗后容易好转，但也容易复发，不过不用着急。

（四）预防

（1）乳母尽量少吃刺激性食物，多吃含维生素丰富的食物。

（2）不要用碱性肥皂给小儿洗脸，可用中性硼酸肥皂。

（3）不要用化纤、羊毛织品给小儿做贴身的衣服、帽子等。

（4）打扫房间要先洒水，避免尘土飞扬。

（5）给幼儿勤剪指甲，以免抓伤皮肤引起感染。

食疗小贴士

荷叶粥

［材料］粳米30克，鲜荷叶1张，食糖少许。

［做法］粳米常法煮粥，待粥熟时，取鲜荷叶，洗净，覆盖粥上，再微煮少顷，揭去荷叶，粥成淡绿色，调匀即可，可加食糖少许。

五、发热

发热是指体温的异常升高，是幼儿一种常见的临床症状。在多数情况下，发热是身体和入侵病原作战的一种保护性反应，是人体正在发动免疫系统抵抗感染的一个过程。

（一）病因

引起发烧的疾病很多，有感染所导致的发烧，亦有其他因素导致的发烧。由于幼儿身体尚未发育成熟，各脏腑及各系统功能尚不健全，当患儿高烧时，出现各系统功能紊乱的表现，重者危及生命。

（二）症状

婴幼儿正常温度较成人略高，为36.1℃~37.5℃，一天中凌晨左右体温最低、傍晚6~7时最高，幼儿也常在傍晚出现明显发烧症状。

一般指肛温超过37.8℃、舌下温超过37.5℃、腋温超过37.4℃可认为发热。腋下温达37.4℃~38℃为低热、38.1℃~39℃为中热、39.1℃~40℃为高热，超过40℃为极热。但是，小儿的体温在某些因素的影响下，常常可以出现一些波动。

（三）护理

对于高烧患者，除积极治疗，及时对症处理外，还应精心护理，以促使幼儿早日恢复健康。

（1）保持适宜的环境。发烧时小儿最好卧床休息，居室内经常通风换气，但不要有对流风，室温宜保持在20℃~22℃，湿度宜保持在60%~65%。对于夏季热引起的发热，通过使用空调或电扇降低环境温度，就可以帮助小儿降下体温。

知识链接

有的家长给孩子“捂汗”，这是不合适的，因为这样孩子会感到不舒服，哭闹不安而消耗体力，热度也会升高。体温38℃~39℃时应注意喂水以保证液体量（包括水、奶、饮料）。高热38.5℃~39℃以上需用退热药；或用物理降温方法如温水洗浴擦身（以温湿的毛巾反复敷前额部或胸、腹部；或把毛巾浸泡凉水后拧干，放在前额。如用冰块外敷，则不应直接接触皮肤）。

（2）注意观察孩子是否发热。当怀疑小儿发热时，应该马上用体温计测量体温，20分钟后再测量1次，并将测量结果记录下来。

(3) 必要时使用药物降温。对于不宜使用酒精擦浴的新生儿、体弱儿，当体温超过了39℃时，可以在医生指导下服用一些安全的退热药，如百服宁、美林等，也可在小儿前额贴一些有助于退热的贴剂，如一贴凉。

(4) 采取物理降温。有些小儿虽在服用退热药后暂时体温下降，但药效一过马上升高。这时，可以采用物理降温的方法，如洗温水澡，水温要比体温低3℃左右，每次15分钟左右，每天2~3次。也可采用酒精擦浴，即用纱布或毛巾蘸上30%~35%的酒精擦拭小儿的颈部、腋窝、腹股沟及大腿的内侧等部位。但在擦浴时不要过多暴露身体，避免擦前胸、腹部以免小儿着凉。

(5) 多给小儿喝水。

(6) 进食清淡易消化食物。小儿发热时消化功能减弱，饮食宜清淡易消化，多吃半流质或流质食物，如牛奶、稀饭、蛋羹、面片、面条等，不宜吃油腻、高脂肪或奶油食品等。如果小儿食欲不佳，不要强迫进食，以免引起呕吐。要保持大、小便通畅，促进毒素排泄。

(7) 患儿在退热过程中，会大量出汗。因此，要做好皮肤护理，及时擦干汗液，更换湿衣被，温热毛巾擦身，使用爽身粉，保持皮肤清洁干燥。经常清洗手脚，清洁外阴及肛门。另外，还应定时测体温，密切观察幼儿的面色、哭声，以及皮肤有无皮疹、淋巴结是否肿大等。

护理小贴士

发烧了是否用冰枕？

以往发烧38℃以上，鼓励使用冰枕，但如今小儿科医学会建议，适度发烧可以提升免疫系统发挥功能，以冰枕退烧反而会增加热量之消耗（但若在幼儿园中，幼儿发烧，在等待家长之时可先用冰枕降低体温）。

第二节　幼儿营养障碍性疾病

一、营养不良

视野透视

在我国，严重的营养不良已不多见。但轻度的营养不良导致的低体重和生长发育迟缓在城市和在经济欠发达的农村仍然存在。在城市，儿童的低体重和生长发育迟缓与不良饮食行为：有关解决的办法是行为纠正。解决农村儿童低体重和生长发育迟缓的关键是关注贫穷地区儿童的食物供给，尤其是蛋白类食物，在经济欠发达的地区，大豆或大豆制品是解决儿童蛋白质营养状况最经济、最有效的办法。

营养不良是一种慢性营养缺乏病。营养不良是由于摄入食物不足、不恰当，或食物吸收不良、不能充分吸收利用，或疾病影响等以致不能维持正常代谢，使人体处于半饥饿或饥饿状态所引起的疾病。营养不良可使儿童体重下降，生长停滞，各组织器官功能紊乱，易合并感染，严重危害儿童健康。

（一）病因

（1）喂养不当。由于饮食安排不合理，如数量不足，品种单调或质量不高，从而不能满足儿童的生长发育需要。

（2）疾病影响。

（3）不良饮食习惯。饮食时间不规律，过多吃零食、偏食、挑食等。

（二）症状

最早出现体重不增，随后体重开始下降。

（三）防治

（1）调整饮食保证营养：根据儿童的年龄和饮食特点进行有针对性的调整，保证供给儿童足够的热量和蛋白质。

（2）培养良好的生活习惯：合理安排生活制度。加强户外活动，以增加食欲。按时定量进餐，并注意纠正偏食、挑食的不良饮食习惯。

（3）积极治疗原发疾病：及时治疗消化道疾病和各种慢性疾病，矫治先天性畸形。

（4）定期体格检查：根据儿童年龄按要求进行定期的体格检查，以便早期发现体重不增等产生营养不良的潜在危险因素。

（5）体弱儿管理：对患有营养不良的儿童要列入体弱儿管理对象。

二、肥胖

体重超过正常值的20%以上的营养过剩性疾病称为肥胖。儿童肥胖是机体能量的摄入超过消耗，多余的能量以脂肪的形式储存于组织，造成体内脂肪堆积过多，体重超常。同时，肥胖也是多种疾病（糖尿病、心血管疾病）的始发因素，其发病呈现低龄趋势。

（一）病因

（1）饮食因素：暴饮暴食，逼迫式劝饮、食，重肉轻蔬。进食频率快，常吃高脂快餐、软饮料、甜食、冷饮、巧克力等。

（2）少动：静坐为主，体育运动少，运动量少。

（3）家庭环境：家长营养知识的缺乏，不良的生活习惯。

（4）遗传因素：肥胖呈家族聚集性，肥胖父母所生子女肥胖发生率达70%~80%；双亲之一肥胖，其子女40%~50%肥胖；双亲均不肥胖，其子女只有10%~14%肥胖。

（5）物质代谢、内分泌疾患导致肥胖。

（6）神经精神因素、药物性因素导致肥胖。

（二）超重与肥胖诊断

（1）主要有遗传和神经内分泌疾病的继发性肥胖。

（2）计算标准体重的一般公式：标准体重（kg）= 身高（cm）-105。

（3）儿童肥胖诊断方法：测量儿童身高、体重，根据世界卫生组织的身高标准体重值按性别进行儿童肥胖的诊断和分度。儿童肥胖度的计算方法：肥胖度（100%）= 实测体重（kg）—标准体重（kg）/标准体重（kg）×100%。

（4）儿童肥胖诊断标准：

超重：肥胖度10%~19%；

轻度肥胖：肥胖度20%~29%；

中度肥胖：肥胖度30%~49%；

重度肥胖：肥胖度50%及以上。

例如，身高92.0cm的女孩体重如果为14.5kg，介于13.4kg和14.7kg之间，体重为正常，具体可参见儿童肥胖诊断标准表（表3-1）。

（三）预防

（1）控制儿童体重，儿童期不使用“减肥”或“减重”的观念，只使用“控制增重”作为指导思想。体重控制目标：有近期目标和远期目标，近期目标为促进生长发育（特别是线性发育），增重速率在正常生理范围内。

（2）注意科学喂养、谷物辅食不宜过早，少饮食油脂类食物。

（3）每天应保证适当的运动；运动疗法，增加能量消耗，提高有氧能力，增强体质健康。

（4）定期测体重。

表 3-1　　儿童肥胖诊断标准表

女孩						男孩					
身高/cm	P50/kg	110%	120%	130%	150%	身高/cm	P50/kg	110%	120%	130%	150%
90. 0	12. 9	14. 2	15. 5	16. 8	19. 4	90. 0	13. 3	14. 6	16. 0	17. 3	20. 0
91. 0	13. 2	14. 5	15. 8	17. 2	19. 8	91. 0	13. 5	14. 9	16. 2	17. 6	20. 3
92. 0	13. 4	14. 7	16. 1	17. 4	20. 1	92. 0	13. 7	15. 1	16. 4	17. 8	20. 6
93. 0	13. 6	15. 0	16. 3	17. 7	20. 4	93. 0	14. 0	15. 4	16. 8	18. 2	21. 0
94. 0	13. 9	15. 3	16. 7	18. 1	20. 9	94. 0	14. 2	15. 6	17. 0	18. 5	21. 3
95. 0	14. 1	15. 5	16. 9	18. 3	21. 2	95. 0	14. 5	16. 0	17. 4	18. 9	21. 8
96. 0	14. 3	15. 7	17. 2	18. 6	21. 5	96. 0	14. 7	16. 2	17. 6	19. 1	22. 1
97. 0	14. 6	16. 1	17. 5	19. 0	21. 9	97. 0	15. 0	16. 5	18. 0	19. 5	22. 5
98. 0	14. 9	16. 4	17. 9	19. 4	22. 4	98. 0	15. 2	16. 7	18. 2	19. 8	22. 8
99. 0	15. 1	16. 6	18. 1	19. 6	22. 7	99. 0	15. 5	17. 1	18. 6	20. 2	23. 3
100. 0	15. 4	16. 9	18. 5	20. 0	23. 1	100. 0	15. 7	17. 3	18. 8	20. 4	23. 6
101. 0	15. 6	17. 2	18. 7	20. 3	23. 4	101. 0	16. 0	17. 6	19. 2	20. 8	24. 0
102. 0	15. 9	17. 5	19. 1	20. 7	23. 9	102. 0	16. 3	17. 9	19. 6	21. 2	24. 5
103. 0	16. 2	17. 8	19. 4	21. 1	24. 3	103. 0	16. 6	18. 3	19. 9	21. 6	24. 9
104. 0	16. 5	18. 2	19. 8	21. 5	24. 8	104. 0	16. 9	18. 6	20. 3	22. 0	25. 4
105. 0	16. 7	18. 4	20. 0	21. 7	25. 1	105. 0	17. 1	18. 8	20. 5	22. 2	25. 7
106. 0	17. 0	18. 7	20. 4	22. 1	25. 5	106. 0	17. 4	19. 1	20. 9	22. 6	26. 1
107. 0	17. 3	19. 0	20. 8	22. 5	26. 0	107. 0	17. 7	19. 5	21. 2	23. 0	26. 6
108. 0	17. 6	19. 4	21. 1	22. 9	26. 4	108. 0	18. 0	19. 8	21. 6	23. 4	27. 0
109. 0	17. 9	19. 7	21. 5	23. 3	26. 9	109. 0	18. 3	20. 1	22. 0	23. 8	27. 5
110. 0	18. 2	20. 0	21. 8	23. 7	27. 3	110. 0	18. 7	20. 6	22. 4	24. 3	28. 1
111. 0	18. 6	20. 5	22. 3	24. 2	27. 9	111. 0	19. 0	20. 9	22. 8	24. 7	28. 5
112. 0	18. 9	20. 8	22. 7	24. 6	28. 4	112. 0	19. 3	21. 2	23. 2	25. 1	29. 0
113. 0	19. 2	21. 1	23. 0	25. 0	28. 8	113. 0	19. 6	21. 6	23. 5	25. 5	29. 4
114. 0	19. 5	21. 5	23. 4	25. 4	29. 3	114. 0	20. 0	22. 0	24. 0	26. 0	30. 0
115. 0	19. 9	21. 9	23. 9	25. 9	29. 9	115. 0	20. 3	22. 3	24. 4	26. 4	30. 5
116. 0	20. 3	22. 3	24. 4	26. 4	30. 5	116. 0	20. 7	22. 8	24. 8	26. 9	31. 1
117. 0	20. 6	22. 7	24. 7	26. 8	30. 9	117. 0	21. 1	23. 2	25. 3	27. 4	31. 7
118. 0	21. 0	23. 1	25. 2	27. 3	31. 5	118. 0	21. 4	23. 5	25. 7	27. 8	32. 1
119. 0	21. 4	23. 5	25. 7	27. 8	32. 1	119. 0	21. 8	24. 0	26. 2	28. 3	32. 7

续表

女孩						男孩					
身高/cm	P50/kg	110%	120%	130%	150%	身高/cm	P50/kg	110%	120%	130%	150%
120.0	21.8	24.0	26.2	28.3	32.7	120.0	22.2	24.4	26.6	28.9	33.3
121.0	22.2	24.4	26.6	28.9	33.3	121.0	22.6	24.9	27.1	29.4	33.9
122.0	22.7	25.0	27.2	29.5	34.1	122.0	23.0	25.3	27.6	29.9	34.5
123.0	23.1	25.4	27.7	30.0	34.7	123.0	23.4	25.7	28.1	30.4	35.1
124.0	23.6	26.0	28.3	30.7	35.4	124.0	23.9	26.3	28.7	31.1	35.9
125.0	24.1	26.5	28.9	31.3	36.2	125.0	24.3	26.7	29.2	31.6	36.5
126.0	24.6	27.1	29.5	32.0	36.9	126.0	24.8	27.3	29.8	32.2	37.2
127.0	25.1	27.6	30.1	32.6	37.7	127.0	25.2	27.7	30.2	32.8	37.8
128.0	25.7	28.3	30.8	33.4	38.6	128.0	25.7	28.3	30.8	33.4	38.6
129.0	26.2	28.8	31.4	34.1	39.3	129.0	26.2	28.8	31.4	34.1	39.3
130.0	26.8	29.5	32.2	34.8	40.2	130.0	26.8	29.5	32.2	34.8	40.2

三、缺铁性贫血

缺铁性贫血是一种全球范围内的常见病，尤其在发展中国家，约有 2/3 的儿童缺铁，其中 1/3 为缺铁性贫血。铁缺乏症是最常见的营养素缺乏症，可影响儿童生长发育、运动和免疫等各种功能。婴幼儿严重缺铁影响认知、学习能力和行为发育，甚至不可逆转。儿童缺铁性贫血的高危人群主要是 6 ~24 个月的婴幼儿和青春期儿童。

（一）病因

儿童铁缺乏的主要原因是完全缺乏动物性食物的膳食，这在经济欠发达的地区较为普遍。这是因为植物食物中的铁是难以吸收的 3 价铁，加上植物性食物中存在植酸、磷酸等影响铁吸收的因素。缺铁影响儿童的生长发育、活动能力，免疫功能以及智力发育，一般测定方法发现的铁缺乏是缺铁性贫血。

（1）先天性贮铁不足：早产、双胎或多胎、胎儿失血和孕母严重缺铁均可导致胎儿先天储铁减少。

（2）饮食不当，铁摄入量不足：幼儿挑食、偏食，这是导致缺铁性贫血的最主要原因。

（3）肠道铁吸收障碍：不合理的饮食搭配和胃肠疾病影响铁的吸收。

（4）生长发育过快，铁的需求量增加：婴儿和青春期儿童生长发育快，对铁的需求量大，未及时添加富铁食物，易于发生。

（5）铁丢失过多：体内任何部位的长期慢性失血均可导致缺铁，长期腹泻、钩虫病也可导致缺铁。

（二）治疗

（1）一般治疗：加强护理，避免感染，合理喂养，给予富含铁的食物，注意休息。

（2）病因治疗：尽可能查找导致缺铁的原因和基础疾病，并采取相应措施去除病因。如纠正厌食和偏食等不良饮食行为习惯、治疗慢性失血疾病等。

（3）铁剂治疗：尽量给予铁剂口服治疗。按元素铁计算补铁剂量，可同时口服维生素 C 促进铁吸收，必要时可同时补充其他维生素和微量元素，如叶酸和维生素 B_{12}。

（三）预防

（1）提倡用母乳喂养婴儿，并及时添加含铁丰富的辅助食品，如蛋黄、肉末、肝泥（以羊奶喂养的乳儿，应注意添加含叶酸的辅食）。

（2）注意维生素 C 的补充（维生素 C 可提高机体对食物中铁质的吸收）。

（3）及时治疗胃肠道慢性出血等各种疾病。

（4）注意食物的均衡和营养，纠正幼儿挑食、偏食的习惯：合理安排膳食，每日摄入适量鱼、瘦肉、肝、猪血等富含铁和优质蛋白质的食物；鼓励进食含铁丰富的杂粮、富含维生素 C 的蔬菜和水果，促进肠道铁的吸收；尽量采用铁强化配方乳，不建议单纯牛乳喂养。

四、维生素 D 缺乏性佝偻病

维生素 D 缺乏性佝偻病，简称佝偻病，是婴幼儿较常见的营养缺乏症，为缺乏维生素 D 引起体内钙磷代谢异常，导致生长期的骨组织钙化不全，产生以骨骼病变为特征的与生活方式密切相关的全身性慢性营养性疾病，是我国儿科重点防治的四病之一。维生素 D 缺乏性佝偻病是维生素 D 缺乏的最严重阶段，发病高峰在婴儿 3 ~18 月龄。

（一）病因

（1）母亲妊娠期维生素 D 缺乏所生的胎儿。

（2）缺乏阳光照射，以及未预防性补充维生素 D：皮肤颜色深、衣物遮盖、空气污染、高楼遮挡、居住在北方高纬度地区、冬季阳光强度弱等，均制约了由阳光照射皮肤产生足量维生素 D 而造成维生素 D 缺乏。

（3）生长过快：早产、低出生体重，双胎、多胎等，致使胎儿期维生素 D 储存不足，造成婴儿出生早期维生素 D 缺乏或不足。

（4）疾病影响：患腹泻、慢性肝脏、肾脏疾病以及服用利福平、异烟肼、抗癫痫药物，也可造成维生素 D 缺乏。

（5）钙的吸收利用障碍：母乳维生素 D 含量低，纯母乳喂养而未预防性补充维生素 D 的婴儿容易出现维生素 D 缺乏。用牛奶喂养乳儿、过多进食谷物也会导致出现维生素 D 缺乏。

（二）症状

维生素 D 不足、轻度维生素 D 缺乏以及佝偻病早期无特异性临床表现。

（1）初期主要表现为神经精神症状，如喜哭闹、烦躁、晚上睡眠不安，易惊醒，常有夜啼、出汗多等现象，尤其在刚入睡时，常常汗湿枕头。多数小孩经常摇头、擦枕，造成枕部一圈头发脱落，医学上称之为“枕秃”。

（2）佝偻病患儿发育缓慢、抵抗力低，易患肺炎、上呼吸道感染等疾病，且会形成 O 型腿（膝盖内翻）或 X 型腿（膝盖外翻），易患龋齿。

（3）少数患儿可能表现为易激怒、烦躁、哭闹等非特异性神经精神症状，或表现为骨折风险增加和肌肉疼痛等。

（4）当维生素 D 缺乏而甲状旁腺反应迟钝，致使血游离钙处于低水平，可引起神经肌肉兴奋性增高，发生惊厥或肌肉痉挛，称为佝偻病性手足搐搦症。

（三）治疗

（1）应在小儿有早期症状时进行治疗。佝偻病治疗是较为复杂的，医生必须根据小儿病情的轻重、病程长短采取不同的治疗方法，给予不同剂量的维生素 D 和钙剂。

（2）儿童轻度维生素 D 缺乏及不足时，可给予双倍预防剂量的维生素 D 补充剂，即 800U/d（20μg/d），持续治疗 3～4 个月，然后恢复 400U/d（10μg/d）的常规补充剂量。

（3）患慢性肝脏、肾脏疾病以及长期使用影响维生素 D 代谢药物时，需加大维生素 D 补充剂量，但必须监测血清 25-（OH）D 水平及血钙水平。

（4）乳类是婴儿钙营养的优质来源，一般维生素 D 缺乏无需补钙。当膳食钙摄入能满足需要时，则不必同时补充钙剂。而当膳食钙摄入明显不足或同时存在其他钙缺乏高危因素时，需考虑同时补充钙剂。

（四）预防

（1）预防先天性佝偻病：孕期母亲常晒太阳，饮食含钙丰富。

（2）提倡母乳喂养，哺乳期间妈妈要补充适量的钙剂、鱼肝油，多晒太阳，每天喝牛奶。

（3）6 个月后断母乳的婴儿以及人工喂养、食欲较低下、生长过快的孩子或有急性慢性疾病者可适当补充钙剂。

补钙小常识

选择钙片要综合考虑，包括钙的成分、含量、吸收率、剂型、口味等。常见的钙有葡萄糖酸钙、乳酸钙、磷酸钙、碳酸钙、螯合钙等，含量无需太多，要根据孩子的需要量来选择，一般来说钙元素含量在 100 毫克左右最合适。

（4）及时添加辅食。

（5）按照医生嘱咐服用维生素 D 及钙片。每天保证两小时的户外活动时间，多晒太阳。

（6）日常中注意饮食，给婴幼儿及时补充营养，就可以减少和预防儿童营养性疾病。

特别提示

给孩子补充钙剂，最好是在吃奶后 30 分钟左右。不要在孩子吃完植物性的食物后补钙，这样会降低钙的吸收率。此外，钙、锌的补充都要根据孩子的具体需要定量，而且不要同时补充，最好相隔 4 个小时以上分开补充，否则两种元素会互相拮抗，影响吸收。

五、钙缺乏

钙是人体内含量最丰富的矿物元素，足量钙摄入对维持儿童、青少年正常的骨矿物含量、骨密度，达到高骨量峰值，减少骨折和老年期骨质疏松风险至关重要。此外，钙离子还参与人体内多种生理功能，如血液凝固，维持心脏、肌肉、神经正常兴奋性，信号传导以及膜的通透性等。研究表明，人体钙缺乏会增加各种慢性代谢性疾病的风险，如骨质疏松症、高血压、肿瘤、糖尿病等。

（一）病因

钙缺乏诊断可依据高危因素、临床表现、实验室检查以及骨矿物质检测结果等综合判断。

（1）长期膳食钙摄入不足，以及维生素 D 不足或缺乏致使肠道钙吸收不良，是导致钙缺乏的主要原因。

（2）2岁以下婴幼儿、青春期少年，因生长快速，骨量迅速增加，对钙的需要量相对较高，是钙缺乏的高危人群。

（3）母亲妊娠期钙和（或）维生素D摄入不足、早产或低出生体重、双胎或多胎等，致使胎儿期钙储存不足，造成婴儿出生早期钙缺乏。

（4）儿童、青少年膳食中缺乏奶类等高钙食物，是导致儿童钙缺乏的重要因素。患腹泻、胃肠道疾病时，肠道钙吸收利用不良，也容易引起钙缺乏。

（5）维生素D不足或缺乏，以及患肝脏、肾脏疾病而影响维生素D活性，也是造成钙缺乏的重要因素。

（二）症状

（1）常无明显的临床症状与体征。少数患儿可出现生长痛、关节痛、心悸、失眠等非特异症状。严重钙缺乏导致骨矿化障碍，出现佝偻病临床表现。

（2）新生儿期可因暂时性甲状旁腺功能不足和钙缺乏而导致低钙血症，致使神经肌肉兴奋性增高，出现手足搐搦、喉痉挛，甚至全身性惊厥。

（三）治疗

（1）调整膳食，增加膳食钙的摄入。积极查找导致钙缺乏的高危因素及基础疾病，并采取有效干预措施。

（2）钙补充剂量以补充食物摄入不足部分为宜。只有在无法从食物中摄入足量钙时，才适量使用钙补充剂。

（3）儿童钙缺乏并伴有维生素D缺乏高危因素时，应同时补充维生素D。此外，儿童钙缺乏还常与其他微量营养素，如镁、磷、维生素A、维生素C、维生素K缺乏等并存，在补充钙的同时应注意补充其他相关微量营养素。

（四）预防

（1）鼓励母乳喂养，如果是母亲不能哺乳或母乳不足，充分的配方粉喂养仍可提供充足的钙营养。

（2）早产、低出生体重，双胎、多胎婴儿需额外补充钙，可采用母乳强化剂、特殊早产儿配方奶，或额外增加维生素D与钙补充剂。

（3）当维生素D水平保持适宜时，青春期前儿童每日摄入500mL牛奶或相当量的奶制品大致可满足钙的需要。青春期少年则需要每日摄入750mL牛奶，才能满足其快速生长对钙的需要。大豆制品、绿色蔬菜以及钙强化的食品可作为钙的补充来源。

第三节　生长发育偏离

一、儿童体格发育偏离

（一）早产儿

早产儿指出生时胎龄小于37周的新生儿。胎龄小于32周或出生体重小于1500g的早产儿临床问题较多，病死率较高，是早产儿管理的重点。

1. 护理

（1）保持适宜的环境温度。早产儿室内温度应保持在24℃～26℃，相对湿度在55%～65%，早产儿的中性温度一般为32℃～36℃，体重越轻者，周围环境应越接近早产儿体温。

（2）减少噪音和光线的刺激。

2. 合理喂养

由于出生时营养物质储存少、胃肠道功能和肾脏不成熟，与足月儿相比，早产儿有特殊的营养需求。特别是出生时胎龄较小或体重较轻的早产儿，否则会影响体格生长和智力的发育。早产儿营养的主要目标应该是支持接近于宫内生长率的最佳饮食，而不给生长发育中的新陈代谢和排泄系统增加压力。为了补偿出生时已经存在或出生后早期发生的营养缺失，并支持其出院后的追赶生长，早产儿常需要加强营养支持，包括住院期间和出院后。

（1）住院期间医务人员都会提供适合早产儿的院内配方进行喂养。

（2）母乳仍然是早产儿首选的理想食物。为满足早产儿的某些特殊的营养需求，目前国际上推荐母乳加母乳强化剂喂养。

（3）出院后人工喂养的早产儿，使用早产儿出院后专用配方奶粉喂养。

（4）专为早产儿设计的配方奶粉：营养水平介于早产儿院内配方和足月儿配方之间的专业过渡配方。其能量密度、蛋白质、维生素和矿物质水平都更加合理，具有安全的肾溶质负荷和较低的渗透压，可以提高早产儿的喂养耐受性，帮助纠正早产儿出院后的营养不足。

3. 其他

（1）高危早产儿，在出生后4～6周或矫正胎龄32～34周时进行眼科早产儿视网膜病（ROP）的筛查。

（2）早产儿易发生胆红素脑病，针对黄疸严重程度，要根据不同的胎龄、出生体重和日龄，确定治疗黄疸的方法，如换血、光疗或者药物治疗。

(3) 早产儿体内铁储存明显不足，根据贫血程度给予输血或者补充铁剂。

(4) 要定期进行体格检查和儿童心理发育测试，检测生长发育状况。

(二) 小于胎龄儿

小于胎龄儿（SGA）是指出生体重在同胎龄儿平均体重的10%以下，或低于平均体重2个标准差的新生儿，有早产、足月、过期产小于胎龄儿之分。

1. 分类

根据重量指数［出生体重（g）×100/出生身长3（cm^3）］和身长头围之比可分为匀称型和非匀称型。

(1) 匀称型：此型常由染色体异常、遗传代谢性疾病、先天性感染所致。患儿出生时头围、身长、体重比例减少，体型匀称。

(2) 非匀称型：此型常由孕母血管性疾病所致，出生时患儿身长、头围正常，但皮下脂肪消失，呈营养不良外貌。

2. 护理

(1) 应该维持适当的环境温度。

(2) 足月小于胎龄儿生后应尽早开奶，注意监测并及时发现低血糖。

(3) 足月小儿锌值较正常新生儿低。缺锌导致痴呆、营养及发育不良。预防量从出生至6个月为每天给予锌元素3mg。

(4) 大部分小于胎龄儿出生后体重，身长增长呈追赶趋势，生后第2年末达到正常水平。

(三) 体格发育迟缓

指体格在生长发育过程中出现速度放慢或是顺序异常等现象。发病率为6%～8%。在正常的内外环境下儿童能够正常发育，一切不利于儿童生长发育的因素均可不同程度地影响其发育，从而造成儿童的生长发育迟缓。

1. 分类

(1) 体重低下（underweight）：其体重低于同年龄、同性别参照人群值的中位数-2SD（<P3），在中位数-2SD～中位数-3SD为中度；中位数-3SD以下为重度。

(2) 消瘦（wasting）：其体重低于同性别、同身高参照人群值的中位数-2SD（<P3），如在中位数-2SD～中位数-3SD为中度；在中位数-3SD以下为重度。

(3) 生长迟缓（stunting）：其身长低于同年龄、同性别参照人群值中位数-2SD（<P3），如在中位数-2SD～中位数-3SD为中度；在中位数-3SD以下为重度。

2. 防治

首先通过病史、体格和化验检查，根据详细的资料和化验结果，判断引起儿童矮小的原因，最后确定治疗原则。原因不同，处理方法也不同。

（1）营养不足：合理营养、全面均衡饮食，培养良好饮食习惯，促进食欲等。

（2）全身疾病引起的矮小：应积极治疗原发疾病。

（3）家族性矮小和体质性生长发育迟缓：通过各种调养，充分发挥生长潜力，可酌情使用生长激素。

（4）精神因素：改善生活环境，使儿童得到精神上的安慰和生活上的照顾。

（5）先天性遗传、代谢性疾病：根据情况进行特殊治疗。

（6）对甲低、垂体性侏儒、先天性卵巢发育不全、小于胎龄儿，特发性矮小儿应对症治疗。

（四）先天性心脏病

先天性心血管病是先天性畸形中最常见的一类。轻者无症状，查体时发现，重者可有活动后呼吸困难、紫绀、晕厥等，年长儿可有生长发育迟缓。根据血流动力学结合病理生理变化，可分为三类：无分流类、左至右分流类、右至左分流类。

1. 治疗

先天性心脏病治疗方法有两种：手术治疗与介入治疗。

一般简单先天性心脏，建议 1~5 岁治疗，对于合并肺动脉高压、先天畸形严重且影响生长发育的患儿，需分期手术越早越好，不受年龄限制。

2. 保健管理

（1）尽量让孩子保持安静，避免过分哭闹，保证充足的睡眠。大些的孩子生活要有规律，动静结合。

（2）心功能不全的孩子往往出汗较多，需保持皮肤清洁，勤洗澡，勤换衣裤。多喂水，以保证足够的水分。

（3）保持大便通畅，若大便干燥、排便困难时，过分用力会增加腹压，加重心脏的负担，甚至会产生严重后果。

（4）居室内保持空气流通，患儿尽量避免到人多拥挤的公共场所逗留，以减少呼吸道感染的机会。应随天气冷暖及时增减衣服，注意预防感冒。

（五）隐睾

隐睾为先天性阴囊内没有睾丸，它包括睾丸下降不全、睾丸异位和睾丸缺如。临床上常将睾丸下降不全称为隐睾。睾丸异位是睾丸离开正常下降途径、到达会阴部、股部、耻骨上，甚至对侧阴囊内。

1. 诊疗

（1）凡是男性新生儿都必须检查有无隐睾，小儿屈腿坐位检查最为准确。

（2）在 1 岁以内睾丸有可能自行下降进入阴囊，可采用内分泌治疗。若两岁仍未下降，则要采取手术治疗。

（3）手术治疗后应随访，每年一次，直至青春期。

“生理性隐睾症”在天冷、兴奋、运动时，睾丸会回缩到阴囊的上部或腹股沟内。在泡温水浴时，肌肉松弛，睾丸又会下降到阴囊中。这是一种常见现象，不需要治疗。

(六) 先天性甲状腺功能低下

此病可导致身材矮小，智力低下，发现早晚对儿童发育影响很大。如果在2个月内发现，及时治疗，智力基本正常。大于10个月发现、治疗的，智商只能达到正常的80%，2岁以后发现的，智力落后不可逆。

1. 临床表现

(1) 过期产，孕期胎动少；

(2) 出生时体重较重，前后囟门大；

(3) 胎粪排除延迟，便秘；

(4) 多睡少动；

(5) 黄疸消退延迟；

(6) 吃得少，喂养困难；

(7) 四肢凉、体温低；

(8) 有脐疝；

(9) 呼吸困难（主要是舌头大而厚，呼吸道有黏液水肿，气道不通畅）；

(10) 特殊面容：鼻梁低平、眼距宽、舌头大，颜面黏液性水肿。

2. 治疗原则

一早：一旦诊断，立即治疗；二长：终身替代治疗；三小：从小剂量开始；四差异：注意个体差异；五调整：随着年龄增长，定期调整药物剂量。

(七) 先天性巨结肠

又称肠管无神经节细胞症。由于结肠缺乏神经节细胞导致肠管持续痉挛，粪便淤滞于近端结肠，近端结肠肥厚、扩张，是小儿常见的先天性肠道疾病之一。

1. 临床表现

(1) 胎便排出延迟。多于生后48小时内无或少量胎便排出，可于2~3日内出现低位部分甚至完全性肠梗阻症状，呕吐腹胀不排便。

(2) 营养不良发育迟缓。

(3) 巨结肠伴发小肠结肠炎。

2. 诊断

出生后24~48小时无胎粪或经指掏、灌肠后才能排出胎粪，并伴有腹胀和呕吐者，均应疑为先天性巨结肠。一般根据临床症状，结合以下检查即可确诊。

(1) 腹部触诊：可摸到方框形扩张的结肠肠形。

(2) 直肠指诊：指诊直肠壶腹有空虚感，无大量胎粪滞积，并且手指拔出后，随即就有大量的胎粪及许多臭气排出，同时腹胀即有好转。

（3）X 线检查：腹部平片可见结肠充气扩张但直肠壶腹无气体。

（4）钡剂灌肠。

3. 治疗

（1）患儿一般情况尚好，可先采用保守疗法。

（2）一般情况差，症状严重，合并小肠结肠炎或严重先天性畸形，宜暂行肠造瘘。待一般情况改善，约 6~12 个月后再行根治手术。

（3）非手术疗法：适用于新生儿、儿童局限性和短段巨结肠。灌肠疗法促进排粪和排气，减轻患儿腹胀和呕吐；扩张直肠和肛管：每天一次，每次 30 分钟。扩肛器从小号到大号。

二、儿童神经心理发育偏离

（一）儿童神经心理发育的概念

神经心理发育包括感知、运动、语言、情感、思维、判断和意志性格等方面，其发展取决于神经系统特别是大脑的成熟程度；故小儿神经心理发育随年龄增大而渐趋成熟。

在发展过程中易受体内、外各种因素影响；如受到体内、外各种不良因素影响，可使其偏离正常而出现心理行为障碍，表现为情绪障碍（焦虑）、品行障碍（说谎）、睡眠障碍、饮食障碍、排泄障碍、抽动障碍等。

由此可见，儿童神经心理偏离所包括的范围很广，常见的有注意缺陷—多动障碍、抽动症、智力低下、吮拇指、咬指甲癖、睡眠障碍等。这些偏离如程度较严重，持续的时间较长，而不加以纠正，会阻碍他们心理的正常发育，而且还能造成成年后的心理障碍和社会适应不良。

（二）儿童抽动症

1. 概述

抽动是指身体某部位一种固定或游走性的单处或多处肌肉群的急速收缩动作，具有突发性、瞬间、无先兆、不随意和无节律的特点。

如抽动反复发作称抽动症，也称习惯性不自主动作，由多种病因造成，临床上表现为众多类型的抽动，多见于学龄前期或学龄期儿童，男性略多见。近年来，其发病率呈增加趋势。

2. 临床表现

（1）运动性抽动

①单纯运动性抽动：抽动动作特点是突然、短暂和局限于某一部位的抽动，如眨眼、晃头、点头、咧嘴、耸肩等。也可表现为一种缓慢持续的强直动作，如斜颈、腹部

紧束。

②复杂运动性抽动：抽动动作复杂，需多组肌群协调，似乎带有某种目的性，如闻气味、触摸或轻拍等。

（2）发声性抽动：发声抽动即表现异常发音。分为：

①单纯发声性抽动：如类似清嗓子、干咳声、嘘声、吱声、嘎声、吭声、咕声、嗤鼻声等。

②复杂发声性抽动：发出完整或省略的词语，具有语言的意义，如模仿言语、重复言语和秽语。

（3）感觉性抽动

为缓解躯体某些不适感受（如某部位受压、瘙痒或躁热）而产生的一些随意动作，如躯体突然用力伸直、突然扭动、形似张力障碍的强直发作或感受到咽喉部刺激，而产生一种突然的声响。

（4）抽动—秽语综合征

常同时有运动性抽动和发声性抽动。除上述表现外，还可出现精神行为紊乱、学习困扰、强迫观念和行为等。

上述抽动症状，在情绪紧张时加剧，精神集中时减少，睡眠时消失。症状有波动性，可自动缓解或缓解后复发。

3. 病因

（1）遗传因素：家庭成员中患病较一般人群中多见；双生儿同病率也较高，单卵双生儿同病率为75%~95%，双卵双生儿同病率也有8%~23%。

（2）精神因素：患儿开始多有焦虑、紧张等精神因素，久之可成为习惯，而习惯成自然。有时起因于一些器质性疾病如眼结膜炎。

（3）器质性因素：较多患儿在围产期有轻微脑损害，平时常过度兴奋多动，故疑有脑部器质性损害。

（4）药源性因素：不恰当地长期或大剂量应用抗精神病药或中枢兴奋剂可能产生抽动症或抽动秽语综合征。

（5）神经生化因素：抽动—秽语综合征主要病理部位可能是在纹状体多巴胺能系统的靶细胞受体，由于多巴胺活动过度或是突触后多巴胺受体超敏所致。

4. 治疗

（1）心理治疗

①教育患儿不要过于担忧和紧张，要建立信心，积极配合治疗。

②家长对患儿更要关心和安慰，合理安排生活、学习和活动；对患儿的抽动动作不要加以理睬、提醒和指责，更不能讥笑或打骂。这样可以使患儿精神得到放松，心情就会舒畅，抽动。

③可能减轻或自然停止。

④消除躯体诱因。

⑤要对扁桃体炎、上呼吸道感染、结膜炎、鼻炎等可能的诱因进行治疗。

（2）药物

①神经安定类药物：氟哌啶醇、硫必利（泰必利）、匹莫齐特（哌迷清）、氟奋乃静、三氟拉嗪、五氟利多。

②可乐定。

③氯硝西泮。

（三）注意缺陷—多动障碍

1. 概述

注意缺陷—多动障碍（ADHD）又称多动症，以动作过多，注意力不集中为突出的症状，常有不同程度的学习困难，但患儿的智能正常或接近正常；有时出现动作不协调、性格或其他行为的异常。国外报道，在学龄儿童中的患病率为4%~20%（一般为5%~10%），我国的调查结果为1.3%~13.4%，比较公认的患病率为3%，男孩比女孩多，约为4：1~9：1。

2. 临床表现

（1）动作过多

小儿整天好动，不论在教室内外，且活动内容变化莫测；在医师检查诊断短时间内可表现得相当的安静；随着年龄的增长，活动过多的现象逐渐减少；部分患儿动作不协调、粗笨、缓慢；精细动作及眼—手的协调动作差。

（2）注意力不集中

主动注意明显减弱而被动注意亢进是其特点；上课时注意力分散，不专心听课，做事虎头蛇尾，家庭作业拖拉；自己感兴趣的活动可集中一段时间的注意力；注意力不集中的现象可以持续到青春期。

（3）学习困难

主要由动作过多和注意力不集中所造成，而并非由于智能落后引起。注意力集中时课堂效果较好，主动做作业，测验时成绩优良；反之，上课不专心听讲，作业潦草马虎，考试时乱答试题。学习成绩波动很大且逐年下降，常于3~4年级时留级。

（4）行为问题

由于自制能力不足，为了达到某一目的可以说谎、逃学、打架、偷窃等。

（5）任性冲动

易任性，感情冲动，不易养成良好的习惯，平时贪玩，个性倔强，情绪变化莫测。

（6）认识功能的障碍

个别患儿表现为：不能区别左右；有倒写、倒读、反读；听觉的综合分析及辨别能力差。

（7）体格检查和脑电图

体检一般正常，个别有动作不协调的表现；约半数病例脑电图有轻度到中度异常，但无特异性，而且与临床表现不一致。

3. 诊断

目前 ADHD 的诊断多数参照《美国精神障碍诊断统计手册（第四版）》（DSM-Ⅳ）的诊断标准①。

注意力不集中：

以下症状≥6 条，持续 6 个月以上且达到与发展水平不相适应和不一致的程度：

① 在作业、工作或其他活动中不注意细节问题或经常犯一些粗心大意的错误；

② 在工作或游戏中难以保持注意集中；

③ 别人和他说话时常似听非听；

④ 常不能按别人的指示完成作业、家务或工作（不是由于违抗行为或未能理解所致）；

⑤ 常难以组织工作和学习；

⑥ 常逃避、讨厌或不愿做要求保持注意集中的工作（如学校作业或家庭作业）；

⑦ 常常丢失学习和活动要用的物品（如玩具、学校指定的作业、铅笔、书本或工具）；

⑧ 常常易受外界刺激而分散注意力；

⑨ 日常生活中容易忘事。

以下症状≥6 条，持续 6 个月以上且达到与发展水平不相适应和不一致的程度：

① 常常手或脚动个不停或在座位上不停扭动；

② 在教室或其他要求保持座位的环境中常离开座位；

③ 常在不恰当的情况下乱跑或乱爬（成人或青少年仅限于主观感觉坐立不安）；

④ 常难以安静地玩耍或从事闲暇活动；

⑤ 经常忙个不停或像“装上了发动机”似地不停的动；

⑥ 经常说话过多；

⑦ 常常别人问话未完就抢着回答；

⑧ 经常难以安静等待或按顺序排队；

⑨ 常打断或干扰别人的活动（如插话或干扰别人的游戏）。

4. 诊断说明

① 7 岁前就有一些造成损害的多动、冲动或注意分散症状；

② 一些症状造成的损害出现在两种或两种以上的环境中（如在学校、工作单位和

---

① 参见 http://www.gzautism.cn/Article/ShowArticle.asp? ArticleID=71。

家里)；

③ 必须有明确的社会功能、学习功能或职业功能损害的临床证据；

④ 排除广泛性发育障碍、精神分裂症或其他精神障碍的可能，排除诸如心境障碍、焦虑障碍、分裂性障碍或人格障碍等其他精神障碍。

5. 病因与发病机制

ADHD 的病因和发病机制至今并不明了。目前多数国内外学者均认为是由多种因素引起的：

（1）轻微脑组织损害：如妊娠时病毒感染、服药、新生儿窒息、产伤，多种原因所致的脑缺氧、脑损伤等。

（2）生物化学因素：脑内神经递质代谢异常，多巴胺、5-羟色胺、乙酰胆碱缺少；维生素缺乏、食物过敏、糖代谢障碍。

（3）遗传因素。

（4）微量元素的缺乏或中毒：如缺铁、锌、镁、锰、铅以及食物添加剂等近些年报道有可能导致多动的发生。

（5）心理因素：与不良的家庭环境及教育方法有关，如家庭成员关系紧张，缺少温情，或对孩子过分苛求、粗暴，或过度溺爱、百依百顺，或在学校受到不当的体罚或歧视等。中医认为多动症的发病主要与心、肝、脾、肾四脏的功能失调有关。

6. 治疗

应采取综合性措施，家长、教师、病孩及医师四方面应密切配合。

（1）家长及老师要了解该症是发育过程中的一种异常表现，惩罚责骂不但不能收到预期效果，反而会损害小儿的自尊心和进取心，造成精神创伤，加深与家长、老师间的矛盾，使患儿不易配合治疗。

（2）药物不能代替教育，药物仅为教育提供良好的条件，药物治疗后可使注意力集中，动作过多的现象有所改善，但对学习成绩的提高、不良习惯的革除等需要在耐心启发教育下逐步取得成果。

（3）药物（利他林）治疗必须坚持，治疗过程中要观察疗效及副反应，及时调整剂量。

（4）ADHD 属行为上的障碍，应采取行为治疗纠正不良行为，有以下几种方法：

①阳性强化：例如当儿童完成某一项要求动作时即以口头赞扬或物质奖励，巩固其成绩。

②惩罚法和消退法：当出现不良行为后家长表示不愉快，或取消阳性强化方法中所给的奖励（惩罚法）且对其不良行为不予理睬（消退法）。

（四）其他行为问题

1. 概述

行为是心理活动的重要表现，不同年龄段有其相平行的正常行为，如正常年幼儿童有吮手指、咬指甲等行为，随着年龄的增长应逐渐消失，因而在婴幼儿一般尚属正常范围。在某些因素的影响下发生了一些单项行为的偏离表现，且这些单项行为偏离表现的数量、频度、持续时间以及严重程度等方面超过了相应年龄所允许范围时，则具有病理意义而称为行为问题。

2. 吮指与咬指甲

吮手指和咬指甲在儿童的顽固性习惯中是最常见的，其他的顽固性习惯还有咬铅笔、咬衣襟等，大多始于幼儿。我国儿童中程度不同地存在这类行为问题的占8%~10%，男女发生率相当。2~3岁阶段偶然出现这一现象，持续时间不长，是正常的。3岁后小儿与外界接触增加，手开始作为接触周围事物的主要工具，吮手现象就会自然消失。可能由于周围环境单调，没有小朋友做伴，孤独而没有成人爱抚，故在吮指、咬指甲、咬铅笔、咬衣襟等行为中得到一定满足，逐步形成习惯。

危害是易使小儿手指感染，牙咬合发育畸形，多发生在紧张不安或心情抑郁时。常伴随睡眠不良、磨牙、抽动症等行为问题，或出现焦虑、孤独、退缩等情绪问题。因此，这些顽固性习惯的主要不良后果不但在于对身体造成的损伤，而且是小儿存在心理问题的一个提示。

3. 矫治

（1）了解产生的原因，并着手改善；

（2）定期修整指甲，不让其有啃到的机会；

（3）丰富兴趣活动，开阔视野，参加各种游戏，鼓励其探究性发展；

（4）不要责骂、恐吓或强行制止，以免加重小儿逆反心理；

（5）行为治疗。

（五）屏气发作

指儿童在剧烈哭闹时突然出现呼吸暂停的现象；一般发生于6个月至2岁的婴幼儿。当情绪受挫或严重气愤时即发作，表现为突然出现急剧的情感爆发→剧烈哭叫→呼吸暂停→伴有口唇发绀和全身强直，甚至意识丧失→抽搐发作→哭出声来→发作中止。持续时间0.5~1min，严重者2~3min。3~4岁以后减少，5岁以上很少出现，屏气发作自然缓解。矫正的重点放在解决儿童与父母及环境之间的冲突上，避免各种诱发因素，纠正不良的抚育方式。

（六）习惯性擦腿动作

1. 概述

习惯性擦腿动作是指小儿发生的摩擦会阴部（外生殖器区域）的习惯动作。多发生在2岁以后，但6个月左右的婴儿可出现，女孩较多见。

2. 原因

可能是先有会阴部的刺激，如外阴部的湿疹、炎症、蛲虫症，包茎引起包皮炎等。

因局部发痒而摩擦，而后在此基础上发展为习惯性动作。也有不少病例无明确原因可寻。

3. 表现

婴儿期发作表现为在家长怀抱中两腿交叉内进行擦腿动作。幼儿有时可发生两腿交叉摩擦会阴动作，有时倚床角、墙角或骑跨栏杆或某种物体上摩擦外生殖器。发作时两颊泛红，两眼凝视，额部微汗，呼唤不理，强行制止则遭到不满，甚至反对。多发生在入睡前或醒后或单独玩耍时，常误认为癫痫发作。

4. 矫治

（1）寻找局部原因并及时治疗，不宜穿紧身内裤。

（2）患儿有这种行为时，要以和善的态度叫病儿站起来或让其做其他事情，以分散其注意力，不要责骂或惩罚。

（3）晚上可让小儿感到疲倦后再睡，清晨醒后即唤之起床。

（4）不要焦虑或紧张，随着年龄的增大，这种习惯性动作会逐渐减少，最后消失。

（七）睡眠障碍

成人的睡眠问题备受关注，大家期盼着“像宝宝般熟睡”，宝宝就没有睡眠障碍了吗？

睡眠障碍既是小儿常见的行为问题，又是发育不成熟产生的心因性问题，最常见的有夜醒、夜惊、梦魇和夜游等。

1. 梦魇

个案介绍

梦魇，儿童焦虑或恐惧

5岁的肖雷上个月坐的车被另一辆刹车失灵的车从后面撞了一下。到医院检查后，医生说无大碍，仅是受到惊吓。

以后的一周里，肖雷几乎每晚上都在睡梦中尖叫着醒来，每次的梦几乎都一样，都是与撞车有关。

肖雷白天不像以前活泼，胃口下降，且变得紧张、焦虑。

肖雷的这种在睡梦中尖叫和吓醒的现象属于睡眠障碍中的一种类型，医学上称之为梦魇。

梦魇，又称梦中焦虑发作。小儿从噩梦中惊醒，回忆恐怖的梦境而引起焦虑或恐惧发作。这种现象多见于4~10岁儿童。其实几乎所有儿童都有过梦魇的体验。

梦魇的内容多为危及生命的恐怖事件，如被怪兽追赶、从悬崖上跌落等。梦魇时表情惊恐、面色苍白、出汗、心跳快等。由于梦魇时肌张力高度松弛，所以常常是想挣扎却动不了，想逃跑却迈不开腿，就是人们常说的“被鬼压”。梦魇患儿很容易被叫醒，或被噩梦惊醒，醒后很快意识清醒，能清楚地回忆刚才所做的梦，往往不能很快再入睡。

（1）影响因素

梦魇与心理和躯体因素有关。梦魇与心理因素有很大关系，比如看了恐怖电影或听鬼怪等恐怖故事、遇到突发的生活事件等，均可诱发儿童梦魇；躯体因素，如感冒、发烧、鼻塞、肠道寄生虫病、睡前过饥或过饱等，均易诱发梦魇。

（2）处理

心理行为治疗：当孩子发生梦魇时，可尽快将他唤醒并安慰孩子说：“这是做梦，不是真的，不要害怕。”待孩子情绪稳定后再让他入睡。梦魇一般不需要药物治疗，但如频繁发作，可使用弱安定类药物，限短期内使用。

（3）及时干预

由于梦魇发生在浅睡眠阶段，所以比较容易控制。而且孩子的想象力比成年人容易调节，容易受到大人意见的影响。

为了避免孩子出现梦魇，平时应避免让孩子看恐怖的影视，听恐怖的故事，有心理压力和躯体诱因的应作对症处理，解除各种诱发梦魇的因素之后，梦魇一般就不会再频频发作。家长要多多关心孩子的睡眠，以便及时发现问题，及时干预。

（八）夜醒

夜醒是指婴幼儿不能连续地整夜睡眠。约20%的1~2岁婴幼儿、15%的3岁婴幼儿和8%~9%的4~5岁婴幼儿有此问题，男女发病率相似。人的昼醒夜眠节律是在婴儿期建立的。约7%的婴儿在3个月，80%在6个月，90%在1岁时能达到每晚不间断地睡眠5小时以上。

夜醒小儿的生理机能发育较迟，夜间易惊醒；有的白天睡、夜里闹，影响父母无法休息；还有的不仅易夜醒，还不愿入睡，要成人抱着、拍着或讲故事，许久才入睡。

1. 原因

（1）抚育不当，婴幼儿睡眠生理节律长久不能建立。

（2）家庭生活环境不良，婴幼儿无安全感，双亲有严重焦虑、忧郁情绪。

（3）部分婴幼儿有感觉阈值低、适应性差、节律性低的气质特征。

（4）早产儿、窒息儿及其他脑损伤史的婴幼儿。

其中第(3)类、第(4)类婴幼儿如生活中经常出现迁居、长途旅行、生病等生活应激事件，尤其容易发生夜醒现象。

2. 治疗

婴幼儿的夜醒及入睡困难一般都能随着年龄增长而自行消退，预后良好。

通过以下治疗，可加快其正常睡眠机制建立：

（1）父母为婴幼儿建立良好生活环境。

（2）建立良好生活制度，培养良好睡眠习惯（如不要在婴幼儿一哭就去抚拍），保持卧室安静和暗度。

（3）行为治疗，如行为消退法，当患儿哭闹时故意采取忽视态度，让其逐步学会自行入睡。

（4）对极个别睡眠少而父母又有焦虑症状的，短期使用安定、利眠宁等弱安定剂。原则上不用安眠类药，因为婴幼儿极少有真正的“失眠”症状。

（九）夜惊

夜惊又称“睡惊症”，指睡眠中突然出现的短暂性惊扰症状；常见于4~7岁婴幼儿，男孩多见。通常青春期开始后消失。

1. 表现

多出现在入睡后的0.5~2小时，处于第一睡眠时段的深睡时段。突然坐起，哭喊，瞪眼直视或双眼紧闭，惊恐状；激动自语，不知所云；心率加快，呼吸急促，瞳孔放大，大汗淋漓。对周围事物无反应，很难唤醒。强行唤醒时可出现定向障碍或意识混乱，如抓住人不放，或下床行走；有幻觉，可出现暴力或自伤；持续3~5分钟再次平静入睡。严重者可一夜几次频繁发作，次日一般对发作经过不能回忆。

2. 治疗

排除脑瘤、癫痫等病史。一般不需特殊治疗。多数患儿随年龄增大症状消退，预后良好。若频繁发作可短期使用安定类药物。为预防发作者的自伤及伤害后果，应经常检查患儿床上及床周围有无刀剪及其他危险物品。

（十）梦游

梦游又叫睡行症，是指婴幼儿在睡眠中起床行走。多发于5~12岁期间。据统计，该年龄段至少有15%婴幼儿发生过1次以上；尤其是10岁前的男孩，有多次发生的梦游症者占1%~6%。半数以上梦游小儿有家庭遗传史，且其大脑发育有生理性延迟现象。常同时伴有遗尿症或夜惊。

1. 诊断依据

（1）常发生在入睡后的1.5~3小时，有时可1周发作几次。

（2）睡眠中起身下床，徘徊数分钟；其间目光和面部表情呆板；对呼唤有反应，但呆板迟钝。

（3）很难在现场使其清醒。无论是当时或次晨清醒，梦游经历全部遗忘。

（4）如强行唤醒，有短暂的意识恍惚和定向障碍，但无失常行为及异常精神活动，与夜惊有明显差异。

2. 防治

可排除器质性精神障碍及躯体疾病原因。

（1）梦游多发生在半夜的深睡眠阶段，故一些可使睡眠加深的现象，如白天玩得过于疲劳，连续几夜睡眠不足等若能避免，可有效减少梦游发生。

（2）家长临睡前不要严厉责罚孩子，避免学习负担过重造成心理压力。

（3）梦游患儿预后良好，通常可在几年内自愈，发作次数少者不必专门治疗，短期内发作频繁可用安定类药物。

（4）在患儿可能行进的通路上尽量清除障碍物、电线等；窗、门、厨房及热水瓶存放处最好临睡前上锁；各种危险品要经常检查和清除。

（十一）精神发育迟滞

1. 概述

精神发育迟滞（MR），又称智力低下、智能缺陷等，主要表现在社会适应能力、学习能力和生活自理能力低下；其言语、注意、记忆、理解、洞察、抽象思维、想象等，心理活动能力都明显落后于同龄儿童。智力低下是发育残疾中最常见的症状，严重危害儿童身心健康。

知识链接

智力低下诊断标准有三条，缺一不可：

（1）智力明显低于平均水平，即智商（IQ）低于人群均值2个标准差。

（2）适应能力不足，个人生活能力和履行社会职责有明显缺陷。

（3）表现在发育年龄，一般指18岁以下。

智力低下分为四级：

（1）极重度：IQ<20（IQ低于均值减5个标准差）

（2）重度IQ：20~34（IQ均值减4.01~5个标准差）

（3）中度IQ：35~49（IQ均值减3.01~4个标准差）

（4）轻度IQ：50~69（IQ均值减2.01~3个标准差）

2. 病因

（1）营养不良。

（2）感染。

（3）母妊娠期感染TORCH等，均可引起包括智力低下在内的多发畸形。

（4）婴幼儿期 CNS 感染性疾病及全身性感染引起的脑病等均可导致智力低下。

（5）围产期因素。

（6）遗传因素：染色体异常，如 21-三体综合征、脆性 X 染色体综合征；基因异常如苯丙酮尿症。

（7）物理、化学因素。

（8）机械性损伤，如产伤、窒息缺氧。

（9）婴幼儿期的颅脑外伤、放射线损伤。

（10）癫痫发作时缺氧及抗癫痫药物影响。

（11）化学因素：母孕期饮酒、吸烟、服药（抗甲状腺素药）；婴幼儿期的中毒包括铅中毒、CO、药物（luminal 类）中毒、高胆红素血症等。

（12）严重社会剥夺。

（13）感觉剥夺，如听觉障碍、未进行特殊训练，婴幼儿期脱离人类社会；缺乏应有的刺激。

（14）社会环境因素：包括贫困、缺乏适当的文化教育等，多为轻型智力低下。

（15）不明原因：占 MR50%。

3. 预防

通过“三级预防”即可达到智力低下防治的目的。

（1）一级预防

消除智力低下病因，预防疾病的发生，如婚前检查、避免近亲结婚、遗传咨询等可预防遗传性疾病。

做好围产期保健，提高产科质量以避免胎儿畸形和产时损伤等。

做好儿童保健工作，如合理喂养，预防接种，早期教育，预防感染性疾病；开展健康教育，提高心理文化素质及经济文化水平。

（2）二级预防

加强对高危儿的管理，定期进行智力测定，早期发现智力迟缓，并针对病因进行早期干预治疗，预防永久性功能障碍。

进行遗传病的产前诊断，发现异常，中止妊娠。

新生儿先天代谢性疾病筛查。如苯丙酮尿症、半乳糖血症可采用饮食疗法，甲状腺功能低下可服用甲状腺素治疗，脆性 X 染色体综合征可用叶酸治疗。

（3）三级预防

对已有脑损伤并发生脑功能障碍，应采取综合措施，防止发展成为残疾或使残疾减小到最低程度，如正确治疗原发病，减少后遗症。

加强训练和教育，激发智力潜能，培养适应环境能力，训练从事生活和简单劳动技能，纠正各种不良习惯和行为，进行道德品质教育，使他们残而不废，以适应社会环境。

思考练习

1. 如何预防及护理幼儿的呼吸道疾病？
2. 腹泻的主要症状有哪些？如何预防？
3. 如何预防佝偻病？
4. 如何预防龋齿？

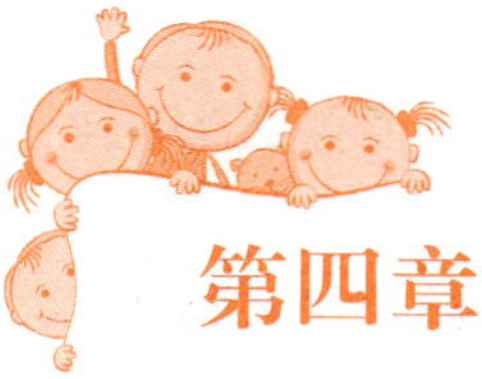

第四章　幼儿健康概述

内容导言

什么是健康？健康的真正含义是什么？很多家长和老师并不完全明白。过去，人们往往单纯从生物医学的观点来考虑，认为体格健壮或者没有生物疾病，就是健康。随着现代社会的发展以及医学模式的转变，人们对健康有了全面的新的认识。健康是个体实现生命价值的基本潜能，联合国进行的全球千年民意测验（2000 年）显示，“健康”排在全世界男性及女性诸多希望的首位。

17 世纪，英国伟大的哲学家和启蒙思想家约翰·洛克（John Locke）认为，“人生幸福有一个简短而充分的描述：健全的心智寓于健康的体魄中。凡身体和心智都健全的人就不必再有什么别的奢望了；身体或心智如果有一方面不健全，那么即使得到了种种别的东西也是枉然。人的幸福或苦难，大部分是自己造成的。心智不明的人做事情找不到正确的途径，身衰体弱的人即使有了正确的途径也无法取得进展”。

一个头疼发热或严重腹泻的儿童无法正常饮食或者安然入睡；一个脑伤患儿有可能失去记忆；一个心里过分紧张的儿童无法较快适应新环境；一个骨折患儿可能无法独立如厕……

第一节　健康概述

世界卫生组织（WHO）曾对健康下了这样的定义：“健康不仅仅是没有疾病，而且是身体上、心理上和社会上的健全状态，而不只是没有疾病。”

1947 年，联合国世界卫生组织（WHO）在宪章中写下健康的定义：“健康是生理、心理和社会的。”这一定义指出了健康的多维特质——生理的健康、心理的健康和社会的健康，完善了现代生物心理社会医学模式。但是人们对于“没有疾病”、“社会健全”

也提出了质疑。

1989 年，世界卫生组织将健康的概念调整为：“健康应包括躯体健康、心理健康、社会适应良好和道德健康。”

生理健康——身体各器官组织结构是否完整，发育是否正常，功能是否良好，生理生化指标是否正常。

心理健康——人格发展是否健全，智力、情感、意志行为活动是否正常，人际关系是否良好，社会适应能力是否强。

社会健康——包括家庭教育、群体关系、社会环境、应变能力、处理角色的能力和工作能力等是否正常。

道德健康——能够按照社会道德行为规范准则约束自己，并支配自己的思想和行为。有辨别真伪、善恶、美丑、荣辱的是非观念和能力。

第二节　幼儿健康的标志

一、幼儿健康的含义

学前儿童健康是指学前儿童各个器官、组织的正常的生长发育，能较好地抵抗各种急、慢性疾病；性格开朗，情绪乐观，无心理障碍，对环境有较快的适应能力。

二、幼儿健康的标志

（一）身体健康

生长发育良好，体型正常，身体姿势端正；机体对内外环境有一定的适应能力；体能发展良好；精力充沛，对负担日常生活和繁重的工作不感到过分紧张和疲劳；善于休息，睡眠好；应变能力强，环境适应能力强；能抵抗一般性疾病；体重适当，身体匀称；眼睛明亮，反应敏锐；牙齿清洁，无龋齿，无疼痛，牙龈颜色正常，无出血现象；头发光泽，无头屑；肌肉丰富，皮肤富有弹性。

（二）心理健康

1. 智力发展正常

儿童心理健康的标志，是“理想”的标志，每个儿童都可能有这方面或那方面的不足。之所以提出心理健康的标志，可以把它看成是培养儿童应努力达到的目标。智力正常是儿童与周围环境取得平衡和协调的基本心理条件，是心理健康的首要标志。世界卫生组织、中华医学会精神疾病分类都把智力发育不全或阻滞视为一种心理障碍和变态行为。通常我们把智力看作以思维力为核心，包括观察力、注意力、记忆力、思维力和想象力等各种认识能力的总和。智力的高低是先天遗传和后天环境共同作用的结果，它以先天素质为物质基础，在人与环境的交互作用中得以发展。

2. 情绪稳定，情绪反应适度

情绪是一个人对客观事物的内心体验。它既是一种心理过程，又是心理活动赖以进行的背景。良好的情绪状态，反映了中枢神经系统功能活动的协调性，表示人的身心处于积极的平衡状态。心理健康的儿童对待环境中的各种刺激能表现出与其年龄相符的适度反应，能经常保持愉快、开朗、自信、满足的心情，善于从生活中寻求乐趣，对生活充满希望。更重要的是情绪稳定性好，具有调节控制自己的情绪以保持与周围环境动态平衡的能力，并能合理地宣泄不良的情绪。

3. 乐于与人交往，人际关系融洽

儿童的人际关系虽然比较简单，人际交往的技能也比较差，但是，心理健康的儿童乐于与人交往，也希望通过交往而获得别人的了解、信任和尊重。

儿童的心理健康状况是在与他人的交往中表现出来的。和谐的人际关系既是心理健康不可缺少的条件，也是获得心理健康的重要途径。其表现为：一是乐于与人交往，既有稳定而广泛的人际关系，又有知心朋友；二是交往中保持独立而完整的人格，有自知之明，不卑不亢；三是客观评价别人，取人之长补己之短，宽以待人，乐于助人；四是交往中积极态度多于消极态度。

4. 行为统一和协调

随着年龄的增长，儿童的思维变得有条理，主动注意时间逐渐延长，能较好地控制自己的行为，表达情感的方式日趋合理和成熟。

5. 性格特征良好

性格是个性的最核心、最本质的表现，它反映在对客观现实的稳定态度和习惯化了的行为方式之中。心理健康的儿童，一般具有热情、勇敢、自信、主动、诚实等性格特征。在日常生活中，一个心理健康的儿童应该表现出：有充沛的精力；心情开朗和愉快，处事乐观；态度积极，乐于承担责任；保持正常的人际关系，能与小朋友和睦相处，合群，在集体中受到欢迎和信任；应变能力强，能较好地适应环境的变化；自控力较好，没有不良行为、不良习惯和嗜好；注意力能集中；休息时善于放松，睡眠良好。

以上几点归纳了关于界定心理健康标准的几个方面，并不是固定不变的，心理健康状态是动态的、变化的，组成心理健康标准的各要素，表现在个体身上并非同等程度，而是有差异的。心理不健康也并非处处不健康，心理健康要素中无论哪一方面要素的缺损或丧失，都会导致整体功能的失调。

（三）良好的社会适应

良好的社会适应指具备能较快地融入集体生活的能力；乐于与人交往合作，有良好的人际关系的适应能力；能主动积极地应付各种压力，以保持他们与环境之间以及自身内在的平衡。

第三节　影响幼儿健康的因素

一、生理因素

生理因素是对儿童健康产生重大影响的生物学因素。

（一）遗传因素

许多遗传病都存在智力缺陷。例如，基因病——苯丙酮尿症，染色体病——先天愚型等。

（二）先天的非遗传因素

妊娠早期，导致畸形因素的影响（病毒感染、放射线、不良药物、烟、酒、不良情绪等），胎儿可发生种种先天畸形。

胎儿期，孕妇营养不良，可对胎儿脑细胞的增生产生不可挽回的影响。

妊娠合并疾病，比如妊娠高血压综合征，或围产期出现宫内窒息、产前出血、产伤等，都可能对胎儿的脑造成损害，使儿童期出现种种行为问题。

（三）后天的脑损伤

外伤引起的脑震荡、结核杆菌引起的结核性脑膜炎、蚊虫传播引起的乙型脑炎、脑膜炎双球菌引起的流行性脑脊髓膜炎等，均可影响儿童的智力，诱发一系列行为问题。

二、心理因素

国际心理卫生委员会会长威廉·怀特曾经说过：“儿童时期是施行心理卫生的黄金时期。”可见在幼儿期为幼儿创设一个良好的心理环境，注意培养幼儿健全的人格，及早矫治幼儿不良的行为，有效地施以心理卫生教育，不仅可以促进幼儿身心健康地发展，而且也有益于一个人一生的健康。

（一）动机

影响学前儿童的心理因素，有动机、情绪、自我意识等。一般说来，家长往往只注意了满足儿童的生理需要（吃饱、喝足、穿暖等），而忽略了儿童也有更高层次的需要——安全感、被爱、被尊重、被别人称赞等。儿童的某些合理需要得不到满足，就会产生不良的情绪。

（二）情绪

情绪是一个人对客观事物的内心体验。它既是一种心理过程，又是心理活动赖以进行的背景。良好的情绪状态，反映了中枢神经系统功能活动的协调性，表示人的身心处于积极的平衡状态。心理健康的儿童对待环境中的各种刺激能表现出与其年龄相符的适度反应，能经常保持愉快、开朗、自信、满足的心情，善于从生活中寻求乐趣，对生活充满希望。更重要的是情绪稳定性好，具有调节控制自己的情绪以保持与周围环境动态平衡的能力，并能合理地宣泄不良的情绪。

（三）自我意识

自我意识是对自己身心活动的觉察，即自己对自己的认识，具体包括认识自己的生理状况（如身高、体重、体态等）、心理特征（如兴趣、能力、气质、性格等）以及自己与他人的关系（如自己与周围人们相处的关系，自己在集体中的位置与作用等）。自我意识的结构由自我认知、自我体验和自我调节（或自我控制）三个子系统构成。

幼儿期属于儿童人生发展的第一逆反期。第一逆反期的表现是幼儿要求行为活动自主和实现自我意志，反抗父母控制，这是发展中的正常现象。其年龄主要是3~4岁，因个体发展的需要会有所提前或延后。反抗的对象主要是父母，其次是其他养育者。

三、社会因素

学前儿童生活的社会环境按照场所划分，影响较大的主要是家庭、托幼机构和社区。

社会环境对学前儿童健康产生重要影响，其结果主要体现在儿童的心理和行为表现特征上，而这些特征恰恰是影响儿童健康成长的一些关键因素。

（一）家庭

家庭是儿童早期生活的基本的社会环境。

家庭经济、营养状况、家庭结构、家庭氛围、家庭的教养方式和态度、家长的身心素质、生活方式等都对儿童的生长发育和身心健康密切相关。

知识链接

一项“关于家长与子女饮食爱好相关度的调查与对策”的研究中发现：

学前儿童与父母饮食爱好均呈正相关的占12.9%，与父亲饮食爱好显著相关的占19.35%，与母亲饮食爱好显著相关的高达67.74%，与父母饮食爱好均不相关的为0。

父母教养方式与学前儿童社会发展能力相关：采取专制的方式，学前儿童不易出现主动积极的健康行为；视学前儿童为独立的个体及培养其负责任的态度，则有利于学前儿童健康行为的形成。

家庭是学前儿童社会化的主要场所。家庭成员，特别是父母的行为、人格特征、亲子关系、教育观念、教育方法，都与儿童的心理健康有密切的关系。能享受到天伦之乐的儿童，在人格发展上一般是健全的，反之往往出现行为问题。孩子受到父母虐待，家长对儿童过分溺爱，或对儿童期望值过高，教育方式简单、粗暴等都会导致儿童出现行为问题。归结到一点：良好家庭环境塑造良好个性。

（二）托幼机构

托儿所、幼儿园是儿童最早加入的集体教育机构。托儿所和幼儿园的环境（人文环境和物质环境）对学前儿童社会适应性的形成有深远的影响。学前儿童对幼儿教师、保育员有着很大的依赖性。幼儿教师、保育员是婴幼儿接触较多的“早期照管人”。教师的一言一行、教育方法等，都将影响幼儿的心理健康。

托幼机构保健设施的完善程度和服务质量（管理制度、整体风气、教师素质、教育态度、教育观念和人格因素、师生关系等）直接影响着幼儿的健康状况。

幼儿园提供的保健服务不仅应体现在供给合理平衡的膳食、安全用水、基本环境卫生设施、对幼儿进行健康检查、生长发育的评价、身心疾病的防治、心理咨询、预防接种、生活的照顾、建立家园联系等方面，而且更应体现在对幼儿实施的健康教育上。

物质环境和心理环境兼备：

幼儿园应为幼儿提供健康、丰富的生活和活动环境，满足他们多方面发展的需要，使他们在快乐的童年生活中获得有益于身心发展的经验。

教师的态度和管理方式应有助于形成安全、温馨的心理环境，言行举止应成为幼儿学习的良好榜样，教师应以关怀、接纳、尊重的态度与幼儿交往。

教师对于儿童具有一种自然的影响力，如果这种影响力建立在权威、权力的基础上是极不稳定的，应充分关注和谐的师生关系、良好的班级氛围对儿童健康的积极意义。

当前托幼机构在儿童心理环境构建中仍存在一些问题：

（1）有的教师在教育活动中，对学前儿童高控制、高约束，活动紧紧围绕教师的指令和意愿进行，学前儿童处于服从地位，没有自主的活动，回答问题倘若符合教师的预先设计则得到肯定，否则就有可能被教师忽视甚至批评。

（2）有的教师对学前儿童过于放任，学前儿童无约束、无所事事，活动中缺乏安全感和成就感，园内或室内处于无序状态。

（3）教师和家长之间关系不平等，出现教师以权威自居家长被动配合，教师不顾大多数学前儿童的利益过分迎合个别特殊家长使个别学前儿童优越感太强等不正常现象。

（4）园长和教师、家长之间的关系功利化，助长某些不良风气等。

（三）社区

社区是由生活在一定地域范围内的人所形成的一种社会生活共同体，它既是人们聚集、生活的一定地域，也是社会成员参与社会活动的基本场所。

周围的一些人口、地理、环境、经济、文化、社会组织等资源，都将对儿童健康产生影响。社区中的健康教育机构、医疗卫生机构、宣传和新闻部门、文化和娱乐部门、各类社会团体都是我们可利用的社会环境资源。

（四）社会媒介

在当今知识信息时代，人们获取各种信息的渠道便利快捷，孩子们也深受影响。在拓宽视野、丰富知识面、娱乐生活的同时，一些言情戏说的影视作品、打打杀杀的动画片逐渐成为他们的钟爱。“流氓兔”、“流氓猪”这些不雅之词也成了他们的流行用语。内容低劣粗俗的图书、光盘，也充斥着孩子们的眼睛和心灵。这对于身心稚嫩、辨别是非能力较差的幼儿来说，想一想令人担忧。

对于幼儿来说，心理健康的标准当然不能等同于成人。另外，我们所说的一个人的心理健康与否是相对而言的，心理异常也并非无缘无故地突然产生，其根源大多可以追溯到儿童时期。在幼儿期为幼儿创设一个良好的心理环境，注意培养幼儿健全的人格，及早矫治幼儿不良的行为，有效地施以心理卫生教育，不仅可以促进幼儿身心健康地发展，而且也有益于一个人一生的健康。

（五）自然环境

自然环境有的是自然界固有的，有的是人类制造的。

良好的自然环境，如充足的阳光、新鲜的空气、清洁的水源等提供各类物质条件，维持和促进生命健康，同时也提供了精神条件，使个体清醒愉悦、积极向上。

知识链接

长期高强度的噪音刺激会使儿童大脑皮质的兴奋抑制过程失调，条件反射异常，脑血管功能受损，植物神经功能紊乱，产生头痛、耳鸣、心悸、失眠、嗜睡、乏力等症状。

在生活空间小的环境中生活的幼儿侵犯性行为增多，焦虑水平升高。

不良的自然环境，如在不适当的温度、湿度、照明、噪音、空间等刺激的长期影响下，会导致生长发育，影响情绪和行为。

自然环境污染是影响儿童健康的一个不容忽视的因素。

知识链接

全球气候变暖提高了与温度和湿度关系密切的传染病发生的几率，学前儿童发病率和死亡率随之增加；臭氧层耗减，儿童患皮肤癌的可能性增大；酸雾、酸雨导致儿童呼吸系统感染率增加；室内污染源增多，文具污染、铅污染、杀虫剂污染、电磁场污染、吸烟污染、噪音污染等，严重影响了儿童健康。

第四节　幼儿健康状况的评价

一、幼儿身体生长发育状况评价

可参见第一章第四节幼儿身体生长发育的测量与评价。

二、幼儿心理发展特点

在儿童成长过程中，神经心理的正常发育与体格生长具有同等重要的意义。神经心理发育包括感知、运动、语言、情感、思维、判断和意志性格等方面，以神经系统的发育和成熟为物质基础。与体格生长一样，神经心理发育的异常可能是某些系统疾病的早期表现，因此，了解儿童心理发育规律对疾病的早期诊断很有帮助。

（一）神经系统的发育

在胎儿期，神经系统的发育领先于其他各系统，新生儿脑重已达成人脑重25%左右，此时神经细胞数目已与成人相同，但其树突与轴突少而短。出生后脑重的增加主要由于神经细胞体积增大，树突的增多、加长以及神经髓鞘的形成和发育。神经髓鞘的形成和发育约在4岁完成，在此之前，尤其在婴儿期，各种刺激引起的神经冲动传导缓慢，且易于泛化，不易形成兴奋灶，易疲劳而进入睡眠状态。

脊髓随年龄而增长。在胎儿期，脊髓下端在第2腰椎下缘，4岁时上移至第1腰椎，在进行腰椎穿刺时应注意。婴儿肌腱反射较弱，腹壁反射和提睾反射也不易引出，到1岁时才稳定。3~4个月前的婴儿肌张力较高，凯尔尼格症可为阳性，2岁以下儿童巴宾斯基症阳性亦可为生理现象。

（二）感知的发育

1. 视感知发育

新生儿已有视觉感应功能，瞳孔有对光反应，在安静清醒状态下可短暂注视物体，但只能看清15~20cm内的事物。第2个月起可协调地注视物体，开始有头眼协调；3~4个月时喜看自己的手，头眼协调较好；6~7个月时目光可随上下移动的物体垂直方向转动；8~9个月时开始出现视深度感觉，能看到小物体；18个月时已能区别各种形状；2岁时可区别垂直 线与横线；5岁时已可区别各种颜色；6岁时视深度已充分发育。

2. 听感知发育

出生时鼓室无空气，听力差；出生后3~7日听觉已相当良好；3~4个月时头可转向声源，听到悦耳声时会微笑；7~9个月时能确定声源，区别语言的意义；13~16个月时可寻找不同响度的声源，听懂自己的名字；4岁时听觉发育已经完善。听感知发育和儿童的语言发育直接相关，听力障碍如果不能在语言发育的关键期内（6个月内）或之前得到确诊和干预，则可因聋致哑。

3. 味觉和嗅觉发育

（1）味觉：出生时味觉发育已很完善；4~5月甚至对食物轻微的味道改变已很敏感，为味觉发育关键期，此期应适时添加各类转乳期食物。

（2）嗅觉：出生时嗅觉中枢与神经末梢已发育成熟；3~4月时能区别愉快与不愉快的气味；7~8月开始对芳香气味有反应。

4. 皮肤感觉的发育

皮肤感觉包括触觉、痛觉、温度觉及深感觉等。触觉是引起某些反射的基础。新生儿眼、口周、手掌、足底等部位的触觉已很灵敏，而前臂、大腿、躯干的触觉则较迟钝。新生儿已有痛觉，但较迟钝，第2个月起才逐渐改善。出生时温度觉就很灵敏。

（三）运动的发育

运动发育可分为大运动（包括平衡）和细运动两大类。

1. 平衡与大运动

（1）抬头：新生儿俯卧时能抬头1~2秒，3个月时抬头较稳，4个月时抬头很稳。

（2）坐：6个月时能双手向前撑住独坐，8个月时能坐稳。

（3）翻身：7个月能有意识地从仰卧位翻身至俯卧位，然后从俯卧位翻至仰卧位。

（4）爬：应从3~4个月时开始训练，8~9个月可用双上肢向前爬。

（5）站、走、跳：11个月时可独自站立片刻，15个月可独自走稳，24个月时可双足并跳，30个月时会独足跳。

2. 细动作

3~4个月握持反射消失之后手指可以活动；6~7个月时出现换手与捏、敲等探索性动作；9~10个月时可用拇、食指拾物，喜撕纸；12~15个月时学会用饭匙，乱涂画；18个月时能叠2~3块方积木；2岁时可叠6~7块方积木，会翻书。

（四）语言的发育

语言的发育与大脑、咽喉部肌肉的正常发育及听觉的完善有关。要经过发音、理解和表达3个阶段。新生儿已会哭叫，3~4个月咿呀发音；6月龄时能听懂自己的名字；12月龄时能说简单的单词，如“再见”、“没了”；18月龄时能用15~20个字，指认并说出家庭主要成员的称谓；24月龄时能指出简单的人、物名和图片；而到3岁时几乎能指认许多物品名，并说有2~3个字组成的短句；4岁时能讲述简单的故事情节。

（五）心理活动的发展

1. 早期的社会行为

2~3个月时小儿以笑、停止啼哭等行为，以眼神和发音表示认识父母；3~4个月的婴儿开始出现社会反应性的大笑；7~8个月的小儿可表现出认生、对发声玩具感兴趣；9~12个月时是认生的高峰；12~13个月小儿喜欢玩变戏法和躲猫猫游戏；18个月时逐渐有自我控制能力，成人在附近时可独自玩很久；2岁时不再认生，易与父母分开；3岁后可与小朋友做游戏。

2. 注意的发展

婴儿期以无意注意为主，随着年龄的增长逐渐出现有意注意。5~6岁后儿童能较好控制自己的注意力。

3. 记忆的发展

记忆是将所学得的信息储存和“读出”的神经活动过程，可分为感觉、短暂记忆和长久记忆3个不同的系统。长久记忆又分为再认和重现两种，再认是以前感知的事物在眼前重现时能被认识，重现是以前感知的事物虽不在眼前重现，但可在脑中重现。

1 岁内婴儿只有再认而无重现，随年龄的增长，重现能力亦增强。幼年儿童只按事物的表面特性记忆信息，以机械记忆为主。随着年龄的增长和理解、语言思维能力的加强，逻辑记忆逐渐发展。

4. 思维的发展

1 岁以后的儿童开始产生思维，在 3 岁以前只有最初级的形象思维；3 岁以后开始有初步抽象思维；6~11 岁以后儿童逐渐学会综合分析、分类比较等抽象思维方法，具有进一步独立思考的能力。

5. 想象的发展

新生儿无想象能力；1~2 岁儿童仅有想象的萌芽。学龄前儿童仍以无意想象为主，有意想象和创造性想象到学龄期才迅速发展。

6. 情绪、情感的发展

新生儿因出生后不易适应宫外环境，较多处于消极情绪中，表现出不安、啼哭，而哺乳、抱、摇、抚摸等则可使其情绪愉快。婴幼儿情绪表现特点是时间短暂、反应强烈、容易变化、外显而真实。随着年龄的增长，儿童对不愉快因素的耐受性逐渐增加，能够有意识地控制自己，使情绪趋向稳定。

7. 个性和性格的发展

婴儿期由于一切生理需要均依赖成人，逐渐建立对亲人的依赖性和信任感。幼儿时期已能独立行走，说出自己的需要，故有一定自主感，但又未脱离对亲人的依赖，常出现违拗言行与依赖行为相交替现象。学龄前期小儿生活基本能自理，主动性增强，但主动行为失败时易出现失望和内疚。学龄期开始正规学习生活，重视自己勤奋学习的成就，如不能发现自己学习潜力将产生自卑。青春期体格生长和性发育开始成熟，社交增多，心理适应能力增强但容易波动，在感情问题、伙伴问题、职业选择、道德评价和人生观等问题上处理不当时易发生性格变化。性格一旦形成即相对稳定。

三、幼儿心理发展水平评价内容

（一）学前儿童动作发展的评价

学前儿童动作发展的评价主要包括两个方面：

一是大肌肉动作能力，包括走、跑、跳、坐、平衡、投掷、踢球及俯卧等。0~7 岁是儿童的身心发育最为迅速的时期，被称为大肌肉动作能力发展的“黄金时期”。大肌肉动作能力，作为儿童动作能力的一个重要组成部分，对儿童的心理发展起着极其重要的作用，可以说是儿童心理发展的“催化剂”，既能促进儿童认知和语言的发展，也能促进儿童情绪、情感、个性和社会性的发展；

二是小肌肉动作能力，也称为精细动作。主要是由小肌肉群所组成的随意动作。在日常的生活和游戏和一些活动中，像穿鞋、吃饭、玩拼图和画画等，经常使用小肌肉群。儿童主要的小肌肉动作常常表现在手的活动上，包括眼手协调、指尖动作和手指屈伸等。人们常说“心灵手巧”，两者确实具有高度的相关。

（二）学前儿童智力发展的评价

在心理测量学中，智力是指智力测验所反映的适应环境的能力。

心理学界多数人比较倾向于认为，智力指认识方面的各种能力，包括注意力、记忆力、观察力、想象力及思维能力等。

目前比较新的智力理论主要有加德纳的多元智力理论和斯滕伯格的智力三元理论。

（三）学前儿童语言发展的评价

学前期是儿童学习语言的最佳时期。随着年龄的增长，声母和韵母的发音越来越准确，错误率逐渐降低。

研究发现，3 岁时只有大约 10%的儿童能正确发音所有的声母和韵母，而到 6 岁时，人数则上升为 70%。学前儿童的词汇，在婴儿期学习的基础上得到进一步发展。这主要表现在词汇的数量增加、词类的范围扩大和词汇的内容丰富等方面。

根据我国学者的调查，3~4 岁儿童的常用词汇约有 1730 个，4~5 岁儿童的常用词汇约有 2583 个，5~6 岁儿童的常用词汇达到 3562 个左右。词汇量逐年大幅度增长，尤其 3~4 岁和 4~5 岁是词汇量飞跃发展的时期。因此，对学前儿童的语言能力水平进行评价是十分必要的。

（四）学前儿童社会性发展的评价

学前儿童社会性发展评价的主要内容有：亲子关系、伙伴关系、性别角色、社会行为等。

四、幼儿心理发育的评价方法

儿童神经心理发育的水平表现在儿童在感知、运动、语言和心理等过程中的各种能力，对这些能力的评价称为心理测试。心理测试仅能判断儿童神经心理发育的水平，没有诊断疾病的意义。心理测试需由经专门训练的专业人员根据实际需要选用，不可滥用。

（一）能力测验

1. 筛查性测验

（1）丹佛发育筛查法（DDST）

DDST 主要用于 6 岁以下儿童的发育筛查，实际应用时对四五岁以下的儿童较为适用。测试内容分为大运动、细运动、语言、个人适应性行为 4 个能区。

该测验能够比较灵敏地提示在临床上尚未出现明显症状的发育性问题，即能在早期发现儿童的智能发育问题，同时可以作为高危儿童（如早产儿、低出生体重儿、有严重黄疸史者和窒息史者等）的发育监测手段，但不能作为诊断和评价发育障碍种类和严重程度的工具。它对儿童将来的发育也无任何提示作用。

DDST 由 105 个项目构成全部测试内容，我国对该量表进行了修改，删去了量表中名词复数一项，因而只有 104 项，共涉及 4 个能区：

① 个人社会技能 23 项，主要检查儿童与周围人的应答能力和自我服务能力；

② 精细动作适应能 30 项，检查儿童手指的运动能力及手-眼协调能力；

③ 言语能 20 项，检查儿童对成人语言的理解能力和自我思想的表达能力；

④ 粗动作能 31 项，检查儿童坐、立、走、跳及平衡能力。

（2）绘人测试（Draw a Person Test）

绘人智力测验是一种能在很短时间内提供有关非语言的儿童能力测量的工具。它主要以儿童对环境的不断认识和他们在绘画上所表现的有无细节和比例等的详尽程度为依据，通过儿童喜欢的绘画活动方式来测量智力，在轻松愉快的气氛中表现出儿童心理发展的成熟程度。较之韦氏智力测验和比纳量表，更少受语言因素的影响，尤其适合于那些对传统智力测验因紧张害怕而有抵触情绪的儿童，还可用于不同语言民族的少年儿童，有听觉障碍的、弱智的、语言障碍的，或由于各种原因而不愿开口说话的及一些在动作协调方面有障碍的一些特殊群体的儿童。

绘人测试适用于 4~12 岁儿童。要求被测儿童依据自己的想象绘一全身正面人像，以身体部位、各部比例和表达方式的合理性计分。绘人测试结果与其他智能测试的相关系数在 0.5 以上，与推理、空间概念、感知能力的相关性更显著。该法可个别测试，也可进行集体测试。

（3）图片词汇测试（PPVT）

PPVT 适用于 4~9 岁儿童的一般智能筛查。PPVT 的工具是 120 张图片，每张有黑白线条画四幅，测试者说一个词汇，要求儿童指出其中相应的一幅画。测试方法简单，尤适用于语言或运动障碍者。1981 年 PPVT-R 出版，有 L 及 M 版本，测试年龄为 2.5~16 岁，测试图片增至 175 张。

2. 诊断测验

（1）Gesell 发育量表：适用于 4 周至 3 岁的婴幼儿，从大运动、细动作、个人-社会、语言和适应性行为五个方面测试，结果以发育商（DQ）表示。

（2）Bayley 婴儿发育量表：适用于 2~30 个月婴幼儿，包括精神发育量表、运动量表和婴 儿行为记录。

（3）Standford-Binet 智能量表：适用 2~18 岁儿童。测试内容包括幼儿的具体智能（感知、认知、记忆）和年长儿的抽象智能（思维、逻辑、数量、词汇），用以评价儿童学习能力以及对智能发育迟缓者进行诊断及程度分类，结果以智商（IQ）表示。

一整套不同测试题，分别衡量不同性质的能力，将得分综合后可获得儿童多方面能力的信息，较客观地反映学前儿童的智能水平。

（4）Wechsler 儿童智能量表修订版（WISC-R）：适用于 6～16 岁儿童，内容与评分方法同 WPPSI。国外已有新版。

（二）适应性行为测试

智力低下的诊断与分级必须结合适应性行为的评定结果。国内现多采用日本 S-M 社会生活能力检查，即婴儿-初中学生社会生活能力量表。此量表适用于 6 个月至 15 岁儿童社会生活能力的评定。

思考练习

1. 试述健康的含义。
2. 试述影响幼儿健康的因素。
3. 试述幼儿心理发育评价的基本方法。

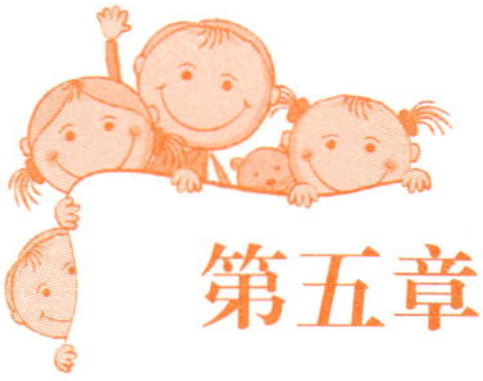

第五章　幼儿免疫与常见的传染病

内容导言

在集体生活中，传染病对人类威胁非常大。因此，传染病的预防和管理是托幼机构的一项重要的保健工作。传染病是由特定病原体引起的能在人与人、动物与动物或人与动物之间相互传染的，感染后可获得免疫力的疾病。传染病对于大家来说并不陌生的，如2003年的“非典”，2005年的高致病性禽流感，还有2009年的“甲型H1N1流感”、“手足口病”等。

案例：在今天的中国，几乎连不认识26个英文字母的人，也早已熟悉了SARS这个单词所代表的恐怖。整整一个春季，这种被我们称为“非典型肺炎”的病毒搅乱了一个中国，并波及了小半个世界。到2003年5月27日，已有30多个国家和地区报告病例8221名，死亡735人。直到十余年后的今天，我们仍然谈之色变。

分析：非典的传染源是患非典的人，传播途径是通过空气、飞沫传播，易感人群是没有感染SARS病毒的人。因为是一种人类历史上从未有过的疾病，缺少对病原体的认识，所以一开始也就没有控制传染源、切断传播途径、保护易感者的有效措施。了解和掌握传染病的病因、表现和防治措施，是预防传染病、保护健康的先决条件和重要依据。

目前，传染病仍然是危害人类健康的重要原因之一，同时，也是导致幼儿死亡的一个重要原因。根据世界卫生组织的报告，每年至少有1700万人死于传染病，其中有900万是儿童。幼儿园作为幼儿生活、学习聚集的地方，也是传染病易感人群集中的场所，容易造成传染病的流行，因而，在幼儿园做好各类传染病的预防和控制工作尤为重要。

第一节 传染病的基础知识

一、传染病的概念

提到传染病的概念，我们就必须要知道什么是病原体。因为传染病都是由病原体所引起来的。

（一）病原体

简单地讲，在人体的外环境中，有一些能侵袭人体的微生物和寄生虫，就称为病原体（Pathogen）。传染病的病原体包括微生物（病毒、细菌、真菌、衣原体、支原体、立克次体和螺旋体等）和寄生虫（主要包括原虫、蠕虫）两大类。常见的病原体如图5-1所示。

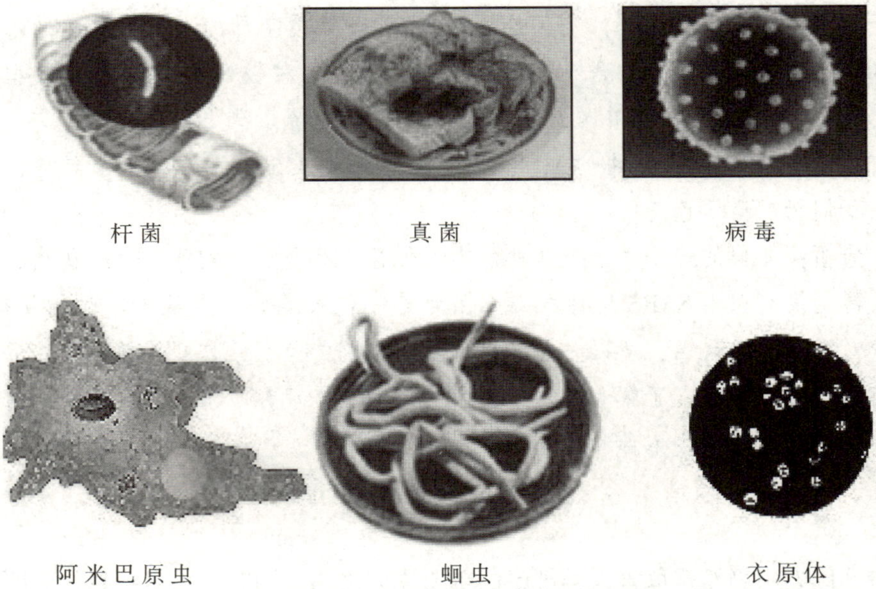

图5-1 几种常见病原体

病原体属于寄生性生物，所寄生的自然宿主一般为动物、植物和人。目前我们已经发现的能感染人类的微生物有400多种，它们广泛存在于人的鼻腔、口腔、咽腔、消化道、泌尿道以及皮肤之中。

（二）传染病（Infectious Diseases）

传染病是指生物性的病原体进入人体，破坏机体的平衡，能在人与人之间、人与动物之间或者动物与动物之间传播的一种疾病。传染病是由病原体所引起的，传染病的传染性强弱与病原体的种类、数量、毒性等密切相关。传染病最显著的特征就是传染病的病原体是有生命的活体，能繁殖后代。这些病原体，一方面可以在病人体内繁殖活动，另一方面可以由病人传染给健康人，这样就引起传染。

二、传染病的基本特征

由于传染病的致病因素是有生命的病原体，它在人体内所引起的疾病与其他致病因素所引起的疾病有着本质性的区别。因此，了解这些特征，可以作为鉴别和防治传染病的先决条件。

（一）具有特异性病原体

病原体是一种致病的微生物，在人体内经过一定时期的生长繁殖，可分泌毒素，进而使人生病。每一种传染病都有其特殊的病原体。一种病原体只能引起一种传染病。例如，麻疹的病原体是麻疹病毒；水痘的病原体是水痘病毒；结核病的病原体是结核杆菌；猩红热的病原体是溶血性链球菌。但是，大多数传染病的病原体都是病毒。病毒比细菌小，它寄生在活的细胞内，对抗生素不敏感。因此，由病毒所引起的传染病的治疗难度要比其他致病因素所引起的疾病的治疗难度更大一些。

（二）具有传染性和流行性

传染病的病原体可以通过人或者动物经由一定的传播途径，直接或者间接地传染给他人，称为传染病的传染性。可以说，不同传染病的传染性有强有弱，传染期有长有短，传播的途径（接触传播、食物传播、母婴传播、飞沫传播）亦各不相同。但所有传染病都具有传染性。传染病有传染性的时期称为传染期，传染期是确定对传染病患者进行隔离的主要依据。当然，每一个人在传染过程中的表现也并不一致，这和病原体的致病能力以及人体的免疫力有关。

当病原体的传染力超过了人群的免疫力时，就可以在一定的时间之内和一定的范围之内引起流行。传染病在人群中的传播蔓延，称为流行性。流行性按传染病过程的强度和广度可以分为以下几种：

1. 散发

如某个地方的传染病发病为历年发病率的水平，病例分散，称为散发。散发是比较轻微的一种情况。

2. 流行

是指某一地区或某一单位，在某一时期内，某种传染病的发病率，超过了历年同期的发病水平。

3. 大流行

如某种传染病在一个短时期内迅速传播、蔓延，超过了一般的流行强度，尤其是其流行范围超出国界或洲界称为大流行。当年的“非典”就属于大流行。

4. 暴发

暴发强调的是突然性，它指的是在某一局部地区或单位里，在短期内突然出现众多的患有同一种传染病的病人。当然，这些人一般多有相同的传染源或传播途径。

（三）具有地方性和季节性

某些传染病由于地理条件及人群生活习惯等原因，只能在一定地区内发生，称为地方性传染病，如长江流域的血吸虫病。血吸虫病是一种人和动物都能被传染的寄生虫病。近年来，血吸虫病在我国长江流域的湖南、湖北、江西、江苏、安徽等省份呈明显的上升趋势。在我国血吸虫病最严重地区的湖南，目前有血吸虫病人数 21 万。血吸虫病之所以会主要发生在长江流域，与长江流域的水源污染有很大的关系。

另外，某些传染病的传播受气候条件或媒介昆虫的生活习性的影响，因而表现出不同的季节性，在某些季节发病率明显升高，称之为季节性传染病。如呼吸道传染病（流感、麻疹、风疹）多发生在冬春季节，消化道传染病（如病毒性肝炎、伤寒、副伤寒、霍乱）主要发生在夏秋季节，而流行性乙型脑炎则主要发生在蚊子活跃的夏秋季。

（四）具有不同程度的免疫性

免疫性是指人体在患过某种传染病后，能产生在一定时期内不再感染这种传染病的能力。传染病都是有一定的免疫性的，不过，不同的传染病的免疫程度是不同的。如感染麻疹，一旦麻疹治愈，可获得终生免疫；免疫性持久的还有百日咳（病愈后可获终身免疫）、流行性腮腺炎（在多数情况之下一周内就可痊愈，而且可获得终身免疫）；而免疫性较短的有细菌性痢疾（患痢疾后产生的免疫力持续时间不长，一般大致为几个月，所以采用预防接种的办法没有多大价值）、流感等。感染流感，免疫的时间也很短，可多次感染。有些寄生虫病如绦虫病、血吸虫病等，由于病原体结构比较复杂，病后所获得的免疫力较弱，不足以清除病原体和抵抗同种病原体的再次侵袭，疾病仍在进行中，同一种病原体可多次重复感染。因此，传染病的免疫性差异是非常大的。当然，尽管传染病的免疫时间长短有一定的差异性，但是所有的传染病都具有免疫性。

（五）病程的发展有一定的规律性

每一种传染病从发生、发展然后到恢复，大致要经历以下几个时期。

1. 潜伏期（Incubation Period）

自病原体侵入人体到出现症状的这段时间叫潜伏期。因病原体的种类、数量、毒力、人体免疫力的不同，所以传染病的潜伏期长短也是不一样的，而大多数传染病的潜伏期一般是几天。如非典型肺炎的潜伏期有多种说法，一般认为是2~12天，通常多数人是4~5天；有的传染病的潜伏期为数月，如狂犬病；有的长达数年、数十年，如麻风病。

多数传染病的潜伏期比较恒定，这就为确定某种传染病的检疫期提供了依据。一般参考某种传染病的最长潜伏期，决定该传染病的检疫期限。如某幼儿园中班发现一名儿童患细菌性痢疾，自该儿童离园之日起，该班其他儿童需要检疫7天（最长潜伏期），过了检疫期限未发现新病人，该班就可解除检疫。

2. 前驱期（Prodromal Period）

前驱期是潜伏期末至发病期前，出现某些临床表现的一个短暂的时间，一般为1~2天，为起病缓慢的传染病所共有的一般性症状，如出现头痛，发烧、乏力、皮疹等方面的表现。在前驱期，传染病已经具有传染性。不过大多数传染病，一般是看不到前驱期，如起病急速的可不出现前驱期。

3. 发病期（Manifestation Period）

在发病期（症状明显期），传染病逐渐地表现出某种传染病所特有的症状。例如，不同传染病在发烧持续的时间、皮疹类型及出疹时间等方面有不同的表现，不同的传染病，有不同的特异性和规律性。在发病期，就可以对传染病病人进行确诊。

4. 恢复期（Recovery Period）

传染病的主要症状逐渐消失，病原体完全或基本消灭，人体的免疫力提高，病变修复，临床症状陆续消失，生理功能和组织损伤逐渐恢复，患者的精神、食欲、体温也逐渐恢复正常。但是值得注意的是，在恢复期如不能很好护理，有的传染病会出现病情突然恶化，或者也可能会出现并发症。如在伤寒恢复期，可并发肠穿孔或肠出血；在猩红热恢复期，可并发急性肾炎。因此，在恢复期仍然需要父母亲和幼儿园老师加强护理，直至幼儿完全康复。

三、传染病的分类

（一）根据传播途径分类

传染病可以分为以下四类：

1. 呼吸道传染病

呼吸道传染病是指病原体从人的鼻腔、咽喉、气管和支气管等呼吸道感染进而侵入人体而引起的传染性疾病。常见的呼吸道传染病有流行性感冒、麻疹、风疹、水痘、白喉、百日咳、肺结核、猩红热、流行性腮腺炎和流脑等。

呼吸道传染病的传播途径主要是经飞沫传播，这些病原微生物大多寄生在病人的鼻咽部，当病人说话、打喷嚏时，病原体就会随着病人的唾沫星子漂浮到空气之中，健康人吸入了空气中的病菌、病毒，就可能得病。不同的呼吸道传染病有不同的临床表现，但是大多数呼吸道传染病一般都起病比较急，有不同程度的发热症状。

为什么人容易得呼吸道传染病呢？主要原因在于呼吸道与外界相通，受各种病原体侵袭的机会较多，由此也就引起了呼吸道传染病。呼吸道传染病有明显的季节差异，冬季和春季是呼吸道传染病的高发季节，天气骤变的情况下也易发病。

2. 消化道传染病

消化道传染病是指病原体侵入人的消化道黏膜所引起的传染病，主要包括病毒性肝炎、伤寒、副伤寒、霍乱、副霍乱、脊髓灰质炎（即小儿麻痹症）、细菌性和阿米巴性痢疾以及各种肠道寄生虫病（如蛔虫病、蛲虫病、绦虫病、姜片虫病）等。

消化道传染病主要是通过病人的排泄物（如呕吐物、粪便等）进行传播的，是属于病从口入的疾病，病原体随病人的排泄物排出体外，经过饮水和食物进行传播，也可以通过苍蝇、蟑螂叮咬而污染食物、玩具、餐具而引起传播。如果健康人吃了被污染的食物或者是喝了被污染的水，或使用了被污染的食具，以及手沾染了病原体，都可能患上消化道传染病。

消化道传染病也有明显的季节差异，主要发生在夏季和秋季，主要原因是夏季和秋季天气比较炎热，食物容易腐烂变质，而且夏秋季节也是各种寄生虫繁殖旺盛的一个季节。

3. 血液传染病（虫媒传染病）

血液传染病是指以节肢动物为媒介所引起的传染病，主要是由蚊子、虱子、跳蚤等这样一些昆虫进行传播的，因而又叫虫媒传染病。血液传染病主要包括由蚊虫传播的流行性乙型脑炎、疟疾、登革热、丝虫病；跳蚤传播的鼠疫、地方性斑疹伤寒；虱子传播的流行性出血热、恙虫病，还有白蛉传播的黑热病。其中以疟疾、乙型脑炎、丝虫病、出血热最为常见。

血液传染病主要是通过吸血的节肢动物进行传播的，也就是吸血的昆虫在吸血过程中将病原体直接注入人体，进而使人患病。因为昆虫的地理分布与生活习性不太一样，所以多数血液传染病的发生也是具有一定的地区性和季节性差异的。

4. 体表传染病（接触传染病）

体表传染病是由寄生于皮肤及体表黏膜的病原体而引起的一种传染病。其主要是通过接触而传播，又称为接触传染病，包括钩端螺旋体病、布氏杆菌病、狂犬病、炭疽病、破伤风、流行性出血性结膜炎、衣原性结膜炎（沙眼）、癣、疥疮和血吸虫病等。体表传染病的主要传播形式是接触传播，接触传播有直接接触传播（如性病、狂犬病）和间接接触传播（指健康人与含有病原体的水、土壤接触而传染的传染性疾病（如破伤风、吸虫病）两种。可以说，感染体表传染病的几率主要取决于人们接触机会的多少，当然也与地理环境、职业状况、社会风尚和外伤等因素有关，没有明显的季节差异。

（二）法定传染病分类

法定传染病是指纳入国家法制管理的疾病。1989 年 2 月 21 日，我国首次颁布了传染病防治法。但是在 2003 年非典流行期间，我国传染病防治法暴露出了许多问题。为此，在 2004 年 8 月 28 日第十届全国人民代表大会常务委员会第十一次会议对旧的传染病防治法进行了再次修订，根据新修订之后的《中华人民共和国传染病防治法》，我国的法定传染病有 37 种，近年来卫生部又将甲型 H1N1 流感、手足口病两种传染病纳入法定传染病之中，目前我国的法定传染病总共有 39 种。根据传染病的传播速度以及对人类的危害程度，法定传染病又可以分为甲类、乙类和丙类三类。

1. 甲类传染病（强制管理传染病）

甲类传染病也称为强制管理传染病，分为两种：鼠疫和霍乱。此类传染病发生后报告疫情的时限，对病人、病原携带者的隔离、治疗方式以及对疫点、疫区的处理等，均强制执行。

2. 乙类传染病（严格管理传染病）

乙类传染病分为 26 种，包括：传染性非典型肺炎、艾滋病、病毒性肝炎、脊髓灰质炎、人感染高致病性禽流感、麻疹、流行性出血热、狂犬病、流行性乙型脑炎、登革热、炭疽、细菌性和阿米巴性痢疾、肺结核、伤寒和副伤寒、流行性脑脊髓膜炎、百日咳、白喉、新生儿破伤风、猩红热、布鲁氏菌病、淋病、梅毒、钩端螺旋体病、血吸虫病、疟疾、人感染 H7N9 禽流感。其中，传染性非典型肺炎和炭疽中的肺炭疽虽被纳入乙类，但可直接采取甲类传染病的预防、控制措施。乙类传染病也称为严格管理传染病，在传染病发生后，必须要按照卫生部的要求严格进行管理。

3. 丙类传染病（监测管理传染病）

丙类传染病包括流行性感冒、流行性腮腺炎、风疹、急性出血性结膜炎、麻风病、流行性和地方性斑疹伤寒、黑热病、包虫病、丝虫病，除霍乱、细菌性和阿米巴性痢疾、伤寒和副伤寒以外的感染性腹泻病、手足口病。丙类传染病也称为监测管理传染病，对丙类传染病要按国务院卫生行政部门规定的监测管理方法进行管理。

上述规定以外的其他传染病，根据其暴发、流行情况和危害程度，需要列入乙类、丙类传染病的，由国务院卫生行政部门决定并予以公布。

四、传染病的流行过程

传染病的流行过程需要三个基本环节，即传染源、传播途径和易感人群。流行过程常受社会因素和自然因素的影响。传染源、传播途径和易感人群三个条件不是孤立的，它们互相联系和相互影响，缺一不可的。

（一）传染源

传染源是指体内有病原体生存、繁殖并能将病原体排出体外的人或动物。传染源是传染病发生和流行的根源。它包括以下几种：

1. 传染病患者（病人）

病人是指感染了病原体，并表现出一定的症状和体征的人。就大多数传染病来说，病人是主要的传染源。病人排出病原体的整个时期叫传染期。根据某种传染病的传染期，可决定病人的隔离期限。

病原体进入人体后，经过一定时间的繁殖，达到一定数量时，就使人生病，最初病人无明显症状，此时叫潜伏期，潜伏期的病人可能传染疾病，因为没有明显症状，所以传染病更难于鉴别。因而，预防为主则显得尤为重要。

2. 病原携带者

病原携带者是指无症状但能排出病原体的人或动物。病原携带者可以分为病后病原携带者（亦称恢复期病原携带者）和健康病原携带者两类。病后病原携带者指的是病人患病后，症状虽已消失，但仍能排出病原体；而健康病原携带者指的是病原体虽已侵入人体，但不出现任何症状，却能排出病原体的健康人。

有些传染病的主要传染源是病原携带者，如猩红热、流行性脑脊髓膜炎、脊髓灰质炎、伤寒、痢疾。

3. 受感染的动物

有些传染病是人畜共患病，患病的动物可排出病原体传染给人类，如狂犬病、鼠疫、布鲁杆菌病等。有些传染病，动物感染后不发病，但可传染给人类，如猪作为流行性乙型脑炎的传染源。作为传染源的动物以啮齿类动物为主，家禽、家畜次之。

（二）传播途径

病原体从传染源体内排出后，经过一定的方式，又侵入他人体内，所经过的路线被称为传播途径。主要的传染途径有以下 8 种：

1. 空气传播

空气传播是呼吸道传染病的主要传播方式。它包括飞沫和尘埃传播，如病人讲话、呼吸、咳嗽，喷出大量大小不同的黏液和唾液的飞沫，飘在空中，造成健康人感染。此外，病人吐的痰晒干后可以混入尘埃中，当人行走或打扫清洁时，可以从扬入空气中吸入呼吸道使人致病。所有呼吸道传染病如白喉、麻疹、流行性感冒等病都是通过空气传播的。还有非典型肺炎主要通过近距离空气飞沫和密切接触传播，是一种呼吸道急性传染病。因此，幼儿园实行洒水清扫，防止灰尘飞扬，加强通风换气，采用紫外线照射或乳酸蒸汽消毒，可有效地切断此传播途径。

2. 饮食传播

病原体污染了食物、饮水，经口进入健康人体内，称为饮食传播。饮食传播是消化道传染病的主要传播方式。食物在制作、储藏、运输和销售过程中被病原体污染，造成“病从口入”，经由消化道进入健康的人体而使其受到感染。菌痢、甲型肝炎、伤寒等，主要以这种方式传播。

3. 虫媒传播

被蚊、蚤、虱、白蛉等叮咬、吸血等而感染的疾病，称为虫媒传播。如蚊子传播流行性乙型脑炎，白蛉传播白蛉热、黑热病等。

4. 接触传播

有直接接触传染和间接接触传染。前者不经过外界途径，由传染源直接到达易感者身上，使之得病，如狂犬病、性病等。后者则是接触了被病人污染的食物、水、玩具、餐具等引起的疾病，如乙肝等。另外，人类感染禽流感病毒主要是接触感染。

5. 水源传播

病原体污染水源并能在水中存活一段时间，使饮用此水的人感染疾病。不少肠道传染病，如伤寒、细菌性痢疾、甲型病毒性肝炎等都可因此引起。有些传染病，如血吸虫病，是因接触被病原体污染的水（如戏水、游泳等），病原体经由皮肤侵入人体的。保护水源，饮用开水，可减少水源传播。

6. 医源性传播

医源性传播是由医务人员在检查、治疗和预防疾病时或实验室操作过程中造成的传播。如输血员带有乙型肝炎表面抗原时，输血可传播乙型传染性肝炎。

7. 土壤传播

寄生虫卵和细菌等随人的粪便进入土壤，可因土壤沾在人们手上，病原体经口进入人体；也可因土壤污染伤口致病（如破伤风）；或在土壤中的寄生虫幼虫，自人的皮肤钻入人体致病（如钩虫病）。土壤传播与人们接触土壤的机会及个人卫生习惯有关。

8. 母婴传播

母亲和婴儿接触密切，一方可将疾病传染给另一方。包括胎盘传播、分娩损伤传播、哺乳传播和产后接触传播四类。

病原体必须经过一定的传染途径，侵入人体后才能构成传染，而每一种病原体都有一个或多个侵入门户，否则不发病。如痢疾杆菌，只有入侵消化道才会致病。病原体入侵的部位有呼吸道、消化道、皮肤黏膜。

有些传染病是多种途径传播的，如艾滋病有性接触、血液传播和母婴传播三种途径；鼠疫是蚤类传播的，但肺鼠疫是呼吸道传播的；炭疽是接触传播的，但肺炭疽是呼吸道传播的。

（三）易感者（易感人群）

易感者是指对某种传染病缺乏免疫力，或免疫力较弱，病原体侵入后可能发病的人。易感人群是指人群对某种传染病缺乏免疫，易受感染。人群的感染性决定于易感者在人群中所占的比例。易感人群的多少，对传染病的发生和传播，往往有很大的影响。

病原体入侵人体后，如果人体没有免疫力，则病原体就能繁殖使人致病，所以易感者的存在是传染病流行不可缺少的环节。社会条件和自然条件都可影响人的体质，如居住条件、营养、工作条件都影响人对疾病的抵抗力；气温、温湿度、气候也一样。因此，提高社会环境和自然环境的质量有利于提高人群的健康水平，减少易感者。

知识链接

幼儿为何是易感者①

小儿非特异性免疫功能较差，如皮肤、黏膜娇嫩，屏蔽功能差，淋巴系统发育未成熟，防御能力差，补体、调理素等因子活性低下，中性粒细胞的吞噬功能也较差。特异性体液免疫和细胞免疫也都较成人低下，如婴幼儿时期 IgG、SIgA 水平较低，易患呼吸道及消化道感染。新生儿可通过胎盘自母体获得 IgG，故出生后 6 个月内患某些传染病的机会较小；6 个月后，来自母体的 IgG 基本消失，而其自行合成 IgG 的能力一般 6~7 岁才达到成人水平。母体 IgM 不能通过胎盘，故新生儿血清 IgM 浓度低，易患革兰阴性细菌感染。

艾滋病的传染源是携带 HIV 病毒的人或动物，传播途径是性接触、血液传播和母婴传播，易感人群是未感染 HIV 病毒的人或动物。禽流感的传染源是感染了甲型流行病毒的鸡、鸭等家禽或人，传播途径是通过与有病禽直接接触和病毒污染物间接接触进行传播，易感人群是没有感染甲型流感病毒的家禽或人。传染病能够在人群中流行，必须同时具备传染源、传播途径和易感人群三个基本环节，缺少其中任何一个环节，传染病就流行不起来。

案例分析

1988 年上海市流行甲型肝炎，后来查明是食用不清洁的毛蚶引起的，这种毛蚶成了甲型肝炎的（　　）。

A. 传染源　　B. 传播途径　　C. 易感人群　　D. 病原体

解析：传染病要流行必须同时具备传染源、传播途径和易感人群三个

① 参见冯学斌等：《儿科学》，科学出版社，2007 年版，第 2 页。

基本环节，缺少其中任何一个环节，传染病就流行不起来。首先排除答案D，毛蚶本身不是病原体，但它往往会携带病原体；它自身不患病，但它和它携带的病原体被健康人吃掉，病原体就传播给健康的人，使人患病。因而毛蚶是甲型肝炎的传播途径。正确答案为B。

总之，传染源、传染途径和易感者是传染病流行的三个环节，缺少任何一个环节都不可能发生传染病的流行。因此，要预防传染病的流行，也必须从这三方面去控制。

第二节　预防接种与幼儿计划免疫

问题情境

我国为什么要实行预防接种证制度？

我国于1991年颁布的《中华人民共和国传染病防治法实施办法》第二章第十二条规定：“国家对儿童实行预防接种证制度。适龄儿童应当按照国家有关规定，接受预防接种。适龄儿童的家长或者监护人应当及时地向医疗保健机构申请办理预防接种证。托幼机构、学校在办理入托、入学手续时，应当查检预防接种证，未按规定接种的儿童应当及时补种。”

分析：

世界卫生组织提出了“在1990年使全世界所有儿童都能得到免疫”这一全球战略目标。我国是实行计划免疫的国家，主要是按照国家规定的程序，有计划地对儿童进行预防接种。幼儿园应严格把好这一关，同时做好家长的宣传工作，争取他们的配合。国务院规定，每年4月25日为儿童预防接种宣传日。普及儿童计划免疫是保护儿童健康，造福子孙后代的一项重要工作。

预防接种证是儿童预防接种的记录凭证，每个儿童都应当按照国家规定建证并接受预防接种，见表5-1。儿童家长或者监护人应当及时向医疗保健机构申请办理预防接种证，托幼机构、学校在办理入托、入学手续时应当查验预防接种证（见表5-1），未按规定接种的儿童应当及时安排补种。儿童家长或监护人要妥善保管好接种证并按规定的免疫程序、时间到指定的接种点接受疫苗接种。如儿童未完成规定的预防接种，因故迁移、外出、寄居外地，可凭接种证在迁移后的新居或寄居所在地预防接种门诊（点）继续完成规定的疫苗接种。当儿童的基础免疫与加强免疫全部完成后，家长应妥善保管好接种证，它是儿童身体健康的身份证，以备孩子入托、入学、入伍或将来出入境的查验。①

表5-1　**预防接种记录**

制药名称	日期				备注
	Ⅰ	Ⅱ	Ⅲ	强化	
卡介苗					
脊髓灰质炎糖丸					
百、白、破三联制剂					
麻疹疫苗					
乙型脑炎疫苗					

一、预防接种的免疫学基础

预防接种就是用人工的方法，使人体提高对某种传染病的免疫力，是为了控制和最后达到消除传染病，保护广大儿童身体健康的措施之一。

免疫力是人体自发的或者被动的对某种疾病的抵御能力。免疫力获得的原理是：任何外界侵入人体的新异物体，都能刺激人体组织产生抵抗这种物体的物质。侵入的物体称为抗原，抵抗它的物体叫做抗体。抗体是由抗原刺激而产生的。抗体可以将抗原杀死、包围、溶解或吞噬。各种传染病的病原体均属于抗原，而对传染病的抵抗力量则属

① 参见 http://baike.baidu.com/view/4092208.htm。

于抗体。抗体具有专一性。某种抗体只能对某种传染病起作用，根据抗体产生的特殊性，我们可以在疾病发生以前采取措施。这种措施就是打预防针，以增强身体对疾病的抵抗能力。

免疫有先天免疫和后天免疫两种：

先天免疫（非特异性免疫）：是指机体对所有病原微生物都有一定程度的抵抗力，没有特殊的选择性，这种抵抗力是人类在进化过程中形成的，是生来就具有的对疾病的抵抗能力，是人类在进化过程中遗传得来的，如吞噬细胞的作用。

后天免疫（获得性免疫、特异性免疫）是在后天环境中机体由于受到外界抗原性异物刺激所产生的免疫性。由于它是个体在生活过程中获得的，所以又称为后天免疫或获得性免疫。

后天免疫包括自动免疫和被动免疫。

（一）自动免疫

自动免疫指机体接受抗原刺激后，因两者相互作用而建立起来的特异性免疫应答。它的产生需要一定的潜伏期，一旦建立，维持的时间比较长。

1. 自然自动免疫

是指病原体侵入人体之后，人体自动产生抗体使身体获得某种疾病的抵抗力。如患过伤寒和麻疹以后有较长时间的免疫性。在日常生活中，可以多次少量地感染病原体，虽未明显发病，身体却可以产生抗体，这叫做分次免疫。

2. 人工自动免疫

用人工的方法将抗原（也叫疫苗，是经人工处理的无毒的活菌、死菌或细菌代谢产物等）注入人体后，与人体互相作用，产生抗原的抗体而使身体具有特殊的免疫作用，这种方法就是常说的预防接种。

（二）被动免疫

被动免疫是机体被动接受抗体、致敏淋巴细胞或其产物所获得的特异性免疫能力。其特点是效应快，维持时间短。

1. 自然被动免疫

从其他机体获得的抗体，可以增强身体抵抗力，如初生到 6 个月的婴儿，从母体（胎盘和母乳）中获得的抗体，在初生数月内可不患麻疹等多种传染病。

2. 人工被动免疫

取人工自动免疫的大动物（多用马）的血清，或取含有足够抗体的恢复期患者的血或血清注入人体，使其迅速产生免疫力。这种方法多用于预防和治疗，但产生的免疫性不长，如胎盘球蛋白或人血预防麻疹，用丙种球蛋白、破伤风抗血清预防疾病。

二、计划免疫

世界卫生组织提出了“在1990年使全世界所有儿童都能得到免疫”这一全球战略目标。普及儿童计划免疫是保护儿童健康，造福子孙后代的一项重要工作。

（一）计划免疫

计划免疫是根据疫情监测以及人群免疫状况的分析，按照规定的免疫程序，有计划地利用生物制品进行预防接种，以提高人群免疫水平，达到控制以致最后消灭相应传染病的目的。

人类与传染病斗争的历史中，预防接种具有相当重要的作用。例如人类消灭天花这种烈性传染病，种牛痘是主要的措施。

（二）预防接种用生物制品种类

1. 自动免疫制剂

（1）菌苗。菌苗是用细菌制成，分死菌苗和活菌苗两种。

死菌苗，如霍乱、伤寒、百日咳等菌苗，这类菌苗产生的免疫力不高，要使人体获得免疫力，须多次的注射。

活菌苗，如卡介苗，这类菌苗的优点是接种次数少，免疫效果较好，免疫力持续时间长；缺点是活菌苗需冷藏保存，否则会失效。

（2）疫苗。用病毒制成。分灭活疫苗与减毒活疫苗两类。有时也把预防接种的生物制品统称为“疫苗”。

灭活疫苗，如乙型脑炎、狂犬病疫苗。减毒活疫苗，如脊髓灰质炎疫苗（小儿麻痹疫）、麻疹疫苗等。活疫苗的优缺点与活菌苗相同。

（3）类毒素。用细菌产生的外毒素制成，如白喉类毒素、破伤风类毒素等。

2. 被动免疫制剂

（1）丙种球蛋白。自胎盘血液或健康人血液中提取的含抗体的溶液，可用作被动免疫。在接触麻疹、甲型肝炎之后，早期注射丙种球蛋白可防止发病或减轻症状。

（2）免疫血清。免疫血清是抗毒素、抗细菌血清、抗病毒血清的总称，包括破伤风抗毒素、狂犬病抗病毒血清等。

上述被动免疫制剂注射后，人体可立即获得特异性的免疫力，但持续时间仅3~4周。另外，免疫血清（比如狂犬病抗病毒血清）多来自动物的血清，对人体是异种蛋白，用前须先做皮肤测试。

（三）基础免疫与加强免疫

国家推行计划免疫，特别是对学前儿童实施系统的、有计划的、有组织的预防接种。计划免疫包括基础免疫和加强免疫。

1. 基础免疫

选择几种对小儿威胁较大的传染病的疫苗，在短期内，有计划地对小儿进行预防接种，使小儿获得对这些传染病的特异性免疫力，并为今后的免疫打下基础，称基础免疫。

因为疫苗种类不同，完成基础免疫所需要的接种次数也不同。一般活疫苗（如麻疹疫苗、卡介苗）因免疫效果好，只需接种一次，就可达到基础免疫的效果。死疫苗因免疫效果较差，必须接种几次才能达到基础免疫的效果。

2. 加强免疫

进行基础免疫后，机体获得相当强的免疫力。经过一定的时间后，免疫力逐渐下降，当下降到一定程度时，重复接种一次，就很容易使免疫力再度提高，以巩固免疫效果。这种复种叫加强免疫。

视野链接

免疫学与传染病①

免疫学用于诊断和防治疾病是医学的重大进展之一。尽管人类很早就有免疫的观念，知道用种痘法预防天花，然而免疫学在19世纪后期才创立。巴斯德用毒力减弱的细菌预防鸡霍乱、羊炭疽病，证实家畜接种了毒力减弱的病原微生物，不再感染此病。1885年巴斯德研制出减毒狂犬病疫苗，并给被狂犬咬伤的9岁儿童接种，小孩没有发病。这次实践表明实验室中制备的减毒疫苗可以安全有效地防治人类疾病。至今狂犬疫苗仍是预防狂犬病的最有效方法。在此基础上，一系列特异性血清被研制出来，1890年贝林和北里柴三郎完成了白喉抗毒素研究，是治疗和预防白喉的有效制剂，使白喉的死亡率大大降低。贝林因此成为首届诺贝尔医学生理学奖得主。1923年卡尔梅特与介连提出为新生儿注射卡介苗预防肺结核。此后更有小儿麻痹症疫苗、麻疹疫苗、风疹疫苗和乙型肝炎疫苗等。血液中凝集素的发现为一些疾病的诊断提供了手段，1896年法国临床医学家肥达发现伤寒患者的血清对伤寒菌有凝集作用，被用于伤寒病人的诊断，称肥达氏反应。与此类似的有诊断结核的皮尔奎反应，诊断梅毒的瓦色曼反应等。

19世纪末20世纪初人类对传染病的病原体有了新的认识，一些细菌以外的病原体如病毒、螺旋体、立克支体、衣原体、寄生虫也逐渐被发现。人类对于病毒性传染病，如天花、麻疹、狂犬病、流行性感冒等早已不陌生了，但对病毒的发现和认

① 参见 http://www.cas.cn/zt/jzt/kpzt/zkywfzfdzgx/kysh/200305/t20030512_2666839.shtml。

识在 19 世纪末才开始。最早认识的病毒是植物病毒，1892 年俄国科学家伊万诺夫证实引起烟叶黑斑病的是一种能透过滤膜的微小粒子（virus），现在我们称之为病毒。这使人们意识到还有比细菌更小的致病因子。1898 年贝杰林克证实这种微粒具有传感性，并能在活的植物体中繁殖，说明了病毒是一种有机体。同年罗塞弗和弗拉斯发现口蹄疫也是由同样的微粒引起的，说明病毒也可感染动物。1900 年北美军队占领古巴时，美国人芬利发现蚊子是黄热病传播的中间媒介，1901 年军医里德证实黄热病的致病因子也是病毒，虫媒可携带病毒并能造成人类感染。由于病毒必须寄生在其他生物体上，也无法用显微镜观察到，研究起来十分困难，关于病毒的本质还有过长期的争论。直到 1939 年电子显微镜发明后人类才看到病毒的形态。现在我们知道的病毒性传染病还有小儿麻痹、甲肝、乙肝、艾滋病等。目前流行的非典型肺炎的病原体也初步确定为冠状病毒。有些病毒结构稳定，有利于我们通过免疫学接种，预防疾病。有些病毒容易变异，流感病毒就是其中之一。流感病毒在自然界中不断发生变异，易引起世界性大流行，给人类带来极大的危害。仅 20 世纪就有 4 次世界性大流行，首次在第一次世界大战末期（1918—1919 年），发病人数约 5 亿，病死超过 2000 万人。20 世纪 40 年代至 60 年代又发生 3 次世界性大流行。目前尚无特效的治疗流感的药物，虽然对易感人群可注射疫苗预防，但由于流感病毒极易发生变异，必须选用当时当地流行的新毒株制备疫苗才有作用。

20 世纪在疾病的治疗方面取得了划时代的进步，尤其是化学疗法的发明，使许多传染病得到了有效控制。1910 年欧利希与秦佐八郎研制成抗梅毒药物 606，开创了化学疗法。1935 年德国人多马克发现磺胺药的抑菌作用，不但能杀灭葡萄球菌对链球菌、肺炎双球菌、脑膜炎双球菌、淋球菌等也有良好的抑制作用。从而解决了一些常见感染的特效治疗问题。抗生素的应用无疑是化学治疗学的里程碑，1928 年弗莱明就发现青霉菌能产生抑菌物质，1940 年弗洛里和钱恩提取出青霉素，应用于临床后收到了神奇效果，临床证实对猩红热、梅毒、白喉、脑膜炎、淋病等传染性疾病都有明显疗效。1944 年瓦克斯曼发现链霉素，使长期困扰人类的结核病得以控制。此后氯霉素、金霉素、四环素、土霉素等新抗生素陆续被发现并用于临床。至此大部分细菌病的治疗都有了特效药。

一些热带传染病，如疟疾、斑疹伤寒、黄热病的病原体及传播媒介也已搞清，早在 1880 年法国拉维兰发现为疟疾的病原体是一种寄生虫，称之为疟原虫，其后美国人曼逊证实疟疾通过按蚊传播。很早人们就知道用金鸡纳治疗疟疾，氯奎类药物的问世提高了治疗效果，我国研制的青蒿素对抗氯奎恶性虐有良好效果。1916 年发现斑疹伤寒的病原体为立克支体，1902 年尼科尔证实其传播媒介为虱子，尼科尔因斑疹伤寒方面的研究成果荣获 1928 年诺贝尔医学生理学奖。四环素或氯霉素对斑疹伤寒有特效治疗作用。杀虫剂 DDT 和 666 能有效杀灭蚊子、虱子、跳蚤等中间媒介，可以控制这些疾病的发生。剩下的病毒性传染病，虽然还缺乏杀灭病原体的药物，但疫苗的广泛使用使发病率大幅度下降。

随着科学的进步和医学家不懈的努力，人类在预防和控制传染病方面已经取得巨大的进展。至此那些历史上作恶多端的传染病大都被人类有效地管制。从20世纪70年代起，在许多国家传染病这个人类的第一杀手已让位于心脑血管、肿瘤等其他疾病，医学研究的重点也发生了转移。这一切都使人们忘记了传染病曾经给人类带来的灾难，我们似乎已感觉不到传染病的威胁了。就在此时，新的传染病又悄悄向我们袭来，艾滋病、军团病、莱姆病提醒我们，传染病仍威胁着人类，最近爆发的非典型肺炎更为我们敲响了警钟，告诉我们人类与传染病的战争还将继续下去。

所幸的是，人类在与传染病的斗争中已积累了许多宝贵经验，再利用科学这个武器，凭借我们的智慧和顽强拼搏，最终一定能战胜病魔。

第三节　幼儿园传染病的预防与管理

问题情境

去年的某天，一向健康的萍萍在幼儿园吃午饭时突然出现惊厥、面色发白、全身抽搐的症状，老师见状，立即喊来幼儿园的保健医生，同时通知了萍萍的家长。保健医生让萍萍平躺在地上进行急救，先是将她的头偏向一侧，随即用棉布包住压舌板塞住萍萍的嘴巴，并拨打了120，最终萍萍被送入太和医院进行救治，平安脱险。

分析：

家长应如实提供孩子的健康情况。据幼儿园老师反映，因为幼儿教育属于非义务教育，个别家长担心孩子有疾病会被幼儿园会拒收，于是向园方隐瞒孩子的病情，以至于一些孩子发病时，老师没有心理准备，处理起来十分棘手。建议家长在孩子入园前跟老师、保健医生如实交代孩子的健康状况，请老师酌情照顾。

此外，每个孩子入园都需要进行体检，包括身高、体重、血常规、龋齿、视力、听力、智力等常规检查，最重要的是检查有无传染性、营养性疾病，若幼儿患有传染性肝炎、结核、眼结膜炎及皮肤病等，痊愈后才可入园，有急性传染病接触史的孩子也须暂缓入园。

传染病流行的三个环节，传染源、传播途径、易感人群相互依赖、相互联系，缺少其中任何一个环节，传染病的流行就不能发生。所以，预防和管理传染病也要从这三个环节着手。

一、控制传染源

很多传染病，在患者开始发病之前，已经具有了传染性，某些传染病则在发病初期传染性最强。因此，越早发现和管理传染源，则越能防止传染病的流行。幼儿园不论在平时或疾病流行期间，都必须加强检查工作力度。早发现、早报告、早隔离、早治疗是预防传染病传播的重要措施。

（一）早发现

（1）对学前儿童入园前的健康检查必须严格执行，以便早期发现疾病。入园后也要定期进行体检。

（2）托幼机构的工作人员应每年进行一次以上的体检，新来的工作人员必须通过严格的体检方能参加工作。

（3）加强晨、午、晚检查和全日观察。检查应形成制度，不流于形式，如发现幼儿有疾病，应及时隔离并进一步观察。

①晨间检查：检查可以在日托儿童每天入园时，全托儿童早晨起床后进行。检查可根据传染病好发季节而有所侧重。晨间检查的方法可概括为：一摸、二问、三看、四查。一摸：摸体温是否发烧；二问：询问儿童园外饮食、睡眠、大小便情况；三看：看咽部、皮肤和精神状况有无异常；四查：有无携带不安全物品，发现问题及时处理。对怀疑有传染病的儿童，暂不得入班，需经医生进一步检查，再确定是否入班。

②全日观察：保教人员结合日常护理，随时注意儿童有无异常表现。全日观察的重点是精神、食欲、大小便、体温及睡眠情况。

（二）早报告

幼儿园发现急性传染病或疑似传染病时，教师、医务人员应及时报告园领导，园领导应及时报告当地防疫机关，以便采取紧急控制疾病蔓延的措施。

（三）早隔离

许多传染病，在患病早期传染性最强，早隔离病儿是控制传染病流行的重要环节。疑似传染病，也应先隔离。有条件的托幼机构可设立隔离室，防止传染病蔓延，并使患儿得到个别照顾。

（四）对传染病接触者进行检疫

对接触过传染病的幼儿，应做好隔离检疫工作，直至传染病最长潜伏期（见表5-2）结束未出现症状可解除。

表 5-2　　常见传染病的潜伏期、隔离期和检疫期限

病名	潜伏期（天）			患者隔离日期	接触者检疫日
	常见	最短	最长		
麻疹	10	6	18	无并发症者疹后 5 天	21 天
水痘	13~17	11	24	皮疹全部干燥结痂	21 天
流行性感冒	1~2	数小时	4	退烧后 24 小时	最后 1 个病人发病后 3 天
流行性腮腺炎	18	14	21	腮肿消失为止	21 天
甲肝	14~42			发病起不得少于 40 天，慢性迁延性肝炎活动期要隔离	42 天
流行性乙型脑炎	14	4	21	隔离到体温正常为止	不检疫
脊髓灰质炎	5~14	3	35	自发病起不得少于 40 天	21 天
细菌性痢疾	1~2	数小时	7	症状消失、大便培养 2 次，阴性后解除隔离，带菌者要隔离	7 天
百日咳	7~10	2	21	自发病起隔离 40 天，自痉咳日起 30 天	21 天
流行性脑脊髓膜炎	1~4	1	7	临床症状消失后 3 天，但从发病日计算不得少于 7 天	7 天
猩红热	3~7	1	12	自发病起隔离 2 周或症状消失后一周，咽培养阴性	12 天

（五）病后检查

幼儿园对病儿和工作人员病后返园必须做检查。如患急性传染病，必须在病愈后隔离期满，并经过医生证明无传染性，方可返园。

二、切断传播途径

（一）经常性预防措施

1. 培养幼儿良好的卫生习惯

这是切断传播途径的重要方法之一，也是幼儿园教育的内容之一。教师应注意在日常生活中培养儿童个人卫生、饮食卫生、遵守作息制度、自觉锻炼身体等卫生习惯，同时应有计划地向幼儿传播卫生知识。

2. 幼儿园应制定和执行清洁卫生制度

传染病的发生和流行与环境条件有密切的关系，认真制定和执行好清洁卫生制度，病原体也就没有了适宜的生存条件与繁殖场所。如定期进行大扫除，除四害，对水源、食物进行卫生消毒。

3. 做好经常性的卫生消毒工作

采用多种消毒方法做好消毒工作，这是切断传染途径的一个重要步骤。主要做好室内通风换气，以及对桌椅、床、玩具、被褥、厕所的消毒工作。

知识链接

常用的消毒方法

消毒的目的是消除或杀灭外界环境中的病原体，是切断传染途径的重要措施。常用的消毒方法，有物理和化学消毒法。

1. 物理消毒法

利用物理因子作用于病原微生物，将之杀灭或消除，叫物理消毒法。

（1）机械消毒法：我们将只能从物体上消除或减少病原体，不能起杀灭病原体的作用的物理消毒法，称为机械消毒法。主要采用洗涤法、通风换气法（利用窗户和通气口打开）等方法，排除部分或全部的病原体，但不能有效地杀灭病原体。

（2）日晒法：一般物品在日光的直射下，曝晒 6 小时可达到消毒的目的。流感、百日咳、流脑、麻疹等病原体，在直射阳光下很快就会被杀死。

（3）煮沸法：是简便可靠的方法。被消毒的物品必须全部浸入水中。一般致病菌在煮沸 1~2 分钟后即可杀死。甲型或乙型肝炎病毒，煮沸 15~30 分钟方能消灭病毒。各种耐热的物品、金属器械和食具等均可煮沸消毒。

（4）紫外线灯消毒法：可用来对玩具、室内空气等进行消毒。按操作要求消毒时，凡有人的场所，不要用紫外线照射。虽然目前已有不少化学和物理的消毒方法可供选择，但任何方法均不能取代古老的紫外线消毒。这是由于紫外线用于消毒杀菌有许多优点：杀菌谱广、对消毒物品无损害，无残留性、使用方便、价格低廉、安全可靠、适用范围广。

（5）焚烧：把带菌的废物，通过火焰杀菌，有些金属工具也可用烧灼的方法消毒。

2. 化学消毒法

（1）酒精：70%~75%酒精，常用于皮肤和医疗器械的消毒。

（2）碘酒：2~2.5碘酒可用于消毒皮肤，但不能接触黏膜，更不要与红汞同用，以免发生碘化汞有害身体。

（3）漂白粉：5%~10%溶液可用于消毒排泄物、垃圾、厕所、衣服。0.2%~1%漂白粉澄清液，一般可用于用具、家具、便盆等消毒。

（4）石灰：用10%~20%石灰乳剂消毒肠道传染病病人的粪便。1份粪便加2份石灰乳，消毒4小时，即可达到杀菌的目的。

（5）煤酚皂溶液（来苏儿）：为带有酚臭味的红褐色油状液体，呈强碱性。可用3%~5%浓度的来苏儿消毒用具，1%~2%溶液浸手，2分钟即可消毒。使用过多会产生副作用。

（6）过氧乙酸：0.1%~0.5%的溶液可用于不锈钢、塑料制品、体温表、水果等的消毒。

（7）新洁尔灭：0.5%的溶液可用于食具消毒。

（8）氯胺（氯亚明）：0.5%溶液可用于消毒用具、家具、便盆等。3%溶液可用于消毒粪便。

（二）发现传染病人后采取的措施

1. 立即隔离病人

一旦发现传染病人或可疑病人，应立刻予以隔离，并由专人负责。

2. 进行彻底消毒

根据病人所患传染病的类型，对其隔离前所待场所和所用物品有重点地进行一次彻底的消毒。

三、保护易感者

增强幼儿的抵抗力，一方面应严格执行生活制度，使幼儿生活有规律，保证幼儿膳食的质量，让幼儿多在户外活动，并要加强三浴锻炼。另一方面，还要做好预防接种工作，对易感幼儿要加强预防工作，在疾病流行前及时给幼儿预防接种。

第四节　幼儿常见的传染病及其预防

一、流行性感冒

（一）病因

流行性感冒简称为流感，是由流感病毒引起的急性呼吸道传染病。流感病人是主要的传染源，通过咳嗽、喷嚏等排出病毒，经呼吸道感染他人。人对流感普遍易感。此病传染性很大，四季均可流行。其流行特点是突然发病，迅速蔓延，患者人数众多，但流行过程较短，一般多流行于冬春季。

（二）症状

潜伏期半天到两天左右。起病急，高烧、寒战、头痛、咽痛、乏力，眼结合膜充血。多以畏寒、发热急性起病，伴有头痛、腰部和四肢酸痛、眼球结膜及咽部充血、喷嚏等症状。

以胃肠道症状为主者，可有恶心、呕吐、腹痛、腹泻等症状。以肺炎症状为主者，发病 1~2 天后即出现咳嗽、气促等症状。部分病儿有明显的精神症状，如嗜睡、惊厥等。婴幼儿常并发中耳炎、鼻窦炎等，个别体弱者可引起脑膜炎，此病死亡多因并发性肺炎所致。

（三）护理

（1）高烧时卧床休息。病儿居室要有阳光，保证空气新鲜。食物应易消化，有营养、多饮水。

（2）药物预防。可选用板蓝根、紫草、桉叶、贯众、鹅不食草、金银花、黄连、连翘等药物。

（3）患儿高烧时应适当降温，婴幼儿多采用物理降温法。

（4）护理者戴口罩，护理患儿后洗手。

（四）预防

流感病毒有甲、乙、丙三种，由于不能确知造成流行的病毒种类，所以预防接种效果不大。

（1）隔离消毒。此病发病快，患者应立即与健康者隔离，做好空气消毒和食具消毒工作，如用 0. 2%漂白粉液喷雾或用乳酸按 10~20mL/100m^3 进行熏蒸消毒。

（2）流感流行期间，少带幼儿到公共场所。外出时应戴口罩，注意公共卫生，不随地吐痰。

（3）注意室内清洁和通风。当地发生流感时一律不接受新儿童入园。

（4）平时注重体格锻炼，加强营养，可让儿童多到阳光充足和空气新鲜的户外适当地活动，增强抵抗力。

（5）注意外界环境的变化。尽量使室内保持相对恒定的温度，空气要流通、阳光要充足。

视野链接

流感：　人类历史上死人最多的急性传染病①

迄今为止，人类历史上死人最多的急性传染病是什么？标准答案：流行性感冒。

第一次世界大战，人类陷入自相残杀之中，有一千多万人被同胞夺去了生命。然而，就在战争快要结束的时候，一场流感爆发，在1918—1919年造成全世界约10亿人感染，两千五百万到四千万人死亡（当时世界人口约17亿人），其全球平均致死率约为2.5%~5%。这就是20世纪人们闻之色变的西班牙流感。

1918年3月，西班牙流感首发于美国堪萨斯州的芬森军营，当时的症状只有头痛、高烧、肌肉酸痛和食欲缺乏。很快又传播至底特律等3个城市。不到一年时间席卷全球。当时西班牙约有八百万人感染了此病，并且多为青壮年，连西班牙国王也未能幸免，所以被称为西班牙型流行性感冒。

比起真正的战争，这场没有硝烟的战斗似乎更加令人殚精竭虑、死伤惨重。即使在费城这样一个现代化大都市，牧师们也不得不像中世纪肺鼠疫肆虐时那样，赶着马车在街上吆喝，让那些躲在紧闭的门后、胆战心惊的人们把屋子里的尸体搬出来。这场大流感使得1918年费城卫生系统全面崩溃，医院爆满，拒收病人。

科学家和医学家开始夜以继日地研究，但是对于当时的科学家来说，要想找到流感的元凶基本上是一个不可能完成的任务。那时，人们还搞不清流感是由细菌还是病毒引起的，也不知道遗传物质DNA和RNA的存在（流感病毒是一种RNA病毒）。大流感结束后的数年间，许多科学家以流感杆菌为研究对象，但这些研究几乎一无所获。其中美国细菌学家埃弗里在对流感杆菌的研究日益走向死胡同之际，把全副精力用在了对流感并发症肺炎以及肺炎球菌的研究上，这导致了科学史上最伟大的发现之一——埃弗里最终找到了遗传物质DNA。

1933年，英国3位科学家才分离出第一个人类流感病毒，并命名为H1N1，从此人们才知道流行性感冒是由流感病毒所造成。

① 参见http://www.52rkl.cn/fenghuangzhidao/0I1345912014.html。

西班牙流感之后，1957 年又发生了亚洲型流感，导致 100 万人死亡，病毒来源据信为禽流感和人流感病毒在猪身上进行基因交换产生了新型病毒。1968 年发生了香港型流感，导致 75 万人死亡，病毒来源据信为禽流感和人流感病毒再次发生变异。

随着医学日渐发达，一些癌症的死亡率开始下降，但流感造成的死亡率却没有任何下降。流感病毒的变异，加上一些亚型流感病毒在很长一段历史时期内没有再出现过，导致没有人接触过这些病毒。这些病毒一旦暴发，所带来的危害不亚于一次大规模的生物袭击。《大流感》的作者巴里悲观地认为，新的流感大流行几乎无法避免，它的到来只是个时间问题。

二、水痘

（一）病因

水痘是由病毒引起的呼吸道传染病。病毒存在于病人的鼻咽分泌物及水痘的浆液中。从病人发病日起到皮疹全部干燥结痂，都有传染性。病初，主要经飞沫传染。皮肤疱疹破溃后，可经衣物、用具等间接传染。人群对水痘普遍易感，感染水痘后则很少再有第二次感染。以 2~6 岁的小儿发病率最高。多发生于冬春季，其他季节可散发。

（二）症状

水痘的潜伏期 12~21 天，平均为 14 天，起病较急，有低度或中度发热，不适，上呼吸道症状等，数小时或者 1~2 天内出现皮疹。皮疹为红色斑疹，数小时后变为深红色丘疹，再数小时后变为疱疹。部位表浅，大小不等，卵圆形，壁薄易破。疱液起初明似水滴，围绕红晕，逐渐变为混浊，有痒感，1~2 天后干燥结痂，数日后脱痂，脱痂后不留疤痕。皮疹以躯干及四肢近端为多，呈向心性分布。由于皮疹分批出现，故出疹 2~3 天后，在同一部位可见到各阶段的皮疹，在病人皮肤上可见到三种皮疹：红色小点、水疱、结痂。出疹期间，皮肤刺痒。

（三）护理

（1）发病期间应卧床休息，室内保持空气清新，吃容易消化的食物，多喝开水。

（2）衣服被褥要清洁，衣服要宽大、柔软，勤换内衣和床单。

（3）保持手、皮肤及口腔的清洁。修剪指甲，必要时包裹双手，防止抓破皮疹引起感染。水痘感染，日后会落下疤痕。可用炉甘石洗剂等止痒。

（4）疱疹破裂者，局部可涂 2%龙胆紫，预防皮疹继发性细菌性感染。同时，在疱疹上涂龙胆紫，可使疱疹尽快干燥结痂。

（5）需隔离到全部皮疹结痂为止。没出过水痘的孩子要避免和病儿接触。长期服用肾上腺皮质激素类药物的孩子，要特别注意预防水痘，因一旦被传染上水痘，可使病情恶化。此病愈后良好，一般病儿只需加强护理，减轻症状痛苦并预防继发感染。

（四）预防

水痘患儿应与家庭隔离，病情较重或有并发症者须住院隔离，直至皮疹全部干燥结痂为止。

接触病儿者，应隔离观察三周，无病象才能回幼儿园。病人停留过的房间，开窗通风 3 小时。

三、病毒性肝炎

（一）病因

目前发现病毒性肝炎至少有五种病毒引起，可分为甲、乙、丙、丁、戊型。其病毒主要存在病人和病毒携带者的粪便和血液中，直接或间接污染了手、饮用水、食物或食具经口感染而患病，或是通过病人和病毒携带者自行传播。

这些肝炎大多是肝的急性炎症起病。通常表现为发烧、寒战、头痛、疲劳、全身乏力，食欲下降、恶心、呕吐、右上腹痛及触痛，出现深色尿、灰白色便和巩膜皮肤发黄，但也有些类型肝炎早期无症状和黄疸。

（二）症状

人体感染甲肝病毒后，通常约有 1 个月的潜伏期，此时没有症状，之后可出现无其他原因可解释的发烧、乏力、食欲减退，恶心、呕吐和皮肤发黄，有的病人有腹胀或腹泻，尿呈褐色，大便色浅，检查肝脏有肿大和触痛或叩痛的体征，肝功能检查显示谷丙转氨酶（ALT）明显异常，患者血清甲肝抗体呈阳性或滴度明显升高，症状轻重各异，轻症病程 1~2 周，重症可致数周或更长。有黄疸型肝炎与无黄疸型肝炎两种类型。

感染了乙型肝炎病毒，约经 2~6 个月的潜伏期发病，多为无黄疸型肝炎，黄疸型较少。

1. 黄疸型肝炎

黄疸前期：起病急，有畏寒、发热、全身乏力、食欲缺乏，厌油、恶心、呕吐、腹痛、肝区痛、腹泻、尿色逐渐加深，至本期末呈浓茶状，少数病例以发热、头痛、上呼吸道症状等为主要表现，本期持续 1~21 天，平均 5~7 天。

黄疸期：自觉症状可有所好转，发热减退，但尿色继续加深，巩膜，皮肤出现黄染，约于 2 周内达高峰，可有大便颜色变浅，皮肤瘙痒，心动过缓等梗阻性黄疸表现，肝大至肋下 1~3cm，有充实感，有压痛及叩击痛，部分病例有轻度脾大，本期持续 2~6 周。

恢复期：黄疸逐渐退，症状减轻以至消失，肝，脾回缩，肝功能逐渐恢复正常，本期持续 2 周至 4 个月，平均 1 个月。

2. 无黄疸型肝炎

比黄疸型肝炎病情轻，一般可有发烧、乏力、恶心、呕吐、头晕等症状。在病程中始终不出现黄疸。

（三）护理

1. 休息

早期要卧床休息，恢复期可逐渐增加活动量，以不疲劳为界限，同时要给患儿制定每天的作息制度，生活要有规律。

2. 饮食

饮食要尽量清淡，适合病人口味。饮食宜少吃含脂肪的食物、适当增加蛋白质和糖的量，多吃水果、蔬菜。

3. 卫生

护理患儿后，要用肥皂洗净手。

（四）预防

1. 管理传染源

严格遵守隔离制度，最久要隔离 30~40 天。对密切接触者，要观察 45 天。如发现患儿应及时隔离，此病流行期间不办理入托。

建立体检制度，对乙型肝炎表面抗原阳性的托幼工作人员，应暂离工作岗位，直到痊愈为止。

2. 切断传播途径

主要是加强饮食、饮水和环境卫生管理，如饮水煮沸消毒。根据食品卫生保证食品不受污染；管理好污水和粪便；消灭苍蝇、蟑螂等。

教育儿童饭前便后用流动水和肥皂洗手，不喝自来水和不吃不干净的食物，实行一人一巾一杯，使用一次性注射器，器械严格消毒。

早发现、早隔离病人。病人隔离后，所在班级的家具、玩具、被褥、衣服、食具、毛巾、便盆等要进行彻底消毒。

3. 认真执行晨、午检制度

检查应形成制度，不流于形式。各班的玩具、图书应严格分开，定期消毒和清洗。

4. 增强幼儿抵抗力

除加强锻炼，保证营养外，可进行免疫注射。

四、麻疹

（一）病因

麻疹是一种由麻疹病毒引起的急性出疹性传染病，具有高度传染性。病人是唯一传染源。带病毒的飞沫通过喷嚏、咳嗽、说话等方式，直接传播到呼吸道，也可污染日用品，如玩具、衣服等。此病多见于半岁以上婴幼儿，以1~5岁发病率最高。近年来由于使用麻疹疫苗后，发病年龄有高移的趋势，症状亦不典型。麻疹一年四季都可发生，但以冬春节多见。

（二）症状

潜伏期：6~18天不等，平均为10天左右。

前驱期：约3~4天。开始感冒，发烧体温在38℃~39℃。病儿咳嗽、流涕、喷嚏、眼红多泪、畏光。起病2~3天后，颊黏膜近磨牙处可见白色小点，周围绕以红晕，即科氏斑，逐渐增多可延及牙龈及唇黏膜，为早期诊断的依据。

出疹期：多在发热后3~4天出现皮疹，前驱期症状加重，并出现皮疹，其出疹顺序为：耳后、额部发际→面、颈、上胸→自上而下蔓延全身→四肢→手掌、足底。起初皮疹稀疏分布呈淡红色，逐渐密集融合而呈暗红色，疹间可见正常皮肤。

恢复期：皮疹出齐后，体温渐降，症状随之减轻至消失，病儿精神好转。出疹3~4天后，皮肤有糠状脱屑，留有棕色斑痕，约1~2周完全消失。

（三）护理

1. 室内

室内环境应保持安静、清洁，室温不高不低，以20℃为宜。注意通风，但应避免直接吹风。室内可遮以有色窗帘，以免强光对患者眼睛的刺激。

2. 饮食与营养

由于病程较长，除发热等中毒症状外，多数病儿还伴有腹泻等胃肠机能紊乱等症状，因此，如不注意患儿的饮食及营养，病儿容易出现营养不良，加上机体防御功能降低，更易合并其他并发症。病程中应给予维生素A、B、C、D以补充消耗，防止出现维生素缺乏症。发烧与出疹时，要多饮开水，可供给病儿易消化的流质或半流质食物，采取少食多餐的办法。退烧后患儿食欲增加，需及时加强营养，如牛奶、肉米粥、鸡蛋羹等，但不宜食蟹、笋、芋头、鱼等食物。

护理麻疹病儿有三忌：一忌盲目忌口，病儿身体已经消耗很大，盲目忌口容易造成营养不良，不但对恢复健康不利，还可能因缺乏维生素而导致夜盲、失明、软骨病等。二忌服大量退烧药，多服退烧药，容易多出汗，虚脱或疹子提前回退。三忌接触病人，接触病人容易并发其他疾病。

3. 注意眼部卫生

出麻疹时，眼部分泌物增多，有时把上下眼皮粘在一起。可以经常用温开水洗一洗，保持眼部清洁，不要让眼分泌物封住眼睛，尤其是营养不良的小孩，出麻疹增加了体内维生素A的消耗，会使角膜软化，若发生感染，就可能使眼睛失明。同时要注意鼻腔、口腔清洁，及时清除鼻腔分泌物。

4. 注意发现并发症

病人疹子出不透，疹色淡白或发紫，这可能是并发症的表现，应及时治疗。当孩子出的疹子“内陷”时应注意有无并发症。若皮疹刚露就色泽发暗、突然消失或疹子出不透，都叫疹子“内陷”。一般是有了并发症，如肺炎、心肌炎等，或因出汗多，体内水分不足，以致血液循环不好所引起。

5. 注意传染

护理病儿的人，进入病儿所在居室要戴口罩。未出过麻疹的要与患儿严格隔离。护理病儿后，要在室外太阳下或流动空气中停留20分钟再接触健康孩子。

（四）预防

我国自1965年研制成功麻疹疫苗后，麻疹发病率大大降低，有些地区控制了流行。因而要做好预防接种工作。

（1）将患儿隔离至出疹后5天，如有并发症，延长至10天。

（2）接触麻疹病儿者，隔离检疫3周。易感儿童在接触患者后1~2天应接种麻疹减毒活疫苗。有密切接触史的体弱、患病、年幼易感儿童5天内可进行被动免疫，尽早注射丙种球蛋白。

（3）麻疹流行期间，幼儿园应加强晨检，将有上呼吸道感染和发热的易感儿及时隔离，此期间不带幼儿到公共场所。

（4）对接触者进行检疫，同时对病人停留过的房间，开窗通风3小时。

五、流行性腮腺炎

（一）病因

流行性腮腺炎是由腮腺炎病毒引起的呼吸道传染病。病人腮腺肿大期间，唾液中有病毒，可经飞沫传染。

（二）症状

（1）潜伏期为14~25天，平均为18天左右。起病急，可有发热、畏寒、头痛、食欲缺乏等症状。

（2）起病1~2天后腮腺肿大，肿大以耳垂为中心，边缘不清楚，有轻度压痛。张口或咀嚼时感到腮腺部位肿痛，尤以吃硬的或酸的食物时疼痛加剧。

（3）通常一侧腮腺肿胀后 1~4 天累及对侧，双侧肿胀者约占 75%。腮腺肿胀大多于 3~5 天到达高峰，7~10 天逐渐消退而恢复正常。腮腺肿大时体温升高多为中度发热，5 天左右降至正常。病程 10~14 天。

（三）护理

（1）食后漱口，保持口腔清洁。

（2）饮食以流质、软食为宜，避免吃酸、辣的食物。

（3）本病可采用中草药治疗，如板蓝根冲剂等。

（四）预防

（1）病人隔离至腮腺完全消肿为止。

（2）对与患儿接触的易感者，应严格检疫 3 周。接触者可服板蓝根冲剂预防。

六、细菌性痢疾

（一）病因

细菌性痢疾是由细菌引起的肠道传染病。病菌存在于病人的粪便中，经口传染。

（二）症状

（1）发病急，高热、腹痛、腹泻。一日可腹泻几十次，有明显的里急后重（有总排不净大便的感觉）。大便内有黏液及脓血。

（2）少数病人有高热，很快抽风、昏迷，为中毒性痢疾。

（三）护理

（1）发热时卧床休息，饮食以流质或半流质为主，忌食多渣、油腻或有刺激性的食物。病情好转后逐步恢复普通饮食，并加强营养。

（2）应遵医嘱服药。急性痢疾的疗程为 7~10 天，若未按医嘱服药，治疗不彻底，易转成慢性痢疾。

（3）每次排便后，用温水洗净。

（四）预防

（1）早期发现、隔离及治疗病人及带菌者。

（2）加强环境卫生、饮食卫生和个人卫生。

（3）夏秋季可就地取材，采用集体服药预防的方法，如马齿苋煎剂有一定的预防效果。

七、流行性乙型脑炎（乙脑）

（一）病因

流行性乙型脑炎（epidemic encephalitis B，简称乙脑），是由嗜神经的乙脑病毒所致的中枢神经系统性传染病。本病主要分布在亚洲远东和东南亚地区，经蚊虫传播，多发生于儿童，流行于夏秋季。

人和动物，特别是家畜、家禽均可成为传染源。

（二）症状

（1）起病急，发热、头痛、喷射性呕吐、嗜睡。

（2）2~3 天后，体温可达 40℃以上，抽风、昏迷。

（3）经中西医结合治疗乙脑，使乙脑的病死率明显下降。但少数病人仍可留下后遗症，如不能说话、肢体瘫痪、智力减退等。

（三）护理

（1）指导病人选择优质高蛋白饮食，如牛奶、鸡蛋、牛肉、鱼。

（2）观察患者肢体血运及受压情况，并做好肢体按摩。

（3）给予充足的液体摄入量，进食多纤维素饮食等，以防止便秘。

（4）病人卧床期间，协助其进行洗漱、进食、大小便及个人卫生等日常活动。

（四）预防

（1）早期发现病人，及时隔离病人至体温正常为止。

（2）注意病情变化，观察体温、脉搏、呼吸、血压、瞳孔等征象。

（3）消灭蚊虫滋生地，做好防蚊虫，灭蚊虫措施，切断传播途径。

（4）提高人群免疫力，对易感者，尤其是 10 岁以下儿童，定期接种乙脑疫苗，一般在流行季节前 1~2 月进行。如有瘫痪可能，给予按摩等，以促进肢体功能的恢复。

八、手足口病

（一）病因

手足口病是由肠道病毒引起的传染病，引发手足口病的肠道病毒有 20 多种（型），其中以柯萨奇病毒 A16 型（Cox A16）和肠道病毒 71 型（EV 71）最为常见。多发生于

5岁以下儿童，多在夏季盛行。

（二）症状

手足口病多发于在5岁以下的儿童，潜伏期：大多为2~10天，平均3~5天。

1. 一般症状

急性起病，发热、口痛、厌食、口腔黏膜出现散在疱疹或溃疡，位于舌、颊黏膜及硬腭等处为多，也可波及软腭，牙龈、扁桃体和咽部。手、足、臀部、臂部、腿部出现斑丘疹，后转为疱疹，疱疹周围可有炎性红晕，疱内液体较少。手足部较多，掌背面均有。皮疹数少则几个，多则几十个，消退后不留痕迹，无色素沉着。部分病例仅表现为皮疹或疱疹性咽峡炎，多在一周内痊愈，预后良好。部分病例皮疹表现不典型，如单一部位或仅表现为斑丘疹。

2. 重症病例表现

少数病例（尤其是小于3岁者）病情进展迅速，在发病1~5天出现脑膜炎、脑炎（以脑干脑炎最为凶险）、脑脊髓炎、肺水肿、循环障碍等。极少数病例病情危重，可致死亡，存活病例留有后遗症。

（三）护理

1. 对症护理

（1）口腔护理

婴幼儿会因口腔疼痛而拒食、流涎、哭闹不眠等，要保持婴幼儿口腔清洁，饭前饭后用生理盐水漱口，对不会漱口的婴幼儿，可以用棉棒蘸生理盐水轻轻地清洁口腔。

可将维生素B_2粉剂直接涂于口腔糜烂部位，或涂鱼肝油，亦可口服维生素B_2、维生素C，辅以超声雾化吸入，以减轻疼痛，促使糜烂早日愈合，预防细菌继发感染。

（2）皮疹护理

①婴幼儿衣服、被褥要清洁，衣着要舒适、柔软，经常更换。

②剪短婴幼儿的指甲，必要时包裹婴幼儿双手，防止抓破皮疹。

③臀部有皮疹的婴幼儿，应随时清理其大小便，保持臀部清洁干燥。

④手足部皮疹初期可涂炉甘石洗剂，待有疱疹形成或疱疹破溃时可涂0.5%碘附。

⑤注意保持皮肤清洁，防止感染。

⑥小儿手足口病一般为低热或中度发热，无需特殊处理，可让婴幼儿多喝水。

⑦体温在37.5℃~38.5℃的婴幼儿，给予散热、多喝温水、洗温水浴等物理降温。

2. 一般护理

（1）饭前便后、外出后要用肥皂或洗手液等给儿童洗手，不要让儿童喝生水、吃生冷食物，避免接触患病儿童。

（2）看护人接触儿童前、替幼童更换尿布、处理粪便后均要洗手，并妥善处理污物。

（3）婴幼儿使用的奶瓶、奶嘴使用前后应充分清洗。

（4）本病流行期间不宜带儿童到人群聚集、空气流通差的公共场所，注意保持家庭环境卫生，居室要经常通风，勤晒衣被。

（5）儿童出现相关症状要及时到医疗机构就诊。居家治疗的儿童，不要接触其他儿童，父母要及时对患儿的衣物进行晾晒或消毒，对患儿粪便及时进行消毒处理；轻症患儿不必住院，宜居家治疗、休息，以减少交叉感染。

（四）预防

（1）做好疫情报告，及时发现病人，积极采取预防措施，防止疾病蔓延扩散。

（2）做好晨间检查，发现疑似病人，及时隔离治疗。

（3）对被污染过的日常用品、食具等应消毒处理，患儿粪便及其他排泄物可用3%漂白粉澄清液浸泡，衣物、被褥、玩具、毛巾等要在阳光下暴晒，保持室内通风换气。

（4）在传染病流行时，应做好环境卫生、食品卫生和个人卫生。饭前便后要洗手，预防病从口入。

（5）家长尽量少带孩子到拥挤的公共场所，减少被感染的机会，还要注意幼儿的营养、休息，避免日光暴晒，防止过度疲劳，降低机体抵抗力。

（6）中药具有清凉解毒作用，如板蓝根（大青叶）、金银花、贯众等具有一定效果，可用水煎服。可将金银花、茵陈、生薏仁、大青叶（即板蓝根的叶子）、甘草等放入水中，煮开后20分钟倒出，当茶饮用，三五天即可，但体虚、容易拉肚子的孩子不要喝。对于口里长疱疹、有溃疡、口气臭的孩子，除了上述方子之外，还可用灯芯花、藿香、生石膏、防风、淡竹叶煎水饮用，可清心火；对于食欲缺乏的孩子还可在灯芯花方子里增加麦芽，以开胃。如果孩子手足出现疱疹，则可采用外洗法，用野菊花、紫草、地肤子、苦参等煮沸，冷却至适中温度时浸泡手足，以起到清热、化湿、凉血的作用。

思考练习

1. 传染病的基本特征是什么？
2. 传染病的流行过程包括哪些环节？
3. 什么是计划免疫？
4. 我国学前儿童计划免疫的程序是什么？
5. 幼儿园应如何预防和管理传染病？
6. 水痘、麻疹、手足口病的症状有何异同？
7. 病毒性肝炎应如何预防？

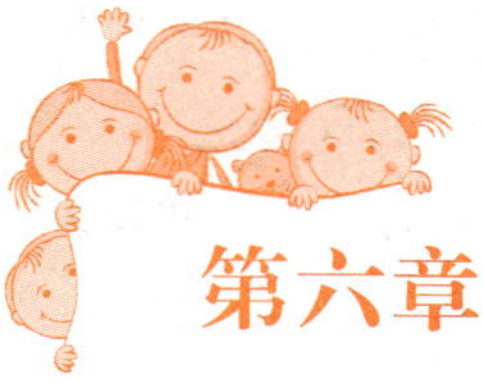

第六章　幼儿常见的问题行为及预防

内容导言

从全世界的人群死亡原因和疾病频谱的重大变化中显示，与生物、心理、社会原因有关的疾病发生率在不断上升并成为主要死因。不仅如此，各种心理卫生问题在人群中也大量存在。北京大学精神卫生研究所的研究表明：1984年北京地区儿童行为问题患病率为8.3%，1993年为10.9%，1998年全国12城市的儿童行为问题患病率为13.4%，2002年北京中关村部分重点小学儿童行为问题患病率为18.2%，并且主要以焦虑、抑郁等神经症行为的增多为主。根据在北京、湖南等地的调查，常见的儿童注意缺陷多动障碍的病患率高达5%左右，估计其中30%会发展为成长注意缺陷多动障碍；阅读障碍约为3%①。可见，如何改善儿童的心理健康水平，是一个具有深远意义的课题。

案例：萌萌，女，四岁半，因害怕“大灰狼”等动物而惊恐不安。萌萌一岁多时常常夜间哭闹，不愿睡觉，奶奶为了使其安静下来常恐吓她：“外面有大灰狼要吃小孩，你别哭了，不然大灰狼会听到。”于是萌萌吓得用被子捂住头。后来又去动物园看过大灰狼，平时还听过关于大灰狼吃掉小兔子、小羊的故事。到了3岁左右，只要一提“大灰狼”就害怕，后来还怕狗、怕老虎、怕鬼、怕强盗等，只要看电视或家长偶尔提到这些词，孩子就面色苍白、浑身发抖，抱住脑袋说“我怕，我怕”，晚上也常做噩梦。②

分析：学前期是人生的起步阶段，拥有健康的心理是个体各方面发展的前提。加强学前儿童心理卫生保健工作，是培养具有健康心理素质和全面发展的社会成员的重要基础性工作。但工业社会发展带来的环境污染、负面的社会文化、家庭中的婚姻冲突、父母错误的教养方式及不良师幼关系已经成为影响儿童心理健康发展的因素。

---

① 摘自河北科普网：《警惕儿童青少年心理问题有加重的趋势》，http://www.hbkp.gov.cn/template/site00_xxy.jsp?article_id=f99ccc821c541e5d011c54519a1e0007&a1b2cc=7xaac。

② 参见李静：《学前卫生学》，北京师范大学出版社，2015年版，第262页。

重视心理健康，是人类对自身认识深化的结果，同时也是现代社会发展的客观要求。它标志着人类已不只是把健康问题与生物因素联系在一起，而且还把科学文化、经济建设、宗教、军事等各种社会问题联系起来。1948 年联合国世界卫生组织在它的宪章中对健康下了这样的定义：健康“乃是一种身体的心理的和社会适应的健全状态，而不只是没有疾病和虚弱现象”。40 年过去了，这一定义已成为人们的共识。

第一节　心理卫生概述

一、心理卫生的含义及标志

（一）心理卫生的含义

心理卫生是一个外来词，也叫精神卫生。目前尚未有公认的标准概念。概括起来，有几种含义：

（1）指一种状态。在这里，“卫生”与“健康”同义，指某人心理处在健康状态。

（2）指一项工作，即促使人们心理处于健康状态的保健工作。

（3）指一门科学，即心理卫生学，它是研究如何开展心理保健工作，如何使群体与个体形成良好行为，如何使这种工作的行为转变为群体与个体的良好心理健康状态的应用性科学。

心理在不同的情况下，从不同的角度可以有不同的含义，但这几个含义是相互联系的。

（二）婴幼儿心理健康的标志

时代在前进，观念在更新，新的健康观念否定了“结结实实没病就是健康”的旧观念。新的健康观，从多维角度把一个完整的健康含义展示于世人面前：身体健康，心理也健康（包括良好的社会适应能力），这才是健康的人。这也是 21 世纪所需人才应具备的基本素质。如何界定心理健康与否呢？综合国内外心理学家的观点，我们认为，心理健康应该包括以下几点。

1. 智力发展正常

儿童心理健康的标志，是“理想”的标志，每个儿童都可能有这方面或那方面的不足。之所以提出心理健康的标志，可以把它看成是培养儿童应努力达到的目标。智力正常是儿童与周围环境取得平衡和协调的基本心理条件，是心理健康的首要标志。世界卫生组织、中华医学会精神疾病分类都把智力发育不全或阻滞视为一种心理障碍和变态行为。通常我们把智力看作以思维力为核心，包括观察力、注意力、记忆力、思维力和想象力等各种认识能力的总和。智力的高低是先天遗传和后天环境共同作用的结果，它以先天素质为物质基础，在人与环境的交互作用中得以发展。

2. 情绪稳定，情绪反应适度

情绪是一个人对客观事物的内心体验。它既是一种心理过程，又是心理活动赖以进行的背景。良好的情绪状态，反映了中枢神经系统功能活动的协调性，表示人的身心处于积极的平衡状态。心理健康的儿童对待环境中的各种刺激能表现出与其年龄相符的适度反应，能经常保持愉快、开朗、自信、满足的心情，善于从生活中寻求乐趣，对生活充满希望，更重要的是情绪稳定性好，具有调节控制自己的情绪以保持与周围环境动态平衡的能力，并能合理地宣泄不良的情绪。

3. 乐于与人交往，人际关系融洽

儿童的人际关系虽然比较简单，人际交往的技能也比较差，但是，心理健康的儿童乐于与人交往，也希望通过交往而获得别人的了解、信任和尊重。

儿童的心理健康状况是在与他人的交往中表现出来的。和谐的人际关系既是心理健康不可缺少的条件，也是获得心理健康的重要途径。其表现为：一是乐于与人交往，既有稳定而广泛的人际关系，又有知心朋友；二是交往中保持独立而完整的人格，有自知之明，不卑不亢；三是客观评价别人，取人之长补己之短，宽以待人，乐于助人；四是交往中积极态度多于消极态度。

4. 行为统一和协调

行为统一和协调是指人的思想与行为统一协调，行为反应的水平与刺激程度相互协调。

随着年龄的增长，幼儿的思维逐渐变得条理化，有意注意的时间逐渐增加，情绪情感的表达方式日趋合理，对客观事物的态度逐渐稳定。心理健康的幼儿，心理活动和行为方式能基本处于和谐统一之中。心理不健康的幼儿则表现为注意力分散，做事三心二意，思维混乱，语言支离破碎，行为上经常前后矛盾，行为反应变化无常，缺乏自控力和自我调节的能力。幼儿虽然能初步借助语言来支配自己的行动，有独立行动的愿望，但意志力还不健全，自控力还很差。因此，要注意培养幼儿行动的自觉性、坚持性和自制力，促使他们形成良好的行为和习惯，学会对生活环境中各类刺激做出正确的应对与反应。

5. 性格特征良好

性格是个性的最核心、最本质的表现，它反映在对客观现实的稳定态度和习惯化了的行为方式之中。心理健康的儿童，一般具有热情、勇敢、自信、主动、诚实等性格特征。在日常生活中，一个心理健康的儿童应该表现出：有充沛的精力；心情开朗和愉快，处事乐观；态度积极，乐于承担责任；保持正常的人际关系，能与小朋友和睦相处，合群，在集体中受到欢迎和信任；应变能力强，能较好地适应环境的变化；自控力较好，没有不良行为、不良习惯和嗜好；注意力能集中；休息时善于放松，睡眠良好。

这几点归纳了关于界定心理健康标准的几个方面，这些并不是固定不变的，心理健康状态是动态的、变化的，组成心理健康标准的各要素，表现在个体身上并非同等程度，而是有差异的。心理不健康也并非处处不健康，心理健康要素中无论哪一方面要素的缺损或丧失，都会导致整体功能的失调。

二、影响婴幼儿心理健康的因素

1. 生物因素

（1）遗传因素：许多遗传病都存在智力缺陷。例如，基因病——苯丙酮尿症；染色体病——先天愚型等。

（2）先天的非遗传因素：妊娠早期，导致畸形因素的影响（病毒感染、放射线、不良药物、烟、酒、不良情绪等），胎儿可发生种种先天畸形。

胎儿期，孕妇营养不良，可对胎儿脑细胞的增生产生不可挽回的影响。

妊娠合并各种疾病，比如妊娠高血压综合征，或围产期出现宫内窒息、产前出血、产伤等，都可能对胎儿的脑造成损害，使儿童期出现种种行为问题。

（3）后天的脑损伤：外伤引起的脑震荡，结核杆菌引起的结核性脑膜炎，蚊虫传播引起的乙型脑炎，脑膜炎双球菌引起的流行性脑脊髓膜炎，等等，均可影响儿童的智力，诱发一系列行为问题。

2. 心理因素

影响学前儿童的心理因素，有动机、情绪、自我意识等。

（1）动机

动机是在需要的基础上产生的。人类需要的层次包括：自我实现需求，尊重需求，社交需求，安全需求，生理需求。

一般说来，家长往往只注意满足儿童的生理需要（吃饱、喝足、穿暖等），而忽略了儿童也有更高层次的需要——安全感、被爱、被尊重、被别人称赞等。儿童的某些合理需要得不到满足，就会产生不良的情绪。

（2）情绪

情绪包括情感感受力、情感控制力和理解、影响他人情绪的能力。

情感感受力正常的儿童，在他人爱护、关心、体贴、照顾下感到幸福，从而心情愉快；情感控制正常的儿童，能合理宣泄不良情绪；具有同理心的儿童，能理解他人的情绪。

不良情绪是儿童与他人交往和参加各种活动的障碍。长期紧张、压抑、恐惧更会使儿童产生种种问题行为。

（3）自我意识

自我意识是组成个性的一部分，对人的心理活动和行为起着调节作用，由自我认知、自我体验和自我调节（或自我控制）三个子系统构成。

学前期属于儿童人生发展的第一个逆反期。第一逆反期的表现是幼儿要求行为活动自主和实现自我意志，反抗父母控制。这一时期幼儿的心理需求在于：要实现自我意志，实现自我价值感，希望父母和亲近的他人接纳自己"我长大了"并"很能干"的"现实"。

如果这一需求得不到应有的满足，儿童的自我意识发展滞后，就会阻碍个性健全的发展。

3. 社会因素

影响儿童心理健康的因素主要有家庭，托幼机构和社会。

关于家庭因素和托幼机构的因素请参见第四章第三节"社会因素"的内容。

除此之外，当今社会的城市化进程，在推动社会发展同时也对孩子产生了诸多不利于心理健康的因素。汽车尾气中的重金属铅进入儿童体内导致孩子易怒、注意力不集中和多动行为。噪音污染使儿童血压提升，进而可能影响智力水平。

在信息时代，人们获取各种信息的渠道便利快捷，孩子们也深受影响。在拓宽视野、丰富知识面、娱乐生活的同时，部分媒体中大量打斗情节，可能诱发和增强幼儿攻击性；由于幼儿往往分不清虚构与现实，媒体中恐怖、血腥情景极易引起幼儿恐惧反应；大量性信息的存在导致幼儿性意识过早萌发，影响幼儿成长。

某些不良社会风气、错误教育观念等，也会对幼儿心理产生不良影响。家长对孩子期望值过高，单一重视认知发展，可能造成幼儿学习兴趣丧失，甚至逃避现实，拒绝长大，个性发展幼稚，同时情感和社会性发展也会相应滞后。

视野链接

心理健康简史①

关于维护人类健康要注重预防、注意心理健康的思想源远流长。早在2000多年前的《黄帝内经》中就已强调"圣人不治已病治未病"。

1792年皮纳尔医生提出要使精神病患者得到康复，除了不受束缚外，他们应该从事有益的劳动。人们要以关心的态度来倾听他们的诉说，并且在他所管辖的精神病院中迈出了解放患者的第一步。这是从如何认识精神病和给患者以人道主义待遇开始的当代心理卫生运动的起点。

后来1908年比尔斯以自己患精神病后又恢复健康的亲自体验所著的《一颗失而复得的心》又一次使心理卫生运动得到迅速发展。他使人们了解到当时精神病患者被当作疯子，在近乎监狱的精神病院中所遭受的非人的待遇。从而最终结束了这样

① 参见 http://www.med66.com/new/37a176a2009/20091116wangzh144614.shtml。

的“看护”和“管理”。这次运动迅速得到医生、心理学家、精神病学家及社会各界的广泛支持。并于 1908 年 5 月成立了世界第一个心理卫生协会“康涅狄格州心理卫生协会”。协会宗旨有 5 项：保持心理健康；防治心理疾病；提高精神病患者的待遇；普及关于心理疾病的正确认识与心理卫生有关的机构合作。

心理卫生运动迅速发展，于 1930 年 5 月 5 日在华盛顿成立了国际心理卫生委员会。其宗旨是：“完全从事于慈善的、科学的、文艺的、教育的活动。尤其关于世界各国人民的心理健康的保持和增进，对心理疾病、心理缺陷的研究、治疗和预防，以及全世界人类幸福的增进。”中国也有代表参加，并于 1936 年 4 月在南京成立了“中国心理卫生协会”，后因日军侵华使活动停顿。

在 1985 年我国学者在山东泰安召开了中国心理卫生协会成立大会。从此，心理卫生工作和各类学术活动在我国如雨后春笋般普及推广开来，对维护人民健康起到了不可低估的作用。

第二节　学前儿童常见的问题行为及其预防

一、学前儿童问题行为的特征

学前期各种生理的、病理的因素以及社会环境、教养方式和精神创伤等多方面的不良影响都可干扰和阻碍学前儿童心理的正常发展，导致他们产生问题行为。

学前儿童的问题行为是儿童发展过程中特有的问题和障碍。这类问题和障碍在儿童期，特别是在学龄前阶段，通常表现为情绪和行为方面的某一种或少数几种孤立的偏离常态，而不是一大堆的症状。这类问题和障碍，在儿童发展的一定阶段出现，可以看做正常现象，只有当它们表现的过于突出，或者在不适宜的发展阶段出现时，才被认为是问题行为。这类问题和障碍在学前儿童发展的过程中有很大的易变性和被动性，有的会随着他们年龄的增长而自然消失，有的经过矫治即可得以纠正，有的即使终身保留也不会引起其他方面的问题。但是，对学前儿童的问题行为不能等闲视之，因为这些问题和障碍会使儿童在其社会化过程中遭受挫折，特别是有些儿童的行为偏异程度较为严重，持续的时间也较长，若不及早加以矫治，就会严重影响其正常生活和活动，阻碍其身心健康发育，并因此导致他们在成年期的心理缺陷和社会适应不良，还会对家庭、集体和社会产生不良的影响作用。

在发展过程中，儿童出现某一种或少数几种问题行为的现象是十分普遍的。许多研究都已表明，有相当数量的学前儿童在一定的年龄阶段会表现出一些情绪和行为方面的问题和障碍。例如，里奇曼等人曾对英国伦敦的 3 岁儿童做过随机抽样的流行病调查，发现这些儿童的行为问题中最常见的问题是夜间尿床（男童占44%，女童占11%），其次，在每6~7个儿童中有一个对食物有奇特的嗜好，14%的儿童在夜间经常惊醒，12%的儿童不能控制排便，12%的儿童有各种程度的过分恐惧，8%的儿童注意出现困难，5%的儿童易发脾气，3%的儿童心情不愉快，2%的儿童过分忧虑。

在所报告的诸多研究中，由于调查时间、调查对象、调查方法和评定标准不尽相同，因而所报告的问题行为在群体儿童中的检出率有一定的差异。但是，这些研究的结果都说明，这类问题行为在群体儿童中占了相当的比例，而且这些问题和障碍的发生、发展和消失过程都与儿童的年龄存在着密切的关系。

问题行为在部分学前儿童中表现得较为严重，有多种症状，持续的时间也较长，称为持续性问题行为，见表6-1。

表6-1　**判别学前儿童持续性问题行为的28个症状**

1	拔头发或吮吸手指	2	咬指甲或磨牙	3	挖鼻孔	4	口吃
5	遗尿	6	动作笨拙	7	抽动症	8	情绪易变
9	过分哭吵	10	离不开母亲	11	不愿去托儿所或幼儿园	12	怕陌生
13	多种恐惧	14	暴怒	15	任性	16	在家待不住
17	大声喊叫	18	爱争吵	19	打人	20	攻击性行为
21	破坏性行为	22	说谎	23	过分依赖	24	懒散
25	不爱与同伴玩	26	退缩和屈从	27	白日梦	28	屏气发作

根据上海地区制定的判别学前儿童持续性问题行为的标准，对于所列的问题行为的28个症状，3岁儿童若同时存在8个或8个以上症状，4~5岁儿童若同时存在7个或7个以上症状，即被判为有持续性的问题行为。上海地区的调查资料表明，在3~5岁的儿童中有持续性问题行为的儿童约占6%左右。另据报告，发达国家3~5岁儿童中有持续性问题行为的儿童约占儿童总数的5%~15%，发展中国家报告的数据与此相接近。

二、学前儿童各种问题行为及其预防

（一）情绪障碍

1. 屏气发作

屏气发作又称为呼吸暂停症，是一种在婴幼儿时期较多见的发作性神经官能症，以在情绪急剧变化时出现呼吸暂停为主要特征。3~4岁以后较少发生，6岁以后罕见。表现为小儿在遇到不合其意的事情时，突然出现急剧的情绪爆发，发怒、惊惧、哭闹后旋即发生呼吸暂停，轻者呼吸暂停0.5~1分钟，面色发白，口唇青紫；重者历时2~3分钟，口唇青紫，全身强直，意识丧失，出现抽搐，其后肌肉松弛，恢复原状。屏气发作常因某种心理诱因而触发。

屏气发作的病理生理机制至今不明，临床治疗中发现该病患儿常同时伴随缺铁。屏气发作常因婴幼儿需求未得到满足、受挫时发脾气剧烈哭闹而出现，也有学者认为这是“儿童溺爱反应”或亲子关系不良反应之一。

预防儿童屏气发作的发生，应重视家庭成员之间的关系，生活环境的调理。尽可能解除或减轻引起幼儿心理过分紧张和矛盾冲突的种种因素。家长对待此症应镇静，平时避免溺爱和过分迁就。必要时，可在医生指导下，选用苯巴比妥等药物以减少发作，防止因脑部缺氧而产生的损害。

2. 社会退缩

社会退缩指幼儿在所有社会场合下均独自行动的一种现象。退缩行为多见于4~7岁儿童身上，约有1/4的儿童会有某种程度的害羞或社会退缩。退缩行为阻碍儿童对外界环境的探索，影响其认知和社会化发展。童年时的退缩行为如果不注意防治，有可能持久地影响到成年后的社交能力、职业选择及教育子女方式等。

爱森道夫认为不同的社会退缩行为是基于不同的趋避动机，将社会退缩分为：安静孤独、沉默寡言和活泼孤独。安静孤独指的是在同伴环境中，儿童独自进行结构游戏和探究活动的行为。沉默寡言表现为跨情境的旁观和无所事事的行为。活跃孤独表现为频繁的、夸张的独自游戏，包括喧闹、重复和多动的行为以及夸张的戏剧性表演。活跃孤独的儿童喜欢参与同伴互动，交往趋近动机高，回避动机低，但由于常被同伴拒绝而不得不独自活动，反映了冲动和不成熟的行为，其社会能力较差。

儿童的社会性退缩有其生理、心理与社会方面的原因，如先天体弱多病、气质类型内向、早期不良生活经历、电视等传播媒介的负面影响以及现代社会人际淡漠的榜样作用等。其中，父母与教师的不良教养方式影响最大。有些父母对孩子的心理需求漠不关心，拒绝、限制多，期望要求高，家庭气氛紧张；有的对独生子女过分保护与放纵，满足他们一切（哪怕是不合理的）要求，包办一切生活事务，使孩子养成唯我独尊的性格，依赖性强，独立性与生活自理能力差，不能承受一点点委屈和挫折，不被同伴接受，在人际交往中屡屡失败。

对退缩儿的教育矫治是个系统工程，涉及学校、家庭和社会方方面面。首先要满足退缩儿的心理需要，不仅要顾及孩子物质生活上的需要，更重要的是要关心孩子的心理需求，给孩子以爱心与信任。父母和教师对刚入园的孩子应富有爱心，帮助他们适应新环境，注意满足他们的安全感和自尊心等需要，多用表扬的方法，说话亲切和蔼，对内向的儿童，要耐心鼓励，批评要慎重，使他们感到幼儿园如同家里，自在而愉快。同时，要努力创设一个健康的环境，利用有利条件，有针对性地帮助退缩儿建立自信心，培养独立性。比如，鼓励他们自己的事情自己做，做好做坏不责备，经得起失败与挫折，做个勇敢的孩子，更好地适应不同环境。要利用游戏，提供同伴交往的机会，相互自我介绍，进行一定的角色对话，师生一起来跳团结舞，相互学习礼貌用语，及时肯定退缩儿的每一点进步。退缩儿的教育矫治是否取得成效，有赖于父母与教师的紧密合作。对那些因精神、神经疾病导致行为退缩的儿童，父母与教师要达成共识，尽早送其到专科医院进一步诊治。

3. 儿童期恐惧

儿童期恐惧是指儿童对某些物体或情景，产生过分的激烈的情感反应。

恐惧的情绪在儿童中很常见，从对某些具体事物的恐惧，如怕动物、怕火、怕陌生人，对到一些抽象概念的恐惧，如怕被丢失、怕死等。大部分儿童的恐惧是短暂的，随着儿童体力与智力的发展，恐惧会慢慢消失。

若恐惧的表现较为严重而持久，例如，没有明显的恐惧刺激或无缘无故的惊恐，而且与其年龄不符（不同年龄的儿童有不同的恐惧对象，如0~6个月的婴儿怕巨声、6~9个月怕陌生人等），在一般不再害怕某种事物的年龄时仍表现惧怕，出现紧张、恐慌、出汗、恶心、哭喊求助等现象，甚至影响正常生活，如害怕与人接触或难以入睡，这就是适应不良、情绪障碍的表现，甚至形成“恐惧症”。

根据心理学行为学派的理论，恐惧是儿童对其所处环境的一种行为反应，是习得的，而父母的行为与教育方式起着重要作用。所谓怕是指对危险的一种预感，是人们企图摆脱、逃避某种情景，又苦于无能为力时的一种情感。这种预测性的怕，一般出现在开始有想象力的两岁左右。若大人经常吓唬孩子，想使不听话的孩子就范，例如，夜晚，外面雷鸣闪电，家长用恐怖的声音说“再不闭眼，老猫就来叼你了”，就会使孩子逐渐对黑暗、猫、雷鸣、电闪等产生恐惧心理。另外，儿童的恐惧可以由条件反射而习得。例如，巨响会使幼儿本能地产生惊恐反应，若当巨响出现时，在幼儿面前放一只小白鼠（本不怕它），这样多次结合就会使幼儿形成对小白鼠的恐惧，甚至泛化为怕白色的东西。此外，儿童也有通过观察或模仿别人的言行而产生恐惧心理。事实证明，具有神经质性格，对事物过于敏感，好大惊小怪的父母，孩子也胆小。

既然恐惧可通过条件反射而习得，通过条件反射原理设计的一些方法也可以用来矫正儿童的惧怕行为。例如，对怕黑的儿童，开始由大人陪同在暗室门口站一会，如果他不怕了，让他单独站在门口或鼓励他进去看看，取出玩具，逐渐“脱敏”。平时要鼓励儿童去观察分析各种自然现象，懂得一些粗浅的知识和道理。在任何情况下都不要吓唬儿童，或让他们看恐怖的影视、图片。

4. 儿童期焦虑

儿童期焦虑也是学前儿童中会产生的一种情绪障碍。焦虑是儿童的一种情绪。少数学前儿童的焦虑情绪反应在程度上比较强烈，遇事过分紧张，惶恐不安，甚至表现为睡眠不安，做噩梦、讲梦话，食欲缺乏以及出现心悸、多汗、尿频、便秘等身体症状。过度焦虑反应在儿童行为的动机中起着重要的作用，当强烈的焦虑反应出现时，儿童就会设法去摆脱和躲避它，学前儿童的有些异常行为就被认为是出于摆脱焦虑的动机。

焦虑的产生有遗传因素、父母教养方式及突发事件影响等原因。患儿往往是个性内向和情绪不稳定者，具有家族性高发率；父母教育方式简单粗暴、专制和缺乏耐心或过分溺爱都会造成孩子胆小、畏首畏尾、依赖和焦虑；此外，突遇家庭变故如父母离异、亲人离世等会使孩子的安全感遭受巨大打击，常常无端产生焦虑。

除了对于过度焦虑的儿童可以进行心理治疗外，对焦虑反应程度较轻的儿童，则应主要采取心理上给予支持以及教育的方法，在弄清使儿童产生过度焦虑反应的原因的基础上，逐渐引导他们从主观上努力克服焦虑的各种症状，引导他们多参与集体活动，消除紧张情绪，锻炼克服困难的毅力，培养活泼开朗的性格。放弃对孩子过高要求，对孩子犯错不进行严厉惩罚；对孩子不溺爱、不过度保护，培养孩子独立生活能力。针对学前儿童入园产生的分离焦虑，家长可与幼儿教师协调，通过上半天幼儿园，亲子共上幼儿园，让孩子带着熟悉的物品（如布娃娃）上幼儿园，幼儿园张贴亲子照片等方法使幼儿对幼儿园产生认同感，一般在1周至1月可消除分离焦虑。

5. 暴怒发作

暴怒发作指的是儿童在个人要求或欲望没有得到满足，或者在某些方面受到挫折时，出现哭闹、尖叫、在地上打滚、用头撞壁、撕扯自己的头发或衣服，以及其他发泄不愉快情绪的过火行为。暴怒发作时，他人常无法劝止儿童的这种行为，除非其要求得以满足，或无人理会才停止下来。暴怒发作主要发生在学前儿童中，有部分儿童表现得比较严重，发作过于频繁，成为一种情绪障碍。

儿童经常出现暴怒发作，往往是因为每次发作，家长就会妥协，满足他的要求，因此发作的结局强化了行为而愈演愈烈。

预防学前儿童的暴怒发作行为，应从小培养儿童懂道理、讲道理的品质，不要溺爱和迁就儿童。要让儿童从小就学习一些正确的疏泄自己情绪的方法，并在其生活中加以运用。要尽量避免各种可能诱发儿童暴怒发作的场合和情绪，当儿童有某些合理的需求时要及时给予帮助，对于极少数暴怒发作行为较为严重的学前儿童，则可以进行心理矫治。

（二）睡眠障碍

儿童睡眠障碍常表现为在临睡前不愿上床，上床后不能入睡、浅睡、易醒或早醒等，在睡眠时，全身或四肢不停地翻动、讲梦话、磨牙或哭喊等。由于夜间睡眠不安，白天往往精神不振，坐卧不安，饮食不佳和容易发脾气。

1. 夜惊

夜惊是睡眠障碍的一种表现。它的发生与白天情绪紧张有密切关系。男孩发生夜惊多于女孩。主要表现为：入睡不久（一般15~30分钟），在没有任何外界环境变化的情况下，突然哭喊出声，两眼直视，并从床上坐起，表情恐惧。若叫唤他，不易唤醒。对他人的安抚也不予理睬。发作常持续10余分钟，随后又自行入睡，次晨对夜惊发作完全遗忘，或者仅有片断的记忆。夜惊发作次数不定，可隔数天、数十天发作一次，也可一夜发作多次。

儿童夜惊，多由心理因素所致，如父母离异、亲人伤亡、受到严厉的惩罚，使儿童受惊和紧张不安。睡前精神紧张，如看惊险电影、电视，听情节紧张的故事，或被家长威吓后入睡，以及不良环境所引起，如卧室空气污浊、室温过高、盖被过厚、手压迫前胸、晚餐过饱等均可引起发作。鼻咽部疾病致睡眠时呼吸不畅、肠寄生虫等也可导致夜惊。

对于夜惊的儿童，一般不需药物治疗，主要从解除产生夜惊的心理诱因和改变不良环境因素入手。及早治疗儿童的躯体疾病，减缓儿童的心理紧张。此外，也应注意改善儿童的睡眠环境。随着儿童年龄的增长，大多数儿童的夜惊会自行消失。少数儿童的夜惊不属于睡眠障碍，而是癫痫发作的一种形式，故经常发生夜惊，在白天精神、行为也有异常，应去医院诊治。

2. 梦游症

梦游症也是睡眠障碍的一种表现。儿童于熟睡中突然起床，可逐件穿好衣服，在室内外进行某些活动，如来回踱步、跑步，甚至出门外出游荡，表情茫然，步态不稳，动作刻板，有时口中念念有词，但是意识并不清醒。发作可持续 1 小时以上，然后上床入睡，醒后完全遗忘。

梦游症的发生可能与以下因素有关：

（1）家庭性遗传睡眠中出现模拟白天游戏的动作。

（2）因患传染病或脑外伤后，引起大脑皮质内抑制功能减退。

（3）白天游戏过于兴奋，以致睡眠中出现模拟白天游戏的动作。

（4）遗尿症患儿常合并梦游症。

一般随着年龄的增长，内抑制能力的增强，此症可自行消失，不须特殊治疗。避免在患梦游症的儿童面前渲染其表现或取笑。消除使其产生恐惧、焦虑的精神因素。对于较常发作的儿童，居室内要有安全措施，以免发生意外。频繁发作者可以医生指导下服用眠尔通、安定等，以减少发作。

3. 梦魇

梦魇也是学前儿童中较为常见的一种睡眠障碍。以儿童做噩梦为主要表现。儿童在做噩梦时（如从树上跌下，突然失足落水等）伴有呼吸急促、心跳加快，自觉全身不能动弹，以致在梦中大声哭喊惊醒，醒后仍有短暂的情绪失常，表现出紧张、害怕、出冷汗、面色苍白等。对梦境尚有片断的记忆。

诱发学前儿童梦魇的因素有许多种，例如，儿童患上呼吸道感染或肠道寄生虫病；或者睡前听了恐怖故事、看了惊险影视作品、受了严厉批评等导致心理紧张、焦虑；有的在睡前吃了大量食物或胸口受压等也可造成梦魇。

只要不是经常发作，可不做特殊的治疗。主要应保持生活规律，避免白天过度兴奋和劳累，消除儿童内心矛盾冲突，缓解其心理紧张。对其躯体疾病进行及时医疗。对有情绪障碍的儿童，例如过分恐惧，宜加强精神抚慰，减轻心理压力，培养开朗的性格，充实精神生活。

4. 睡眠不安

睡眠不安是幼儿的另一个常见问题，这类孩子表现为不愿入睡，或白天昏睡，晚上哭闹，这种现象往往是由于成人过分地看重睡眠时间，强迫孩子睡眠造成的，有时，卧室的照明、空气、安静程度也能对幼儿的睡眠不安造成影响。对于这类幼儿，重点是要纠正成人对孩子睡眠的焦虑情绪，从小培养幼儿良好的睡眠习惯。

（三）饮食障碍

1. 偏食

偏食是目前幼儿饮食障碍中的典型行为，具有一定的普遍性。

（1）原因

这种不良习惯的形成不仅有其生理原因，而且与心理因素关系密切，特别是与家长的抚养方式有直接的关系。幼儿的偏食是从断奶后开始的。

①父母迎合孩子的胃口。由于婴儿以喂奶为主，断奶后无法一下子习惯某些新的食物，父母为了迎合孩子的胃口，尽量满足孩子的要求，剥夺了他们尝试各种食物的机会，造成偏食。

②幼儿的逆反心理。这种现象在反抗期的孩子中表现得尤其突出。这个时期的幼儿会将“不要、不要”也带到饭桌上来，有时甚至把在别的地方受的气在吃饭时发泄，如故意不吃或打翻母亲特地为他制作的饭菜。而父母的普遍心理是担心孩子不吃或吃不够会造成营养不良，于是百般讨好，任由他们挑食。

③幼儿的“退行”行为。幼儿的“退行”行为是引起偏食的另一心理因素，这种表现往往在爱的需要受到挫折时显露出来，孩子由于缺乏爱、缺乏关心，故意以偏食来引起成人的注意，这是一种心理自卫机制，当成人忽略孩子的需要和变化时，偏食习惯也已养成。

④父母亲等亲人的偏食习惯“传递”给了幼儿。据调查研究，父母有偏食习惯会大大增加孩子偏食的可能。幼儿饮食的过程也渗透着模仿的因素，家长对饮食的态度、偏好、习惯都会有意无意地“传递”给孩子，以致幼儿在味觉判断方面被同化。

由此可见，幼儿的偏食大多数是心理因素造成的，当然我们并不否认有极少数的孩子在味觉方面可能生来就有一定的倾向性，或是由于体内缺少某种物质，特别倾向于吃某种食物，但这种情况并不多见。

幼儿偏食的问题已引起了社会各界的共同关注，这种不良的行为障碍不仅影响了幼儿的正常生长发育，同时还诱发了某些不良心理缺陷，如自私、霸道、任性等，所以，对于这种不良的行为习惯应予以及早纠正。

（2）纠正方法

①端正抚育孩子的态度。在婴儿断奶后，家长应为他们提供尝试各种食物的机会（但千万不能强迫孩子进食，以免引起厌食）。有偏食习惯的家长应先改变自己的不良饮食习惯。

②鼓励幼儿参加各种户外活动，以增进食欲。

③尽量创造条件让其与小朋友和大人一起进餐。心理学认为，幼儿在进餐时有一种

从众心理，食欲可以随着环境而改变，无怪乎大多数孩子在幼儿园里吃得多且极少偏食。在家里，家长也应该有意识地提供与大人一起进餐的机会，餐桌上既不过分关心他们的食量，也不要漠不关心，只要以一种参与、欣赏、帮助的态度对待孩子，是可以培养其良好的饮食习惯的。

④注意科学的烹调和加工，做到色、香、味、形俱全。特别是色和形最易诱发孩子的好奇心和想象力。据研究，幼儿厌食的食品，最多的是蔬菜，如葱、香菜、韭菜等；其次是牛奶、鱼、肉等含有蛋白质的食品。如果将这些食品掺入到其他食品中，不但可以调配出意想不到的香味，而且还可以达到改变孩子偏食的目的。

2. 精神性厌食

精神性厌食是指主要是由心理因素引起的进食障碍，多见于年龄较大的儿童。表现为长期厌食，对食物不感兴趣，吃得极少，经常回避或拒绝进食。若强迫进食，会引起呕吐。

（1）原因

①儿童经受强烈惊吓。

②对新环境适应不良。

③没有小伙伴一同玩耍而情绪低落。

④家长过分注重儿童的进食量，以答应某些条件来诱使儿童好好吃饭，进而强化了不好好吃饭的行为或威胁的手段强迫喂食，反而降低了摄食中枢的兴奋性，导致厌食。

⑤儿童活动量很少。

（2）纠正方法

消除引起小儿情绪不宁的各种精神因素，改变不良的喂养方式。小儿只要没有影响食欲的躯体疾病，吃饭香甜本不必强求。若对孩子的食量变化过于敏感，过多的干涉，甚至用“许诺”作为“开胃药”，孩子会从家长的态度中得出经验，在餐桌上可以得到平时得不到的东西，“不吃”就成了达到某种目的的手段。家长的每一次迁就都使“不吃”得到一次强化。要让孩子懂得，不好好吃饭得不到大人的注意和关怀，而好好吃饭却能受到表扬。少一些人为的干预（许诺、威胁、硬塞口等），多一些生理的调节（生活规律、运动、饥饿感），回归自然，久而久之，孩子就会养成按时吃饭的好习惯，消除厌食行为。

3. 异食癖

异食癖是学前儿童的一种饮食障碍。煤渣、泥土、墙皮、纸张、毛发等东西，常人看来不仅没有什么食欲，甚至感到恶心呢，可有的孩子竟然喜欢吃！奇怪吗？这其实就是一种病，医学上叫“异食癖”或“嗜异症”。这是指婴幼儿在摄食过程中逐渐地出现的一种特殊的嗜好，对通常不应取食的异物进行难以控制的咀嚼与吞食。这些儿童因嗜好异食，会出现食欲减退、腹痛、呕吐、便秘、营养不良等症状。

家长发现孩子有这种“爱好”后，常常是非常惊讶，但过一段时间发现对孩子身体没有什么明显危害后，就不再理睬了。其实，异食癖通常代表身体出了问题。

尽管异食癖的病因目前还不十分清楚，但临床研究发现，某些患缺铁性贫血的孩子，和部分缺乏锌元素的孩子有嗜食异物的表现，当他们的贫血和锌元素缺乏改善后，食用异物的症状亦随之消失。因而临床上给那些嗜异症小儿服用铁剂或在膳食内补充锌剂后，有时候有明显的治疗效果。所以近年来认为本病与小儿体内缺铁、缺锌有很大关系。

如果孩子有这种情况，不妨给孩子服点铁剂或硫酸锌。同时还要注意，小儿嗜异症现象是一种心理失常的强迫行为，往往与家长疏忽对孩子的照料或环境不正常有关。刚开始时，孩子可以因为缺乏照顾，擅自拿取异物吃，日久成为习惯，变成不易解除的条件反射。因此，可多给孩子些关心，切忌简单粗暴地对待孩子的异常表现，更不要对孩子施以责罚，甚至捆缚孩子的手足，这样不但不能解除嗜异习惯，反而使他们暗中偷吃上述不洁之物，后果更严重！

因此，当父母和老师一旦发现孩子有这种异常表现，最好能够在治疗的同时多从心理方面疏导，最后帮助孩子克服恶习，恢复正常的饮食习惯。

（四）语言障碍

1. 语言发育迟缓

（1）表现

语言发育迟缓也称发育性语言表达障碍，是指小儿语言发育明显落后于同年龄孩子的语言发育水平。一般认为，18 个月不会讲单词（如爸爸、妈妈），30 个月不会讲短句就属于语言发育迟缓。它是由于语言功能发育障碍所致，而不是智能发育不良、听力缺损或脑器质性病变所引起。

语言发育延迟的患儿在学话时，就表现出明显的语言缺陷，有时只能发出一些单音，不能组成词，也记不住普通的词，他们的词汇十分贫乏，不能用完整的句子去描述自己所要求的东西。这样的孩子容易情绪烦躁、爱哭，对学习语言兴趣差，不愿学说话，但对语言的理解力正常。1 岁半左右能理解他人所给的简单命令，如让他指或去拿取某种常见东西时，他能理解并付之以行动，但有一部分患儿不能理解简单的命令，不能根据大人的语言要求指出或拿到某种物体。患儿能听到声音，却对语言无反应，但给以手势或在看电视时有情绪反应。这类患儿入学后有明显的学习困难，主要是阅读困难和计算困难，常需要接受特殊教育。

（2）语言发育延迟的原因

①可能是遗传因素所致，如脑损伤或脑功能不足等。

②父母对孩子缺乏语言训练，特别是在口语学习关键期 1~3 岁时未进行适时语言训练。

③父母对子女过于溺爱，对孩子体贴入微，孩子不用开口即可满足其各种欲望。比如，孩子想吃苹果用手一指或看一下，父母就立即把苹果送到孩子手上。

④离群独居，生活在基本与世隔绝的环境中，或长期受父母忽视，无人与之对话，

缺乏受教育和训练的机会。比如父母工作忙，孩子由老人或小保姆照看。由于保姆缺乏科学育儿知识，他们只管吃饱喝足或不生病，很少与孩子用语言进行感情交流，使孩子失去了语言学习的机会。严重营养不良或患慢性消耗性疾病，影响语言中枢的正常发育。

特别提示：当发现孩子比同龄孩子语言发育慢及早带去医院检查，如果仅是由于个体差异而说话晚一点，2 岁以后才慢慢说话，智力发育及其他方面均正常，父母就不必惊慌。只要及时加强语言训练，随着年龄增长孩子会逐渐获得语言能力。但如果是因孤独症、选择性缄默症、精神发育迟滞、聋哑症等疾病引起，应在医生指导下进行治疗。

（3）语言发育迟缓的防治对策

①加强语言训练。孩子学习语言的基本方法就是模仿。因此，成人要多和小儿说话，训练小儿模仿成人的语言发音，要鼓励小儿敢说话，学会用语言表达自己的要求。语言发育迟缓儿童常喜欢用手势、表情来表达意思，周围人应故意表示不懂，以锻炼其语言表达能力。在教儿童说话时，发音要清楚，让孩子模仿，也可以通过游戏、朗诵、唱歌等加强语言训练。

②多给予刺激促使孩子讲话。比如，开始要孩子喊“妈妈”，如孩子不喊“妈妈”，妈妈应微笑点点头，如再不喊“妈妈”仍用微笑点头以示意，最后，孩子突然喊“妈妈”了，就应热情地拥抱或亲吻孩子。这样，就会使孩子体验到喊“妈妈”得到的疼爱，调动起说话的兴趣和积极性。

③让孩子多接触社会和大自然。多接触社会和大自然会使孩子的生活丰富起来，增加与其他儿童交往的机会，眼界开阔了，见识广了，自然就有说话的要求了。如果再配合语言训练，孩子的语言能力就会相应地得到很好发展。

2. 口吃

（1）表现

口吃为常见的语言节奏障碍。它的发生并非因发音器官或神经系统的缺陷，而是与心理状态有关。表现为正常的言语节律受阻，不自觉地重复某些字音或字句，发音延长或停顿，伴跺脚、摇头、挤眼、歪嘴等动作才能费力地将字迸出。患者大多自卑、羞怯、退缩、孤僻、不合群。有的表现为易激怒，情绪不稳。出于对口吃的恐惧心理及高度注意，终成心理痼疾，越怕口吃越口吃。发病率约占儿童的 1%~2%，多起始于 2~5 岁，男多于女。

（2）诱因

口吃诱因详见表 6-2，主要包括以下几种：

①精神及心理创伤：过多的精神紧张刺激，如受到惊吓、受到严厉惩罚、进入陌生环境感到恐惧、家庭破裂而失去爱抚等。

②模仿：小儿觉得口吃者滑稽可笑，加以模仿。从表中可以清楚地看到：儿童因模仿而口吃的占 2/3。儿童出于好奇，学着玩，未定型的口吃表现，若不能有效地加以制止，多次练习和强化后便会形成习惯，特别是受到惩罚，更会加剧口吃。

③疾病：患百日咳、流感、麻疹、猩红热等传染病，或脑部受到创伤后，大脑皮质

的功能减弱，容易发生口吃。

表 6-2　　　　　　　　　　口吃诱因

形成原因	人数	所占百分比	形成原因	人数	所占百分比
向口吃者学习	16	53%	父母中有口吃者	4	13%
家庭语言环境多变	3	10%	器质性疾病	2	7%
语言发展迟缓	1	3%	原因不明	4	13%
总数	30	100%			

值得注意的是，2~5 岁的小儿正是语言和心理发展十分迅速的阶段，词汇也渐丰富，但言语功能尚未熟练，不善于选择词汇，说话时常有迟疑、不流畅的现象，一般到上小学前，就可口齿伶俐了，这种现象称为“发育性口齿不流利”，不属于口吃。

（3）矫治及预防

①让孩子模仿正确的说话方式。既然孩子能模仿口吃，就能模仿正常的说话方式，但你必须用比较慢的节奏与孩子交谈，话语要清晰、简洁，不要太多形容词，词语最好用单音节词、双音节词、三字词、电报语与孩子交流。如“喝水”就是“喝水”，不要说“喝水水”。还要注意孩子讲话的节奏和语调，从而增加语言的韵律和轻松感，口吃就会逐渐地、自然地得到矫正。

②给予帮助和鼓励。父母应使口吃小儿说话时处于轻松愉快的环境，说错了不训斥，引导孩子讲话时放慢速度，随心所欲，从容不迫地讲话。如孩子想喝水又说不出来时，你可以启发他：“你想喝水吗？”孩子点头，“请跟妈妈说一遍‘我想喝水’”。明确地告诉孩子怎样说比批评和建议（比如“慢一些”“再来一遍”）会更有效。另外，口吃小儿大都对词语的第一个字的发音感到困难，发音过急过重，往往卡在这里。所以要诱导词语第一个字的发音，可以先轻轻地发出字的声母，然后与韵母拼合，拼出字音，再慢慢地向第二个字音滑动，这是矫正口吃的诀窍，耐心也很重要。

③说不好就唱。口吃的孩子有个特点，唱的时候就不口吃了，可以平时让孩子学唱歌，背诵朗朗上口的歌谣，用说唱的方式来培养孩子的节奏感，这对矫正口吃也很有效。

④不要“保护”孩子。有的父母觉得孩子说话口吃已经够不幸了，所以格外溺爱他，这样做对孩子没有好处。应该让他知道，自己虽然有口吃的缺点，但还有更多别人不具备的优点（如打球、画画等），使孩子正视自己的这一毛病，这样当孩子接触到外界环境，就能勇敢地对待嘲笑。

⑤应从解除小儿的紧张心理入手。避免因说话不流畅遭到周围人的嘲笑、模仿以及家长、教师的指责或过分矫正。家长不要当众议论其病态，或强迫孩子把话说流畅，不许结巴。需知，这样只会适得其反，加重其心理障碍，更加张口结舌。应安慰患儿，使他们有信心克服。家长要用平静、从容、缓慢、轻柔的语调和孩子说话，来感染他们，

使他们说话时不着急，呼吸平稳，全身放松，特别是不去注意自己是否又结巴了。可以多练习朗诵唱歌。

另外，教育孩子不能急于求成。不要让孩子过多地背诵他无法理解的诗词、文章；千万要防止孩子出于好奇模仿口吃者讲话；不打骂、不溺爱，使孩子建立充分的自信。这将有效地纠正和避免小儿口吃。

特殊情况下，正常人也有口吃，矫正小儿口吃不必达到一字不错，只要心理因素纠正了，口吃基本消除，矫正就算成功。

3. 发音性语言障碍

发音性语言障碍是学前儿童中的一种语音障碍。儿童虽然没有发音器官或神经系统的器质性病变，但是在说话时语音不清晰，尤其对 s、sh、z、zh、x、p、b、d、t、l、m、n 等声母发音不清或变调。轻者虽然能被人听懂，但是吐词不准，语音含混；重者则不知所云。在学前儿童中，男性儿童的发生率高于女性儿童。轻度的发音性语言障碍，一般会随着年龄增长而自愈，而对于重度的发音性语言障碍的儿童，则应及早进行言语矫正治疗，并辅以心理治疗。因为这些儿童会由于发音不清而造成人际关系方面的困难，并伴有行为退缩、孤僻等问题。

（五）品行障碍

此类问题包括逃学、攻击行为、破坏行为、说谎等。过去单纯从道德教育和社会问题角度考虑，我们发现只靠教育和惩罚的效果不理想，其实这些问题有一定的心理因素，甚至有的存在生物学因素。这些品行障碍是特指那些习惯性的、经常出现的、对他人造成伤害的、而不是指偶然的或过失性的行为。

1. 说谎

学前儿童中说谎的现象较多，成人对此也较敏感，甚至认为“说谎是小偷的开始”，这是不正确的看法，幼儿说谎有其特殊的原因。

（1）原因

①作为嬉戏性质的说谎。因为幼儿还不能将幻想与现实分开，故以说谎来满足自己的欲望。如看到别的小朋友有什么玩具，就说自己家里有很多很多。

②为保护自己而说谎。如打烂东西，怕大人责骂或体罚，说谎以保护自己。

③为引起别人注意而说谎。他们故意在说谎中掺入一些逗人的话，或用一些古怪的词，以引起别人注意，这类情况多见于没有朋友，或父母对其不太关心，又被集体忽略的幼儿。

（2）对策

虽然幼儿说谎有其特殊性，但应注意不能让孩子经常说谎，当发现孩子有这种情况时，应弄清缘由，给予关注和教育。对于孩子“无意说谎”，不应指责孩子，只需让幼儿明白“该怎么说”就行了。对于孩子“有意说谎”，尤其是当幼儿故意说谎并竭力否认拿了重要的东西或损坏了东西，认为承认了就要受骂挨打，因而故意说谎并竭力隐瞒。因为他们有了曾经说谎而受指责的经验，所以尽力设法抵赖。父母对这种说谎行为应认真对待。为了关心与教育孩子改正错误，必须盘问清楚事实真相，但态度不可凶狠，亦不宜太严厉，否则孩子会增加顾虑而不吐真言。最好用温和平淡的语气去提问，使孩子的紧张心理松弛，会把事实真相讲出来。随后，再针对情况进行教育劝导。

2. 攻击性行为

攻击性行为是学前儿童中最常见的一种品行障碍，到学龄期后则日渐减少。在学前期，儿童的攻击性行为表现为当儿童遭受挫折时显得焦躁不安，采取打人、咬人、抓人、踢人、冲撞他人、夺取他人的东西、扔东西以及其他类似的方式，引起同伴或成人与其对立和斗争。学前儿童的攻击性行为可以针对教师或同伴，更多的则是针对自己的父母。攻击性行为多见于男性儿童。

幼儿攻击性行为的产生有生理、心理及环境等方面的原因。研究表明，幼儿的某些身心特征对攻击性行为的表现有一定影响，如胆汁质的婴儿长大后更容易出现攻击性行为。幼儿感受到挫折、威胁、羞耻或不满等时，常出现攻击性行为，如家长对幼儿的合理要求不能满足导致孩子产生挫折感。幼儿的攻击性与家庭教育模式也有关，高度攻击性的幼儿大多来自“专制型”或“放任型”家庭。目前各种影视作品中太多暴力情节也在潜移默化中助长了孩子的攻击性行为。

矫正学前儿童的攻击性行为，应首先注意改变亲子之间、师生之间以及同伴之间的关系，对这种关系中的紧张因素进行分析，指导学前儿童正确地处理和解决。对于攻击性行为较为严重的儿童，则可以配合以社会训练和性格培养为目标的心理治疗。

3. 偷窃行为

在儿童成长过程中，如果偷窃成了儿童的顽习，就可构成其品行上的问题和障碍。年幼的儿童以自我为中心，往往会把自己想要的东西或者已经得到的东西视作为自己的东西。随着儿童年龄的增长，他们才能分辨什么东西是自己，什么是别人的。学前儿童中发生的偷窃行为，开始往往是为了满足某种需要，或者与他人发生了冲突，以偷窃对方的东西作为报复的手段，几经得手后，就有可能成为习惯。即使没有明确的动机，也会发生偷窃行为。

对于学前儿童的偷窃行为不能姑息，特别是如果儿童的行为属于明知故犯，则应向儿童指出问题的严重性，必要时还可以给予一定的惩罚，让他们通过一定的方式弥补自己的错误。坚持奖励儿童的诚实行为同惩罚他们的偷盗行为有同样重要甚至更为重要的作用，特别是在儿童改正了偷窃行为时，更应及时给予奖励。在纠正儿童的偷窃行为前，应先查明其偷窃行为形成的原因，尽可能满足其合理需求，注意疏泄其心理的紧张。

4. 嫉妒行为

四五岁的孩子，认识能力有所提高，要求独立的意识逐渐增强，因此发生大多争强好胜，希望比别人强。这种好胜心如果继续不正常的发展，会引发儿童的嫉妒行为，表现为对比自己强的人采取敌视的态度；破坏那些经常受老师表扬的儿童的东西；情绪不稳定，当情绪极度不稳定时还会出现呼吸暂停的现象。处处与别人作对，人际关系困难。这种行为如果不能及时改变，儿童在将来的生活中很难心情舒畅，个性也很难健康地发展。

要消除儿童的嫉妒心，首先应该正确引导儿童的上进心。教师和家长要全面关心儿童的言行，充分看到每一个儿童身上的闪光点，并经常给予表扬，让儿童感受到教师和家长对他的关爱。其次，不要用儿童的不足与其他儿童的长处相比，讽刺、挖苦儿童，伤害儿童的自尊心，引发儿童的嫉妒心。最后，尽力给儿童创造欢乐、轻松、愉快的环境。让儿童在这样的环境中学习赞赏别人、感谢别人，成为心胸开阔的人。

5. 残忍行为

一般而言，儿童都是富于同情心的，但也有儿童表现出让人难以理解的"残酷"。例如，抓住小虫子，会把它的翅膀揪掉，把眼睛捅瞎；抓住小猫，把他从楼上摔下去；把小狗扔进水里等。看着小动物的挣扎，他会很开心。还有的儿童，甚至用残忍的方式对待同伴，如用铅笔扎同伴的手，用小刀子割破同伴的胳膊等，当同伴哭叫时他会很高兴。这种行为如果不及时纠正，儿童长大后就会缺乏同情心，不关心她人，对社会缺乏责任感，严重者会造成心理变态，甚至走上犯罪的道路。

儿童的残忍行为不能简单地归结为品德的问题，因此不能用简单、粗暴干涉、体罚等方式来对待这类儿童。儿童的残忍行为往往是由于环境不良和教育不当造成的。首先，可能是在不良环境影响下，儿童发泄自己被压抑的情感的一种表现，也可能是对自己的自卑感、受歧视感的一种畸形的抵抗，还可能是受好奇心驱使的无不良动机的、无意识的残忍行为。

纠正儿童的残忍行为，首先要求教师和家长给予儿童充分的爱和关怀，为儿童创造一个和睦、友爱的情感气氛，让儿童在其中感受爱、感受善良的情感。其次要用正确的方式方法纠正儿童的残忍行为，避免用关黑屋子、罚站墙角等体罚的方式，因为这类方式反而会助长儿童的残忍行为，使其更加缺乏同情心；对于由于好奇心而引起的残忍行为，要耐心的劝说，讲明道理，通过看书、参观、看电影等让儿童了解有关动物的知识，把儿童的好奇心引到正道上来。

（六）神经性习惯

1. 吮吸手指

婴儿吮吸手指极为常见，随着月龄增加，这种行为会逐渐消退。在幼儿中，若仍保留这种幼稚动作，成为习惯，应及时纠正。

（1）危害

①幼儿吮吸手指的行为会受到非议，而使幼儿感到紧张、害羞。

②易引起肠寄生虫病、肠炎等疾病，且可引起手指肿胀、发炎。手指（特别是指甲缝中）有许多细菌，吸吮、叼咬手指会使细菌进入人体。

③妨碍面容的和谐。儿童正处于生长发育时期，吸吮手指或用嘴叼咬东西会使上颌

的前牙前伸，形成上下牙深复合（俗称龅牙），也可能使下颌及下前牙前突，产生反咬合（俗称地包天）。无论是深复合或反咬合都会造成牙齿咬合不齐，不仅影响美观还会影响咀嚼功能。在口腔矫形中，不少孩子的咬合不齐都是由于长期吸吮手指或叼咬东西造成的。

④影响牙齿的咀嚼功能。

（2）原因

①婴儿期喂养不当，不能满足其吮吸欲望。

②缺乏环境刺激和爱抚，导致婴儿以吮吸手指来抑制饥饿或自我娱乐。

（3）矫正方法

①可用玩具、图片等幼儿喜欢之物，或感兴趣的活动去吸引其注意力，冲淡吮吸手指的欲望，逐渐改掉固有的不良习惯。

②家长要耐心、冷静地纠正儿童吮吸手指行为。对于这类患儿切忌采用简单粗暴的教育方法，不要嘲笑、恐吓、打骂、训斥，更不要使用在手指上涂苦味药或裹上手指等强制方法。因为这样做，不仅毫无效果，而且会使儿童感到痛苦、压抑、情绪紧张不安，甚至产生自卑、孤独等情况。如果一旦有机会，孩子就会更想吮吸手指，而使吮吸手指的不良行为顽固化。

③最好的方法是了解儿童的需求是否得到满足。除了满足孩子的生理需要（如饥渴、冷热、睡眠）外，要丰富孩子的生活，给孩子一些有趣味的玩具，让他们有更多的机会玩乐。还应该提供有利条件，让孩子多到户外活动，和小伙伴们一起玩，使孩子生活充实、生气勃勃。分散对固有习惯的注意，保持愉快活泼的生活情绪，使孩子得到心理上的满足。

④从小养成良好的卫生习惯，不要让孩子以吮吸手指来取乐，要耐心告诫孩子，吮吸手指是不卫生的，不仅会引起手指肿胀、疼痛，影响下颌骨的发育及牙齿变形，而且容易把大量的脏东西带入口内，引起消化系统疾病及其他传染病。

⑤孩子一吮手指，父母就要制止。每当孩子吸手指时，应以严厉的目光注视孩子，并以坚定的口气说："不行！"同时分散孩子的注意力，当吸指行为有所减少，就要及时鼓励和表扬，并要向孩子说明，只要能减少这种行为，控制这种行为，他就会得到奖励，采用这种"正强化"治疗，可有明显的效果。但这不是一天两天就能改正的，父母要有耐心，不厌其烦，不要因此打骂孩子，否则他会有对立情绪，拒绝你的帮助。

2. 咬指甲

学前儿童咬指甲的行为常发生在心理紧张之际。有这种问题行为的儿童不能自制地用牙齿将长出的手指甲咬去，严重者可将手指指甲咬的很短，甚至咬得甲床出血，有的儿童不仅咬指甲，还咬趾甲、手上各小关节伸侧的皮肤、衣袖或其他物品，有的儿童还伴有多动、睡眠不安、吮吸手指、挖鼻孔等多种问题行为。预防和矫治儿童咬指甲的不良习惯，应从消除其心理紧张入手，劝解和责罚一般都不会取得良好的效果。在指甲上涂抹苦味剂只能有助于部分儿童克服咬指甲的习惯。

3. 习惯性阴部摩擦

儿童用手抚弄自己的生殖器，或用其他方式刺激阴部的行为习惯被称为习惯性阴部摩擦，这种问题行为在学前儿童中比较多见，到学龄阶段则会减少。儿童除了喜爱用手抚摸生殖器外，部分女性儿童有时双腿交叉上下移动，或将小物件塞进阴道，年龄稍大的儿童有时会倚靠在突出的家具角上，或骑坐在某种物体上活动身体，摩擦阴部。在发生这种行为时，儿童常常表情紧张、眼神凝视、面部通红，有时还伴有出汗、气喘等。学前儿童的这种行为的发生可以不分场合，但是大部分儿童则在入睡之前或刚醒来时进行，可持续数分钟。有的儿童为了避免成人干预而暗自进行，有的儿童在成人干预下停止了这种行为，成人一离开后又继续进行。

出现该现象往往是有外阴局部刺激，如外阴部湿疹、蛲虫、不洁、裤子太紧，男孩包茎引起包皮发炎等，导致外阴发痒，于是小儿就用两腿摩擦来止痒，因而形成习惯。还有的婴幼儿情感得不到满足，无玩具时把自己的身体当玩具玩。还有的成人喜欢逗男孩时玩弄其生殖器，这也可能成为男孩刺激自己生殖器的原因。

预防学前儿童习惯性阴部摩擦的方法主要是培养儿童良好的生活习惯。要给儿童经常清洗生殖器，保持清洁和干燥；要让儿童养成上床就入睡，醒来就起床的习惯，不要让儿童一个人在床上玩得太久；要纠正儿童的睡眠姿势，给儿童盖的被子不要太厚；不要给儿童穿太小太紧的裤子，衣服不要穿的太多太热；要注意儿童有无寄生虫感染，若有发现，及时治疗。此外，可为儿童安排他们感兴趣的活动，将其注意力转移到游戏活动中去。

（七）其他心理障碍

1. 遗尿症

遗尿症是学前儿童中多见的排泄行为障碍，指 5 岁后仍尿床或尿裤，有原发性（一直遗尿）和继发性（曾已会控制小便半年以上，5 岁后又再次遗尿）之分。

（1）原因

①父母对幼儿排尿缺乏训练或训练不当，造成持续性的遗尿状态。父母对幼儿遗尿后态度粗暴，使幼儿精神紧张，也会进一步破坏正在建立的自控排尿能力。

②幼儿智能发育迟缓，不能预先告诉父母想要排尿，或是无法控制。对于这类幼儿，不仅是排泄问题，其他的能力也需要训练。

③心理精神创伤等心理原因造成。独自排尿后发生的遗尿，属继发性的。这种情况往往是有心理原因的，如父母关系不和或分离带来的精神创伤或者是环境改变（搬家转学）都可能导致遗尿。这可以认为是一种退行现象，也称“装小孩”，指幼儿看到形势对自己不利，便从现已达到的发育阶段转回到前一发育阶段。这类幼儿晚上也会发生尿床现象，对他们采用惩罚的方法是无效的，解除其紧张情绪使其有安全感则很重要。

④特别神经质的幼儿对周围状况的一种敏感反应，出现尿频现象。新入园，受到斥责和小朋友吵架等等都可成为尿频的起因。对于这类幼儿应解除其焦虑的情绪并训练，

同时，要注意是否有躯体原因如膀胱炎、尿道炎等。

（2）矫治和预防

①排尿训练：掌握小儿夜间遗尿的时间（多数是在睡熟后2~4小时内），提前唤醒起床排尿，也可利用闹钟、蜂鸣器或褥垫内唤醒器（稍遇湿，电路即感应接通，发出铃响），重复多次后，使患儿能形成条件反射，在排尿前醒来。

②避免过累：建立合理的生活制度，避免过度疲劳和临睡前过度兴奋，白天有一小时午睡，以免夜间睡眠过深。

③控制饮水：晚饭宜清淡，少吃稀的，控制饮水，可减少儿童入睡后的尿量。

④针灸、药物治疗：针灸有一定疗效，穴位有关元、气海、足三里、合谷、三阴交、阳陵泉等。服药需在医生指导下进行。

⑤消除可致小儿精神不安的因素。包括遗尿带来的心理压力，帮助患儿树立战胜疾病的信心，不要自卑，也不要满不在乎。

⑥治疗引起遗尿症的相关疾病（膀胱炎、尿道炎、蛲虫病、糖尿病）。

2. 多动症

儿童多动症也叫多动综合征或注意缺陷障碍，起病在入学前，而经常在入学后才被发现，原因还未有定论，可能与脑损伤、遗传、神经递质代谢异常、不良教育方式以及成人与儿童关系紧张有关。

（1）表现

儿童多动症的临床表现多种多样，其症状表现的高峰时期是少年期，但常常在幼儿期甚至胎儿期就有多动不宁的表现，主要有以下几个方面：

①活动过度。大多数患儿都有这个特点，顾名思义谓之为“多动症”。患儿整天不停地活动，跑来跑去，跳上跳下，劲头十足。他们喜欢无休止地搜索，翻缸倒罐，任意破坏物品。学龄期的患儿在课堂上常做小动作、吹口哨、尖叫、走动，另外患儿还伴有一些不良的习惯性动作如眨眼、歪头、咬指甲等。随着年龄的增长，患儿活动过度的症状也会加重，但青春期以后，症状就逐渐减轻，直至消失。

②注意力不集中。几乎每个患儿都有主动注意功能减弱的表现，他们不能专心玩耍一种游戏，对玩物只图新鲜，无论是看图书或是看电视，往往只能注视片刻，便要起来走动，或在座位上扭摆。相反，他们的被动注意都增强，外界的轻微变化都会引起他们的注意。这类症状在青春期后并不消失，而又以比较隐蔽的形式继续存在。

③情绪不稳，冲动任性。患儿的自制力很差，做事不考虑后果，他们极易受外界的影响而出现情绪波动，如对某些感兴趣的活动过度兴奋、激动，而稍不顺心，就动怒、发脾气，大喊大叫，他们易哭易笑，变化无常。

④感知觉及认识障碍。患儿会出现视觉运动障碍，空间位置觉障碍。如临摹几何图形时，没有整体的观点，画面安排缺乏计划性，有的患儿还常常不能识别左右，听觉的辨别能力差。有的患儿视听记忆困难和视听觉的相互转换困难，如对听到的内容难以转换为相应的视觉形象。

⑤学习困难。患儿的智能、学习能力、受教育的环境条件等并没有明显异常，他们的学习困难主要是受注意力不集中所影响的。

⑥轻微的神经系统缺陷。对患儿进行神经系统检查，可能有某些缺陷，如轻度运动障碍，约有一半的患儿表现出活动不协调，动作笨拙，不会扣纽扣，不会用剪刀等。

⑦先天性缺陷。患儿轻度先天性缺陷较为常见，如各种耳畸形，目距过宽或过窄、斜视，单一的手掌指纹，各种手指或足趾畸形等。

正常儿童本来活动量就在很大差异，而且不同的父母、教师对儿童吵闹的忍耐性也各不一样，所以，判断儿童是否多动症要特别慎重。特别需要注意的是，近年来多动症有被诊断过滥的趋势。

（2）治疗

儿童多动症的治疗应从生物、心理、社会三个方面着手进行。

①生物方面：主要是改善身体状况和应用药物。

②社会方面：主要是协调学校和家庭的关系，家长在治疗中有关键性的作用，应为孩子创造一个和谐、温暖的家庭气氛，耐心、细致地对孩子进行辅导。

③心理方面：主要是对患儿进行行为矫正治疗、教育和训练。教师应给患儿以更多的爱心，避免当众批评，尽量将患儿吸引到有益于身心健康的活动中来。

知识链接

自测儿童多动症①

对儿童多动症应全面分析，慎下诊断。家长和教师可参照给予自测，若具备四条以上，请带儿童到相关心理卫生门诊检查，以免贻误。

（1）需要其静坐的场合难于静坐，常常动个不停。

（2）容易兴奋和冲动。

（3）常常干扰其他儿童的活动。

（4）做事粗心大意，常常有始无终。

（5）很难集中思想听课、做作业或其他需要持久注意的事情。

（6）要求必须立即得到满足，否则就产生情绪反应。

（7）经常多话，好插话或喧闹。

（8）难以遵守几天活动的秩序和纪律。

（9）学习困难、成绩差，但不是因为智力障碍引起的。

（10）不是由于精神发育迟滞、儿童期精神病、焦虑状态、品行障碍或神经系统疾病所引起的。

① 参见麦少美，高秀欣：《学前卫生学》，复旦大学出版社，2012 年版。

3. 感觉统合失调

感觉统合失调是指外部的感觉刺激信号无法在儿童的大脑神经系统进行有效的组合，而使机体不能和谐的运作，久而久之形成各种障碍最终影响身心健康。“儿童感觉统合失调”意味着儿童的大脑对身体各器官失去了控制和组合的能力，这将会在不同程度上削弱人的认知能力与适应能力，从而推迟人的社会化进程。

感觉统合失调多发生在5~12岁儿童身上，是一种与现代生活模式有关的时代疾病。该病在学前及学龄前儿童发病率较高。有学者认为，我国大城市学前儿童中20%~30%有不同程度的感觉统合失调①。

（1）表现

感觉统合失调的临床表现可分为：本体感觉失调、前庭感觉失调、视觉系统失调、听觉系统失调以及触觉系统失调。本体感觉失调又分为左右脑平衡失调和动作协调不良，前庭感觉失调又分为前庭平衡失调和前庭网膜失调，触觉系统失调又分为触觉过分敏感或过分迟钝。

①本体感觉失调。手脚喜欢用力挥动或用力做某些动作。动作模仿不到位，常望着手脚不知所措。俯卧地板时全身较软，把头、颈、脑提起特别困难。坐姿不够稳定，坐时会东倒西歪。力度控制较差，常会因太用力而损坏玩具或因力度太小抓不住东西。速度控制较差，跑起来难以按指示停止。对蹦跳的要求高，喜欢摔跌自己的身体，喜踮脚走。

②前庭感觉失调。表现多为喜欢自转，而且转很久不觉头晕，喜欢看、玩转动的东西。经常喜欢爬高，边走边跳。平衡差，走路东倒西歪，经常碰撞东西。颈部挺直时间较同龄儿童短，常垂头。

③视觉系统失调。即使对常看到的东西都会感到害怕；喜欢看手发呆；对特定的颜色、形状、文字特别感兴趣甚至固执；喜欢将物品排队；喜欢斜眼看东西；喜欢躲在较阴暗的角落；喜欢看色彩鲜艳、画面变换较快的广告；喜欢看风扇或转动的东西；喜欢坐车，对窗外景色变化非常着迷。

④听觉系统失调。常会掩耳朵或按压耳朵；对尖锐或拉高的声音一点也不讨厌，甚至喜欢；有时对很小的声音感兴趣；喜欢无端尖叫或自言自语。

⑤触觉系统失调。表现为害怕陌生的环境，过分依恋父母、容易产生分离焦虑，过分紧张、偏食，暴饮暴食，逃避咀嚼。喜欢吮吸手指、咬指甲、触摸生殖器。对某种感觉特喜欢，如玩沙、刮东西。甚至显得固执而又会拒绝，拒绝使用某质地的用材，如：胶泥、糨糊等。

（2）治疗

对于感觉统合失调的孩子，家长和教师应正确对待，不能将孩子因感觉统合失调出

---

① 参见单大卯：《对城市与乡镇幼儿园810名3~6岁学龄前儿童感觉统合能力的测试研究》，载《山东体育学院学报》，2000年第2期。

现的行为表现定性为品行不良而采取极端、粗暴的教育方式。在日常生活中应通过多种途径加强儿童的外部感觉训练，如拥抱、抚摸以发展幼儿触觉，还可通过视敏度、视听分辨力、视听记忆力等训练，听觉理解力、听说结合训练、视-动统合练习等。

4. 儿童抽动症

儿童抽动症是一种发生在儿童期的肌肉抽动性疾病。该病的发生率为1%~7%，多见于学前及学龄早期儿童。男女发病率为3：1。

（1）表现

儿童抽动症的特征是不自主的、突发的、快速重复的肌肉抽动，在抽动的同时常伴有暴发性的、不自主地发声和秽语。抽动症状先从面、颈部开始，逐渐向下蔓延。抽动的部位和形式多种多样，比如眨眼、斜视、撅嘴、摇头、耸肩、缩颈、伸臂、甩臂、挺胸、弯腰、旋转躯体等。发声性抽动则表现为喉鸣音、吼叫声，可逐渐转变为刻板式咒骂、陈述污秽词语等。有些患儿在不自主抽动后，逐渐产生语言运动障碍，部分患儿还可产生模仿语言、模仿动作、模仿表情等行为。患儿不自主喉鸣出现较晚，少部分在早期出现，多数在起病后的6~7年出现。患儿的病情常有波动性，时轻时重，有时可自行缓解一段时间。抽动部位、频度及强度均可发生变化。患儿在紧张、焦虑、疲劳、睡眠不足时可加重；精神放松时减轻，睡眠后可消失。患儿智力一般正常，部分患儿可伴有注意力不集中、学习困难、情绪障碍等心理问题。

（2）病因

关于抽动症发生的原因，有专家认为可能与情绪尤其是焦虑情绪有关，也有人认为与幼儿活动曾有过活动遭受限制历史有关，有人根据学习理论认为，患儿一开始是对他人的模仿，后成为习惯性抽动。此外上呼吸道感染也可成为诱因。

（3）治疗

本病对人格的不良影响十分常见，有的在抽动控制后仍不能适应社会，所以应强调对因对症治疗的同时，注意心理的治疗。心理治疗包括行为治疗、支持性心理咨询、家庭治疗等。帮助患儿家长和老师理解疾病的性质和特征，减缓或消除父母的担心和焦虑。合理安排患儿日常的作息时间和活动内容，避免过度紧张和疲劳。对于发声抽动的患儿可进行闭口、有节奏缓慢地做腹式深呼吸，从而减少抽动症状。对于重症患者，应及时就医，采用药物治疗或针灸治疗均有一定疗效。

5. 自闭症（孤独症）

自闭症又称孤独症，是广泛性发育障碍的一种亚型，以男性多见，起病于婴幼儿期，主要表现为不同程度的言语发育障碍、人际交往障碍、兴趣狭窄和行为方式刻板。约有3/4的患者伴有明显的精神发育迟滞，部分患儿在一般性智力落后的背景下某方面具有较好的能力。该症患病率为一万个中有三四个。但近年报道有增高的趋势，据美国国立卫生研究院精神健康研究所（NIMH）的数据，美国孤独症患病率在1‰~2‰。国内未见孤独症的统计数据，仅部分地区作了相关报道，如2010年报道，广东孤独症患病率为0.67%，深圳地区高达1.32%。

（1）表现

①语言障碍。语言与交流障碍是孤独症的重要症状，是大多数儿童就诊的主要原因。语言与交流障碍可以表现为多种形式，多数孤独症儿童有语言发育延迟或障碍，通常在两岁和三岁时仍然不会说话，或者在正常语言发育后出现语言倒退，在2~3岁以前有表达性语言，随着年龄增长逐渐减少，甚至完全丧失，终身沉默不语或在极少数情况下使用有限的语言。他们对语言的感受和表达运用能力均存在某种程度的障碍。

②社会交往障碍。患者不能与他人建立正常的人际关系。年幼时即表现出与别人无目光对视，表情贫乏，缺乏期待父母和他人拥抱、爱抚的表情或姿态，也无享受到爱抚时的愉快表情，甚至对父母和别人的拥抱、爱抚予以拒绝。分不清亲疏关系，对待亲人与对待其他人都是同样的态度。不能与父母建立正常的依恋关系，患者与同龄儿童之间难以建立正常的伙伴关系，例如，在幼儿园多独处，不喜欢与同伴一起玩耍；看见一些儿童在一起兴致勃勃地做游戏时，没有去观看的兴趣或去参与的愿望。

③兴趣范围狭窄和刻板的行为模式。患者对于正常儿童所热衷的游戏、玩具都不感兴趣，而喜欢玩一些非玩具性的物品，如一个瓶盖，或观察转动的电风扇等，并且可以持续数十分钟甚至几个小时而没有厌倦感。对玩具的主要特征不感兴趣，却十分关注非主要特征。患者固执地要求保持日常活动程序不变，如上床睡觉的时间、所盖的被子都要保持不变，外出时要走相同的路线等。若这些活动被制止或行为模式被改变，患者会表示出明显的不愉快和焦虑情绪，甚至出现反抗行为。患者可有重复刻板动作，如反复拍手、转圈、用舌舔墙壁、跺脚等。

④智能障碍。在孤独症儿童中，智力水平表现很不一致，少数患者在正常范围，大多数患者表现为不同程度的智力障碍。国内外研究表明，对孤独症儿童进行智力测验，发现50%左右的孤独症儿童为中度以上的智力缺陷（智商小于50），25%为轻度智力缺陷（智商为50~69），25%智力在正常（智商大于70），智力正常的被称为高功能孤独症。

（2）病因

自闭症的发病原理至今不明，可能与家庭环境、遗传、脑部疾病、孕期和围产期对胎儿造成的脑损伤有关。一般认为，本症的生理性因素可能性大于心理性因素可能性。

（3）治疗

虽然目前自闭症的干预方法很多，但是大多缺乏循证医学的证据。尚无最优治疗方案，最佳的治疗方法应该是个体化的治疗。其中，教育和训练是最有效、最主要的治疗方法。目标是促进患者语言发育，提高社会交往能力，掌握基本生活技能和学习技能。自闭症患者在学龄前一般因不能适应普通幼儿园生活，而在家庭、特殊教育学校、医疗机构中接受教育和训练。学龄期以后患者的语言能力和社交能力会有所提高，部分患者可以到普通小学与同龄儿童一起接受教育，还有部分患者可能仍然留在特殊教育学校。

6. 精神发育不全

精神发育不全又称精神发育迟缓，俗称智力落后。精神发育不全是由先天的或早期的后天原因引起的精神发育障碍，以智能低下为主要特征的一组疾病的总称，发生在儿童生长发育的过程，患儿的智能明显低于一般儿童的水平，其适应外界环境的能力明显低下，同时又伴有其他行为异常，它不是一种单一的疾病，或者是某种器官的缺陷，而是一种在身心各方面都有反应的状态。如果儿童的智商低于平均水平两个标准差以下，其适应外界环境能力明显低下，同时又伴有其他行为异常，可视为精神发育不全。

由于诊断标准、调查对象和调查方法的不同，各地报告的患病率差异较大，多数的报告为1‰~10‰，男性比例高于女性，农村高于城市，不发达地区高于发达地区。

没有一种治疗措施能将一个发育精神发育不全的儿童改变成为正常的儿童，因此，对精神发育不全儿童的治疗措施应被看作一种调整、改进和教育措施。对患儿进行的心理治疗，有助于儿童解决情感和社会顺应不良的问题，对患儿实施的早期干预和早期教育，能够帮助他们的潜力得到较好的发挥。对于临界智力和轻度精神发育不全的患儿，要及早进行训练，让他们有机会学习一些日常必需的文化知识以及劳动和生活技能，养成良好的生活习惯，准备今后在良好的监护下参加一定的社会劳动。对中度精神发育不全的患儿，要将训练的重点放在知觉功能和运动功能方面，以独立自理生活和适应日常生活环境为训练的目标。对于重度精神发育不全的患儿，则要加强对他们的监护，避免发生意外事故。对精神发育不全的预防，应注意的环节甚多，包括开展遗传咨询、注意妊娠期和婴幼儿期保健等各个方面的问题。

视野链接

家长行为与幼儿心理问题①

儿童教育学者们有一个相当确定的观念，那就是：任何形式的儿童心理问题，除非是源自于明确的身体疾病，否则只有一个原因，即儿童所处的生活环境中的人和事。事实上，目前已有充分的研究成果证明，无论是行为与习惯的问题，还是个性与情绪的问题，都必然能追溯到儿童的生活经历中的某一环节。换言之，可以从其父母的行为中找到原因。父母（成人）行为与儿童的心理健康问题，不管从什么角度来看，都是息息相关的。

我们可以看到，儿童的心理发展取决于儿童所处的心理环境，而家庭是其中相当重要的部分。早期环境留给儿童的影响主要是通过父母的渠道实现的，儿童所受的影响可以表现为爱与接受或者是丢弃与不接受。对于儿童的心理教育，家长应当而且可以去掌握一些必要的知识和技能。在家庭生活中，绝大多数父母对儿童身体健康的照顾是不容置疑的，但生活质量的提高却使心理健康的问题进一步显得必要

① 摘自张琼：《家长行为与幼儿心理问题》，载《教育导刊（幼儿教育版）》，1998年第3期。

起来。家长应该懂得，令人满意的家庭生活对孩子适当的情绪发展必不可少，这是因为一方面从家庭生活的气氛中儿童获得他所接受的最大的情感经验，这些经验决定了他是否能获得个人心理上的安全感，如果父母不能给予孩子充分的情感抚慰，孩子的安全感就会被焦虑、抗拒和憎恨的情感所替代，由此而产生的一系列心理问题就会接踵而来。另一方面，在儿童形成行为习惯的过程中，父母以何种态度和方式去引导行为的发展方向，这也是一个至关重要的问题。这决定了儿童的哪些行为会消除，哪些行为会保留，并进而影响其整体的心理状态。在一个气氛良好的家庭里，家庭成员应当彼此关心和爱护，这是积极的家庭环境的基本前提。心理学家提出的最佳父母的标准之一，就是在任何条件下，在与儿童打交道前，都要弄清楚孩子到底在想些什么，孩子真正需要的是什么样的帮助。这是成人尊重孩子的人格独立与个性发展的基本表现，也是保证孩子健全发展的有力的前提。这里我们涉及的实际上是一个儿童观的问题，儿童观实际上又是父母对儿童的期望的代名词，可以说，儿童观决定了父母的行为，父母的行为又决定儿童的身心两方面的健康发展。爱孩子，就应当满足他们合理的情感需求，给予适当的生活管理，对儿童的忽略甚至虐待固然丝毫不可取，过分的迁就与溺爱同样是非常有害的。

儿童教育专业人员提出，为了保证儿童的心理健康发展，家庭生活至少应当遵循三个原则：

第一，给孩子充分的安全感，保持和建立家庭成员普遍认可的幸福感。

第二，家庭中的成年人担负着良好的示范角色。

第三，给孩子提供与同龄人交往的机会，让孩子参与社会生活，学习社会普遍赞同的生活交往方式。

围绕这三个原则，到底哪些行为是父母们可取的行为，哪些行为又是父母们不可取的行为呢？大量的调查和研究表明，最佳父母的表现应当包括几个方面：（1）父母双方彼此相爱，感情良好；（2）父母双方均热爱孩子；（3）充分了解孩子的兴趣、能力和志趣；（4）设法帮助孩子，尽可能地让孩子了解他们的父母。最佳的父母应该经常和孩子一起活动，使家庭中各成员具有相同的兴趣，积极地鼓励孩子努力向上，增强自信心。在家庭生活中，父母和孩子一起分享生活经验，经常与孩子一起交换看法，并讨论家庭中出现的问题。

不适当的父母行为包括：（1）父母对孩子的情感抵制。表现为强调孩子的缺点和过失，经常性的否定反应和严厉的处罚，过分严格的要求和训练，遗弃和逐出，与其他孩子相比等；（2）父母对孩子的控制。表现为严格和固执地坚持他们的某一标准；（3）父母对孩子的顺从。表现为常常在孩子的压力下，对儿童的不现实的要求和需求投降；（4）对孩子的过度保护。包括过分注意和溺爱，没有为孩子提供机会自己承担责任或做出决定；（5）父母的投射行为。表现为父母把自己生活中的缺憾或未实现的雄心投射到孩子身上，或希望以孩子的成就延续或获取家庭的荣誉。

儿童的生活是属于他们自己的，儿童的未来也是属于他们自己的，童年的生活决定了孩子一生的幸福。真正爱孩子的父母和教育者，都应该懂得：我们的每一个细小的活动，都与孩子的未来息息相关，要培养心智健全的孩子，就要从我们一点一滴的行为做起，也许，人类的未来就掌握在我们今天所做的一切当中。

思考练习

1. 学前儿童心理卫生的标志是什么？
2. 影响学前儿童心理卫生的因素有哪些？
3. 常见的学前儿童情绪障碍有哪些？应如何矫治？
4. 常见的学前儿童语言障碍有哪些？应如何矫治？
5. 如何预防学前儿童习惯性阴部摩擦？
6. 多动症儿童通常有何表现？应如何治疗？
7. 自闭症儿童通常有何表现？

第七章　幼儿园意外事故的预防与急救处理

内容导言

《幼儿园教育指导纲要（试行）》指出，“幼儿园应该把保护幼儿的生命和促进幼儿的健康放在工作的首位”。安全工作关系着幼儿的健康、家庭的幸福，理应也必须成为幼儿园工作中的重中之重，做好安全工作是每一位幼教工作者义不容辞的责任。因此，幼儿园要与家长、社区合作，采取有效措施，全方位保护幼儿的安全，防止各种意外伤害和意外事故的发生。

第一节　幼儿园一般性意外事故的预防与处理

一、幼儿园意外事故的概述

幼儿园意外事故是指幼儿园的管理行为虽然在客观上给幼儿造成了损害结果，但不是出于教师或者他人的故意或者过失，而是出于不能抗拒或者不能预见的原因引起的。3~6岁幼儿的年龄特点是活泼好动、好奇、好探索，在活动中对危险事物不能做出正确判断，不能预见行为后果，面临危险也不会保护自己。因此，在活动的过程中容易不小心受伤或者伤到身边的孩子。加之很多父母缺乏安全教育意识，只重视孩子的智力发展，致使不良的生活行为习惯成为发生事故的隐患。

二、幼儿园意外事故的类型

根据幼儿在意外事故中受伤的程度不同，对幼儿园发生的意外事故进行了分类，分别是：

（1）一般事故：由于儿童缺乏自身保护能力或客观因素和条件所限等原因而发生的擦伤、划伤、骨折、跌伤、脱臼、吞入异物等。

（2）责任事故：由于保教员责任心不强，擅自离岗、不执行安全制度而发生的服错药、颅骨骨折、食物中毒、高处坠落、触电、体罚、走失或冒领等，经积极采取措施未造成重大伤害的事故。

（3）重大责任事故：导致儿童死亡、残疾、重要组织器官损伤或增加儿童严重痛苦的事故。

三、幼儿园常见意外事故的预防和处理

（一）提高教师的安全意识

教师应充分了解幼儿常见意外事故的种类，提高预防发生意外事故的能力，全面掌握有关幼儿安全教育及意外事故处理等方面的专业知识与技能，坚持“安全第一、预防为主”的原则，确保把幼儿的安全放在第一位。

（二）加强幼儿的安全教育

1. 与教育教学活动相结合，丰富安全知识

把安全教育作为一项重要的教学内容，有意识地渗透到各领域的教学中。例如，开展安全主题教育活动——我们的小手，可以让幼儿围绕我们的小手不能触摸什么展开讨论，不能摸插座，不能玩火等；运用儿歌、故事、木偶剧、情景剧表演等多种教学形式，生动、具体、形象地进行安全教育，丰富幼儿的安全知识。

2. 融于一日生活，提高自我保护意识

安全问题与幼儿的一日生活如影随形，教师在组织幼儿的一日生活时，要随时抓住教育契机，适时对幼儿进行安全教育。例如，幼儿吃饭时不大声说话，以免食物进入气管；幼儿上下楼梯时，不要你挤我推，避免摔倒等。

3. 演习训练，提高自我保护能力

幼儿园要定期举行全园的安全演习，通过各种行之有效的方法使幼儿掌握实际的自我保护本领，教会幼儿防触电、防火、防走失、防拐骗等自我保护的技能，从而强化幼儿的安全意识，提高幼儿的自我保护能力，防止各种意外事故的发生。

（三）强化管理，消除安全隐患

幼儿园安全管理制度的建立和健全，既是幼儿园管理的基本依据，也是幼儿园依法治园的重要内容之一。因此，幼儿园应不断建立和完善安全管理工作的相关制度，如食品卫生制度、药品管理登记制度、幼儿接送卡制度、保卫制度等。通过制度的建立，把幼儿园的安全工作落实到幼儿园工作的各个环节，使教职工的工作行为受规章制度的约

束，起到“有章可循”的作用。

第二节　幼儿园常见意外伤害的预防与处理

一、幼儿意外伤害的概述

幼儿意外伤害是指突发意外事件、突发意外事故对儿童健康和生命造成的损害，包括物理、化学、生物等因素。由于幼儿的生理和心理特点，容易发生意外事故，这就需要家长和幼儿园老师必须具备一些急救知识和技巧。在日常生活中，遇到幼儿烫伤、骨折等意外伤害时就能及时进行救护，以挽救生命、防止残疾、减少痛苦等。

知识链接

幼儿园发生意外事故的原因①

（一）幼儿运动机能不完善

自幼儿学会独自走路时起，意外伤害事故便相伴而生。1 岁时，幼儿学会了走路，但动作生硬、笨拙。头占身体的比例大而且重，常使幼儿摔倒，随着幼儿年龄的增长、动作能力提高，幼儿受伤的部位扩展到了四肢。2~3 岁的幼儿已行走自如，但跑步却不熟练，缓慢的反应速度、较差的平衡能力、较小的注意范围，能常使幼儿在跌跌撞撞的小跑中摔伤身体。

（二）幼儿对危险因素缺乏认识

幼儿认识水平较低，缺乏对外界事物的理解和判断，更不会推理事物之间的因果关系。因此，经常由茫然无知的行为引来意外伤害事故。如幼儿突然从跷跷板上跳下；挥舞木棍玩耍时，丝毫不会考虑对别人有什么危害等。

（三）幼儿好奇、好动、活泼、易冲动的特点

幼儿具有强烈的好奇心，活泼好动，有时还会情绪激动和冲动，这些都有可能使他们忽略了周围的环境因素，丧失了理智和判断能力，从而出现各种事故。

（四）集体环境中，幼儿人数较多、教师人数较少，会造成教师看管不到位易引发安全事故；保育者人数不足，师生距离比较远的情况下，会提高意外事故发生几率。

---

① 参见中公教育教师资格考试研究院：《保教知识与能力》，世界图书出版公司，2012 年版。

二、幼儿意外伤害的类型及处理办法

（一）切割伤

常见切割伤：幼儿玩耍小刀、剪刀等锋利物品造成的皮肤断裂、出血。

案例

琪琪今年3岁半，对家里的什么东西都感到好奇，最近她经常跑到卫生间去玩，爸爸妈妈以为她去上厕所或者洗手。有一天她拿到了爸爸的刮胡刀，上面有刀片，结果不小心被刀片划伤。

分析：

刀片非常锋利，切削东西可以轻易地切下来。这让幼儿感到了刀片的威力，总想亲自操作一下。可是他们不知道，刀片本身具有危险性，一旦想当然或操作不当，就会伤害自己。因此，家长一定要把这种危险品放在孩子够不着的地方。

急救方法：

（1）对于较小、较浅的切割伤可采用直接压迫止血法；也可以先清洁伤口周围，用冷水冲洗伤口，特别是将异物冲洗干净，再用双氧水消毒，最后涂抹红药水或紫药水。

（2）伤口较大，出血较多时，必须先止血。止血后，在伤口周围用75%的酒精由里向外消毒，敷上消毒纱布，用绷带包扎。如果是玻璃器皿扎伤，应先用清水清理伤口，用镊子清除碎玻璃片，消毒后进行包扎。然后将伤处抬高，立即送医院，请医生处理。

（二）刺伤

常见刺伤：常见于玻璃、竹刺、铁钉、木屑等锐利物刺入皮肤，伤口深而狭窄，容易感染。

案例

场地有碎玻璃划伤孩子

一家幼儿园的小班都是2~3岁的孩子，一个3岁的女孩在本园的幼儿活动场内不小心摔倒，结果胳膊划到地上的玻璃碎片，胳膊上划了近100mm左右的一个大口子，到医院缝了40多针，缝合了三层。现在孩子的胳膊已经痊愈，但留下了很大疤痕。

分析：

在这个案例中，幼儿园的场地、设施存在严重安全隐患，幼儿园老师没有尽到管理的责任。3~5岁的小孩属于无民事行为能力人，其是在幼儿园受到伤害的，幼儿园的地面有玻璃或积水等，直接造成了损害的发生。清洁活动场地应该是幼儿园教师的责任，孩子在玩耍时摔倒是很平常的，不可能要求做到每个孩子在玩耍时都不摔倒。关键在于为什么在活动场内会有玻璃碎片或积水，负责清洁的人员应承担主要责任。

急救方法：

(1) 用生理盐水或冷开水清洗伤口。

(2) 检查伤口是否留有异物，如果有，用消毒针顺着刺的方向将其拔出。

(3) 确认伤口无异物后，用碘酒或者75%的酒精涂抹伤口周围，伤口涂红药水。

(三) 扭伤

常见扭伤：多发生在幼儿运动、游戏等活动中，多为关节处软组织损伤，伤处肿痛，运动不灵活，皮肤淤青。

案例

前几天，3岁的俊俊在幼儿园操场上围着大型玩具走来走去，由于孩子很多且比较分散，老师一时间就没注意到他。突然，俊俊被旁边的一位小朋友绊倒了。俊俊顿时哇哇大哭。老师脱掉俊俊的袜子，发现其左脚脚踝有点轻微肿胀。

分析：

发现孩子扭伤后，首先要安慰孩子，并且告诉孩子不要乱动，以免加重受伤的程度。然后，教师要简单地检查一下孩子扭伤的情况，如果脚扭伤后还能自己站立、勉强走路的话，说明扭伤的程度较轻，此时就应该在扭伤的部位进行冷敷，持续 20 分钟。此刻不要热敷，如果伤后立即热敷，局部的血液循环一加快，组织间那些断裂或不完全断裂的毛细血管遇热后便会扩张，出血会更多，受伤肢体的局部会更加肿胀。同时，尽可能把脚抬高，可促进血液循环，降低踝部肿胀。不要给孩子进行不恰当的推拿和按摩，因为在急性期，推拿和按摩反而会加重出血。如果脚扭伤后足踝活动时有剧痛，不能持重站立或挪步，应立即去医院拍片诊治。

急救方法：

（1）发现扭伤后，立即停止运动，将扭伤部位的衣物或鞋带松解。

（2）如果是脚踝扭伤，应先用枕头把小腿垫高。

（3）刚扭伤时千万不要按摩、揉搓，以免加重损伤。

（4）用冷水或冰块冷敷受伤部位约 15 分钟。

（5）用手帕或绷带扎紧扭伤部位固定受伤关节，也可减轻肿胀。

（6）48 小时后，可对伤口做热敷，或按摩，以促使血液循环加速，消退肿胀。

（7）扭伤常伴有骨折或关节脱位，当幼儿觉得疼痛日渐加重，应去医院就诊。

预防：

（1）定期检查和维修幼儿园的滑梯、攀登架等游乐设施。

（2）幼儿在户外游戏、活动时，注意观察、提醒幼儿。

（3）遇到不安全的情况及时给予幼儿适当的指导、帮助。

（4）教育幼儿不打架、不拥挤，遵守活动规则，培养团结友爱的精神和遵守秩序的习惯。

（四）骨折

常见骨折情况：重物打击、手被弹簧门挤压、玩弄电扇、跌倒等都可能导致骨折。

案例一

无意中造成孩子骨折

3岁的萍萍在幼儿园玩时，在一名老师的带领下玩踢球的时候，被一男孩踢到小腿，右胫骨骨折，卧床1个多月。

案例二

嬉戏打闹造成骨折

萌萌和飞飞是某幼儿园大班的小朋友。老师带领他们到户外活动，在排队下楼梯时，飞飞站在萌萌的背后，两人均在队尾。趁队伍行走拉开距离时，二人嬉闹，萌萌背飞飞时摔倒，导致飞飞的左股骨中段发生斜形闭合性骨折。

分析：

以上两个案例都是在玩的过程中无意间造成的，是老师和家长都不愿意看到的。小朋友在一起玩时，容易拥挤、打闹，家长或老师一定要加强责任心，要组织严密，提出要求；排队下楼梯时，要拉开距离，不要拥挤，不要打闹，防止踩踏事故的发生。

急救方法：

（1）判断骨折。首先要考虑伤者受伤的原因，其次要看一下伤者的情况，如果伤肢出现反常的活动，肿痛明显，则骨折的可能性很大；如果骨折端已外露，肯定已有骨折。在判断不清是否有骨折的情况下，应按骨折来处理。在未急救包扎前，不要轻易移动伤者。否则，可能会引起骨折移位、休克、神经损伤、血管损伤等情况，加重伤情。

（2）封闭伤口。对骨折伴有伤口的，应立即封闭伤口。最好用清洁、干净的布片、衣物覆盖伤口，再用布带包扎。包扎时不宜过紧，也不宜过松，过紧会导致伤肢的缺血坏死，过松起不到包扎作用，同时也起不到压迫止血的作用。如果有骨折端外露，注意不要将骨折端放回原处，应继续保持外露，以免引起深部感染；如果将骨折端放回原处，应给予注明，并在后面送去医院时应向医生交代清楚。

（3）止血。用手压迫止血。如果出血量较大，应以手将出血处的上端压在邻近的骨突或骨干上。用清洁的纱布、布片压迫止血，再以宽的布带缠绕固定，要适当用力但又不能过紧。不要用电线、铁丝等直径细的物品止血。如果有止血带，可用止血带止血；如无止血带可用布带。上肢出血时，止血带应放在上臂的中上段，不可放在下 1/3 或肘窝处，以防损伤神经；下肢止血时，止血带宜放在大腿中段不可放在大腿下 1/3、膝部或腿上段。上止血带时，要放置衬垫。上止血带的时间上肢不超过 1 小时，下肢不超过 1 个半小时。

（4）临时固定。伤肢的位置：尽可能保持伤肢于伤后位置，不要任意牵拉或搬运幼儿。

预防：

（1）保教人员要加强责任心，防止发生伤害事故，引起骨折。

（2）幼儿进出的门不要安装弹簧，以免夹伤幼儿，引起指、趾骨的骨折。

（3）教育幼儿不要做危险动作。

（五）烧伤、烫伤

常见烧伤、烫伤事故多由开水、热汤、化学药品、火焰、电器等导致。按烧伤的程度不同分为三度烧伤：

Ⅰ度烧伤：伤及表皮浅层，基底层尚存。局部皮肤发红、肿胀、疼痛，有烧灼感，无水疱，3~5 天痊愈。愈后不留疤痕，可有暂时性色素沉着。

浅Ⅱ度烧伤：累及表皮和真皮乳头层，局部红肿，渗液较多而形成大小不等水疱，创面湿润，创底鲜红，水肿，剧痛。

深Ⅱ度烧伤：累及真皮网状层，但仍残留部分真皮和皮肤附件。局部肿胀，呈白色或棕黄色，水疱较小。

Ⅲ度烧伤：累及皮肤的全层甚至皮下脂肪、肌肉、内脏器官。创面苍白或焦黄炭化，无疼痛，无水疱，感觉消失，质韧似皮革。

案例

打翻热汤水烫出大水疱

一个仅 10 个月大的男宝宝，刚学会跌跌撞撞地走路。看到颜色鲜艳的热水瓶十分好奇，小宝宝就走过去玩起热水瓶来，结果把水瓶推翻在地，瓶胆炸开，一瓶刚烧开的热水便哗啦啦地洒了一地。宝宝的两只小脚丫上已经鼓起了足有鸡蛋大的水疱。

还有一个1岁半的女宝宝，由于扒翻了汤碗，滚热的鸡汤顺着她的胸部泼了下来，导致她的前胸大面积烫伤。

分析：

厨房是造成烧、烫伤孩子的多发地，因此应注意以下几点：一是最好不要让孩子进厨房；二是煤气、电饭锅等不用时，应关上总阀；三是刚烧好饭菜的锅等，避免孩子去触碰。

急救方法：

烧伤、烫伤的急救原则是消除烧伤、烫伤的原因，保护创面，设法使伤员安静止痛。

（1）消除烧伤、烫伤的原因。根据不同情况采用不同的方法，如果是火焰，应设法将余火扑灭；如果是热的液体，应立即将烫伤部位的衣服脱掉；如果是触电烧伤，应立即切断电源。

（2）保护创面。Ⅰ度烧伤可在局部涂抹烫伤膏等，一般在3~5天内可好转。Ⅱ度、Ⅲ度烧伤应用清洁的被单、纱布、毛巾等覆盖创面，不要弄破水疱，也不要在创面上涂抹任何治疗烧伤的药品，避免加重感染和损伤，速送医院处理。

（3）安慰鼓励伤者，稳定情绪，勿惊恐烦躁。设法使伤员安静止痛。若烧伤、烫伤面积大，病人烦躁口渴，可少量多次给予温热的盐水（不能喝淡水）饮用。

注意事项：如被腐蚀性药品烧伤，应立即用大量清水冲洗创面；如被生石灰烧伤，应将石灰颗粒清除干净，否则生石灰遇水产热，会加重伤势。

预防：

（1）成人端着热水或提着开水瓶时要避开幼儿。

（2）开水、烫饭菜、化学药品、电壶等应放在幼儿手够不着的地方。

（3）刚烧好的饭菜应放置一段时间，待不烫时再让幼儿进食。

（4）给幼儿洗头、洗澡时应先开冷水后开热水。

（5）教育幼儿不玩火、不触摸电器等物品。

（六）煤气中毒

煤气中毒大多是由于冬季用火、洗浴、用煤炉取暖引起的，如果室内无通风设备、烟筒漏气，常发生煤气中毒。过量的一氧化碳进入人体与血红蛋白结合，使血红蛋白失去携带氧的能力和作用，使人缺氧窒息死亡。

幼儿一氧化碳中毒，轻者头痛、恶心、呕吐、乏力，重者呼吸困难、昏迷、惊厥，皮肤出现樱桃红等症状。

案例

2011年20日晚22时30分，家住长沙市金盆岭的伍女士家中，半岁的扬扬（化名）一阵持续哭闹惊醒了同房间刚入睡的父母和另一间卧室的爷爷奶奶。奶奶伍女士听到哭闹后，立刻跑进孩子房间，看到3岁的扬扬（化名）口吐奶沫，扬扬爸爸称有头晕耳痛症状，扬扬妈妈面色惨白、全身乏力，晕倒在房间里。伍女士闻到屋内一股浓烈刺鼻的煤气味，其21岁的侄女从浴室爬出来倒在客厅地上。伍女士立刻拨打了120急救电话。23时许，包括扬扬在内的6人分别送往长沙市第八医院、省儿童医院抢救。所幸因抢救及时，已无生命危险。

分析：

煤气中毒或室内缺氧而引发的各类意外事故频繁发生，家长在卫生间洗澡或晚上睡觉时，千万不要紧闭门窗，最好能打开排气扇。此外，家长在房间或汽车内开启空调时，也应将门窗留出一点点缝隙。

急救方法：

（1）急救者匍匐进入现场，立即打开门窗通风。

（2）迅速把病人抬离中毒现场，转移到通风保暖处平卧，松开衣领、腰带。

（3）给病人保暖，中毒严重者送医院急救。

（4）若呼吸、心跳已停止，立即进行口对口呼吸和胸外心脏按压急救。

预防：

（1）冬季不得在室内使用没有通风设施的煤炉取暖；洗浴时一定要有安全设施。

（2）冬季不能将孩子单独放在锁闭的用煤炉或者煤气取暖的房间里。

（3）养成用过煤气即关阀门和总阀门的习惯。

（4）幼儿园要定期检查煤气管道有无泄漏之处。

（七）误服毒物

在日常生活中，由于常备药片、药水、有毒物品管理不善，导致幼儿误食而中毒。

案例

3 岁幼儿吞下 20 多粒安定

3 岁多的东东被送到上海市儿童医院急诊科时，他已经出现神志不清的浅昏迷状态，医生摇了摇东东，他没有任何反应。家人焦急地告诉医生，东东误食了 20 多颗大人的药——氯硝基安定。

分析：

关于幼儿在家不小心服用了大人的药物导致中毒甚至死亡的事件不绝于耳。这种事情给人带来的不仅仅是打击，它一次又一次地提醒了人们，在家看护幼儿时一定要细心再细心，成人服用的药物不可随处乱放。

急救方法：

（1）催吐。若是 2 岁以下的幼儿，可一只手抱着，另一只手伸入小儿口内刺激其咽部，使其将毒物吐出。若是 2 岁以上的幼儿，先给清水饮下，让孩子张大嘴巴，再用筷子或者手指等给幼儿咽部机械刺激使其呕吐，可反复让小儿喝水、催吐，直到吐出的水全为清水为止。

（2）解毒。对于误服强酸强碱等化学液体的幼儿，为保护其食道、胃黏膜，可用牛奶、面糊、蛋清等作为洗胃剂，既可达到洗胃的目的，又能保护胃黏膜。若是误服有机磷农药中毒的幼儿，在幼儿的呼吸中能闻到大蒜味，可让其喝肥皂水解毒，并立即送医急救。

①对于误服毒物较长时间的幼儿，如超过 4 小时，毒物已进入肠道，应立即送医急救。

②急救的同时，要搜集幼儿吃剩下的东西、呕吐物，以及可能在幼儿口袋内残留的有毒物质，以供医生检验毒物的性质，为医疗提供依据。

预防：

（1）家庭和幼儿园对常备药品应加强管理，标签鲜明，放在幼儿不易拿到的地方，切忌与食物放在一起。

（2）给幼儿服药时要看清楚药品名称、服用剂量等。

（3）教育幼儿不能随便吃东西。

（八）异物

案例

一名3岁的小孩不小心吞下了一粒纽扣电池，因发现较晚，在被送往郑州一家医院进行手术时，电池已经腐蚀了周围的器官。最终，年仅3岁的小孩没能走下手术台。

分析：

日常生活中，不少家长并不了解上述急救方法，如果处理方法不当，往往会使异物更深或造成并发症使病情恶化。例如，有的家长看到孩子吞入异物后，用手抠异物，这种做法可能会造成局部水肿、出血，加重呼吸困难；给小孩喝水可能会造成食物类的东西进一步膨胀，或使异物顺水进一步向下走；继续进食，则会使异物向下一个脏器“前进”，并导致异物和食物难以辨认；实施催吐则可能导致异物卡死。

1. 呼吸道异物

喉部、气管或支气管内误吸入异物，统称为呼吸道异物。

（1）常见呼吸道异物

幼儿的咳嗽反射差，玩闹、嬉戏时口内含有异物，一不小心，有可能让异物进入呼吸道；或进食时大声叫喊、哭闹，也可能将食物呛入呼吸道。吸入的异物，以蚕豆、花生、瓜子为多见。异物进入喉、气管，刺激黏膜引起剧烈呛咳、气急等症状，继而出现喉鸣、吸气困难、声嘶等症状。

急救方法：

①若发生在年龄较小的幼儿身上，抓住幼儿双脚使其倒置、并大力拍击其背部，使异物从喉部落出。如果此法无效，应立即送医院急救。

②若发生在年龄较大的幼儿身上，让幼儿坐在抢救者的腿上，面朝外，用两手的食指和中指形成一个“垫”，按在幼儿的上腹部，快而轻地向后上方挤压，随后放松，使膈肌压缩肺，产生气流，将气管中的异物冲出。如此法无效，应立即送医院急救。

2. 消化道异物

幼儿有时会玩弄棋子、纽扣、回形针、骨头等物，还可能含在口中，一不小心就可能掉进食道这些异物有时会卡在食道里，有时会顺利进入胃里。

急救方法：

①如果幼儿吞食的异物是光滑的，幼儿无明显症状，可进食富含纤维素的食物，如韭菜、芹菜等，促使异物随大便排出。可密切观察幼儿大便，直到异物排出体外。若长时间未排出，应去医院治疗。

②若幼儿吞食的是尖利的异物，最好用镊子取出，切不可采用大口吞饭的方法，否则会使异物越扎越深，出现危险。若无法取出，应立即送医院处理。

3. 鼻腔异物

幼儿玩耍中，无意间将小物件塞入鼻孔。以花生米、豆子、果核为多吐。幼儿鼻腔异物可能引起长时间鼻塞，鼻涕带血丝。

急救方法：

(1) 不可用镊子去夹异物，特别是圆形的异物，可能使异物深陷，落入气管，非常危险。

(2) 让幼儿按住无异物的鼻孔，用力排鼻，使异物排出，也可用棉花捻或纸捻刺激幼儿的鼻黏膜，使其打喷嚏，将异物排出。

如果上述方法无效，应送医院处理。

4. 异物入耳

幼儿将小物件（豆、米、小珠子等）塞入耳中，或有昆虫爬入耳道造成外耳道有异物。

急救方法：

(1) 昆虫入耳，可把耳朵对着灯光，利用昆虫的趋光性，引诱昆虫爬出；可将食用油、甘油等倒入耳内，再让患儿将这只耳朵侧向上静停几分钟，然后将这只耳朵侧向下，被淹死的昆虫可随油一同流出。

(2) 小物件入耳，可嘱咐患儿头偏向异物一侧，用单脚跳，异物可能会掉出。

(3) 难以排出的异物应去医院处理，因为在没有良好的照明条件、专用工具和技术不熟练的情况下操作，可能会加重损伤，后果严重。

5. 眼部异物

多见于飞尘、小虫、沙粒入眼，引起眼部灼痛、畏光、流泪。

急救方法：

(1) 沙子、小虫入眼附于眼球表面，可用干净的棉签轻轻擦去。若异物嵌入眼睑结膜，需翻开眼皮，再擦去。翻眼皮的方法是，让小儿眼向下看，用拇指和食指捏住他的眼皮，轻轻向上翻转即可。

(2) 如异物嵌于角膜组织内，或上述方法无效，应迅速送医院处理。

6. 异物入体的预防

(1) 幼儿进餐时不惊吓、逗乐幼儿。

(2) 幼儿能吸入或吞入的物品不应作为玩具使用。

(3) 幼儿臼齿未长出时，应避免食用花生米、瓜子及带核、带骨、带刺的食物。

（4）教育幼儿不要把别针、豆子、玻璃珠等小物件塞进嘴、鼻孔、耳朵里。

（九）溺水

溺水者因吸入大量的水，阻塞呼吸道，引起窒息。一旦发现溺水者要迅速施救。

案例

2011 年 5 月 25 日晚 19~21 时，一名 4 岁女童，在邻居家玩耍，不慎坠入邻居家自用水井内导致溺水身亡！（父母没在孩子身边）因为邻居家有 9 岁儿童，所以 4 岁女童每天在他家玩耍。邻居也知道孩子在他家，得知孩子失踪时第一时间检查水井并主动通知家属。邻居家平时都是把水井盖着的，这天因下午注水忘记盖了，造成事故的发生。

分析：

意外伤害的原因绝大多数都是家长看护不周，溺水窒息的危险性相当高，一般情况下幼儿溺水两分钟左右就很容易窒息。缺氧 10 分钟以上，后果很严重，就算能够抢救过来，其脑部发育也会受到严重的影响。

急救方法：

（1）水上救护。救助者如果不会游泳就不要贸然下水，可将救生圈、木块等漂浮物和绳索抛给落水儿童，同时，迅速呼救。会游泳的救助者应迅速从落水儿童的后方接近他，乘其不备突然抓住他并控制牢。再使落水儿童的头部浮出水面，采取仰泳姿势，救其上岸。

（2）倒水。清除溺水儿童口、鼻内的污泥、杂草等异物，同时解开其衣裤。救护者一腿跪地，一腿屈膝，将溺水儿童置于屈膝的大腿上，头朝下，拍其背部，使其呼吸道和胃里的水倒出来。

（3）如呼吸和心跳停止，迅速实施口对口吹气和胸外心脏按压，然后送医院急救。

预防：

（1）幼儿园不能建在河边、粪池和池塘附近，以免幼儿失足淹溺。

（2）教育幼儿不能自己去河边、池塘边玩水。

（3）幼儿游泳，要有成人看护。教育幼儿不要在不明水情的地方游泳。

（十）触电

常见触电事故：儿童玩弄电源插座、电器、开关等引起触电；户外电线落地，幼儿随手拾取，或在附近玩耍也可能触电；雷雨天气，在大树下避雨也可能导致触电事故。

轻度电击，表现为面色苍白、呆滞，对周围刺激失去反应，全身无力；重者可出现昏迷，呼吸、心跳停止而死亡。

案例

“玩”插座三个孩子同时触电

三个6岁以下的孩子趁父母不在家，拿着电水壶的插头就去捅插座。结果噼里啪啦一阵响，一股电火花蹿了出来，瞬间就将三个孩子的手电伤了。其中一个3岁小女孩的左手几个手指间的皮都被烧破，露出了鲜红的血和肉，家人赶紧将他们送到医院。医生说，由于家用电压不是很高，这三个孩子的伤还算较轻，用几次药就能够恢复了，如果是高压电，三个孩子可就没命了。

分析：

家中的各种电器安装要符合安装标准，一般来说，电源插座应该放在1.4米的高处，平时要教育孩子不要玩灯具、电器等。

急救方法：

（1）脱离电源。用最快的方式让伤者脱离电源。如果幼儿因摆弄电器开关、插座等触电，可迅速拔去电源插座或关闭开关、拉开电源总闸切断电流；如果幼儿触及了室外断落的电线而触电，救护者可站在干燥的木板或塑料等绝缘物上，用干燥的木棒、扁担、竹竿等绝缘物将接触幼儿身体的电线挑开；如果幼儿手部与电线连接紧密，无法挑开，可用大的干燥木棒将触电者拔离触电处。

（2）口对口吹气和胸外心脏按压。触电者脱离电源后，检查触电者的呼吸、心跳，对呼吸、心跳微弱或停止者，立即进行口对口吹气和胸外心脏按压。

（3）保护创面。在急救的同时，先洗净灼伤部位，涂龙胆紫，然后用消毒敷药包扎。

预防：

（1）经常检查电器、电线是否符合安全标准，电器、电线是否漏电，特别是雷雨天应更加注意。

（2）电插座、电器等应置于幼儿触摸不到的地方。

（3）教育幼儿不要用湿手插接电源，不玩弄电器，不要在供电线和高压线附近玩耍。

（4）教育幼儿雷雨天气不要在大树、电线杆、高大建筑物下避雨，要蹲伏在地势较低的地方，雷雨天气不看电视。

（十一）中暑

幼儿长时间受到强烈阳光照射或停留在闷热潮湿的环境里，以及在炎热天气长途行走或过度疲劳等，均易中暑，其表现为大量出汗、口渴、头晕、胸闷、恶心、全身乏力等。

案例

3岁的牛牛是某幼儿园小班的孩子，进入夏季，最近气温高，天气很炎热，可是牛牛还是乐此不疲地玩玩跳跳，小脸红得汗水滴答滴答地流，玩得不亦乐乎。可牛牛妈妈一再交代老师，不要给他减衣服。有一天，牛牛做完户外活动后，满头大汗，满脸通红，突然间晕过去了。

分析：

医学专家说，幼儿中暑的原因大体上有三点：一是保暖过度，尤其是新生儿期，家长怕孩子受凉，一味地给孩子加衣保暖，导致幼儿体液减少，盐成分丢失，细胞脱水，容易发生中暑；二是幼儿在炎热的环境中饮水量不足；三是幼儿在热环境下活动过多。

急救方法：

（1）将患儿迅速转移到阴凉通风处，解开其衣扣，扇风，用冷水或冰块冷敷，帮助散热。

（2）让患儿多喝清凉饮料，也可口服人丹、十滴水或藿香正气水等清热解暑药。

（3）如果中暑严重，幼儿昏迷不醒，应立即送医院急救。

预防：

（1）炎热的季节，避免幼儿长时间的户外活动。

（2）幼儿园老师应采用一些防暑、降温措施。

（3）教育幼儿感到不舒服时主动向老师说明。

第三节　幼儿身体保护和生活自理能力训练与培养

一、幼儿身体保护和生活自理能力教育的概念

《幼儿园教育指导纲要（试行）》中明确指出要培养幼儿基本的生活自理能力，所

谓幼儿身体保护和生活自理能力教育就是幼儿园的保教人员通过有计划、有目的地开展幼儿身体保护与生活自理能力的教育活动，培养幼儿科学地认识、使用、养护和锻炼身体器官以及生活卫生、进餐、着装、睡眠、盥洗等方面基本的生活能力，目的在于提高幼儿对健康的认识水平，逐步改善幼儿对个人健康和公共卫生的态度，培养幼儿养成对个人和他人都有利的健康行为和习惯。

二、幼儿身体保护和生活自理能力训练与培养的内容

知识链接

《3~6岁儿童学习与发展指南》中对幼儿生活习惯和生活能力的要求①

目标1　具有良好的生活与卫生习惯

3~4岁	4~5岁	5~6岁
1. 在提醒下，按时睡觉和起床，并能坚持午睡。 2. 喜欢参加体育活动。 3. 在引导下，不偏食、挑食。喜欢吃瓜果、蔬菜等新鲜食品。 4. 愿意饮用白开水，不贪喝饮料。 5. 不用脏手揉眼睛，连续看电视不超过15分钟。 6. 在提醒下，每天早晚刷牙、饭前便后洗手。	1. 每天按时睡觉和起床，并能坚持午睡。 2. 喜欢参加体育活动。 3. 不偏食、挑食，不暴饮暴食。喜欢吃瓜果、蔬菜等新鲜食品。 4. 常喝白开水，不贪喝饮料。 5. 知道保护眼睛，不在光线过强或过暗的地方看书，连续看电视时不超过20分钟。 6. 每天早晚刷牙、饭前便后洗手，方法基本正确。	1. 养成每天按时睡觉和起床的习惯。 2. 能主动参加体育活动。 3. 吃东西时细嚼慢咽。 4. 主动饮用白开水，不贪喝饮料。 5. 主动保护眼睛。不在光线过强或过暗的地方看书，连续看电视时不超过30分钟。 6. 每天早晚主动刷牙，饭前便后主动洗手，方法正确。

目标2　具有基本的生活自理能力

3~4岁	4~5岁	5~6岁
1. 在帮助下能穿脱衣服或鞋袜。 2. 能将玩具和图书放回原处。	1. 能自己穿脱衣服、鞋袜、扣纽扣。 2. 能整理自己的物品。	1. 能知道根据冷热增减衣服。 2. 会自己系鞋带。 3. 能按类别整理好自己的物品。

① 教育部：《3~6岁儿童学习与发展指南》，2012年。

目标 3 具备基本的安全知识和自我保护能力

3~4 岁	4~5 岁	5~6 岁
1. 不吃陌生人给的东西，不跟陌生人走。 2. 在提醒下能注意安全，不做危险的事。 3. 在公共场所走失时，能向警察或有关人员说出自己和家长的名字、电话号码等简单信息。	1. 知道在公共场合不远离成人的视线单独活动。 2. 认识常见的安全标志，能遵守安全规则。 3. 运动时能主动躲避危险。 4. 知道简单的求助方式。	1. 未经大人允许不给陌生人开门。 2. 能自觉遵守基本的安全规则和交通规则。 3. 运动时能注意安全，不给他人造成危险。 4. 知道一些基本的防灾知识。

（一）生活卫生方面

1. 进餐

（1）形成自己进餐能力。如 1 岁半开始学习左手扶碗，右手拿勺吃饭，2 岁半到 3 岁要求幼儿独立吃饭，并能正确使用餐具。

（2）养成良好的饮食习惯。如饭前洗手、饭后漱口，不挑食，细嚼慢咽，不敲碗筷，不乱吃零食，不以饮料代水，用餐速度不快不慢等。

2. 着装

注意衣着卫生，能够根据气温增减衣服，掌握基本的穿、脱、叠、放衣鞋的技能，培养幼儿独立成长的能力和习惯。

3. 如厕

幼儿能够根据需要随时大小便，养成定时大便的习惯；掌握大小便的方法，以及便后卫生。

4. 睡眠

（1）幼儿年龄越小所需睡眠时间越长。一般 1 岁 14~15 小时，2 岁 13~14 小时，3~5 岁 12~13 小时，5~7 岁 11~12 小时。

（2）养成良好的睡眠和起床习惯。随着年龄的成长，幼儿不需要成人的提醒，每天按时睡觉和起床。

（二）清洁卫生方面

1. 洗脸

早晚和外出归来知道要洗脸，并用干净卫生的毛巾擦脸；洗脸时要用温水洗脸，掌握洗脸的方法。

2. 刷牙

选用干净柔软的牙刷刷牙，牙膏的长度要适宜，用完牙刷后冲洗干净，并放入杯子中。

3. 洗浴

养成经常洗澡的习惯，不把水洒在地面上。

4. 洗手、洗脚

手和脚的每个部分都要注意清洗，洗完后，知道用干净的毛巾擦干。

（三）环境卫生方面

1. 不随地吐痰；
2. 不随地大小便；
3. 不随意乱写乱画；
4. 不乱丢果皮纸屑；
5. 东西要放在固定地方，摆放要整齐。

（四）器官卫生保护方面

1. 眼睛

（1）家长要注意给幼儿选择安全的玩具，要指导幼儿安全适当的游戏，防止眼外伤。

（2）要勤洗手，不要用脏手揉眼睛。

（3）保护眼睛、饮食方面要注意。

（4）平时注意做眼保健操，能保护眼睛。

（5）不要让幼儿过早地接触电脑、电视、iPad 等，更不要看 3D 影像，而应该多带幼儿去接触自然界的事物。

2. 声带

（1）注意保护嗓子，不高声喊叫，不尖叫。

（2）唱歌后不马上喝凉水。

（3）用嗓子时间长时，要及时休息、润喉。

（4）上呼吸道感染时，尽量不唱歌，不大声说话。

3. 口腔

（1）让幼儿了解基本的口腔知识。

（2）学习刷牙、漱口等基本技能。

（3）了解与保健相关的营养知识。

（4）防龋齿和学习换牙时的卫生保健知识。

4. 耳朵

（1）了解耳朵的基本构造和基本功能。

（2）遇到噪音时，用手捂住耳朵，张开嘴巴；不挖耳朵；洗澡、游泳时注意保护耳朵，不要让水灌进耳朵里。

5. 鼻子

（1）知道鼻子有两个鼻孔组成，鼻子主要用来呼吸，当闻到刺激性的气味时，要用手捂住自己的鼻子。

（2）鼻腔内出现鼻垢后要用清水清洗，不能用手指头或者尖利的物体挖鼻孔。

三、幼儿身体保护和生活自理能力训练与培养的方法

（一）示范讲解法

由于幼儿尚未掌握身体保护和生活自理能力的正确概念，教师可以通过示范讲解，帮助幼儿形成正确的概念。

（二）随机教育法

幼儿的一日生活中蕴藏着丰富的教育契机，教师要善于观察并选用合适的时机进行适时教育，使幼儿的身体保护和生活自理能力落实到行为上，并逐渐内化成为品质。

（三）榜样示范法

幼儿总是“张着眼睛和耳朵”观察和模仿他人，通过树立榜样，幼儿直接模仿学习示范者的行为习惯。

（四）表扬激励法

根据幼儿喜欢表扬的个性特点，教师可以运用肯定的语气、动作和眼神等来确认和激励儿童良好的行为。

思考练习

1. 结合幼儿园的实际，如何应对幼儿园的意外事故？
2. 幼儿园常见的意外伤害有哪些？如何处理？
3. 作为家长和老师，如何培养幼儿的生活自理能力？

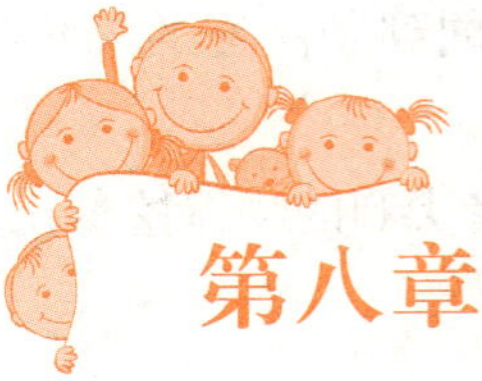

第八章　幼儿园卫生保健与幼儿的健康

内容导言

幼儿园卫生保健工作是儿童保健的重要组成部分，其包括的内容非常广泛。评价其工作时一般包含保健室的设立、保健医的配备、幼儿园的每班人数、儿童和工作人员的体检、幼儿园的卫生、安全防护、传染病防治等内容。中国妇幼保健中心2012年对全国31个省（自治区、直辖市）8966所托幼机构进行调查。结果显示：80%以上的托幼机构建有定期健康检查、卫生消毒、安全和卫生保健登记制度。开展儿童入园体检和工作人员体检的托幼机构的入园体检率和工作人员体检率分别为67.0%、82.6%。保健室设立率仅为47.5%，保健医配备率为58.5%。

大多数幼儿园均能严格按照《托儿所幼儿园卫生保健管理办法》的要求做到儿童入园体检、教职工体检，大部分托幼机构疾病与事故登记齐全，托幼机构卫生保健工作取得了一定的成绩。但仍存在不少问题：保健人员配备不足，整体素质不高；基础设施、设备不到位；健康体检情况不容乐观；健康教育工作不够到位；膳食管理有待加强，幼儿健康状况中肥胖发生率逐年升高，心理问题日益突出等。

以上资料表明，幼儿园的各项卫生保健指标与国家相关规定的要求相差较远。随着全球经济的飞跃发展和人类科技的不断进步，人类更加注重自身素质的提高，当今世界健康教育发展的新趋势是“养成教育，从小抓起”。2001年教育部颁布的《幼儿园教育指导纲要》明确指出：幼儿健康是人类生命质量得以提高的基础；幼儿园必须把保护幼儿的生命和促进幼儿的健康放在首位。2010年11月1日卫生部、教育部颁布的《托儿所幼儿园卫生保健管理办法》中第三条明确规定：托幼机构应当贯彻保教结合、预防为主的方针，认真做好卫生保健工作。2012年颁布的《3~6岁儿童学习与发展指南》以幼儿后继学习和终身发展奠定良好素质基础为目标，以促进幼儿体、智、德、美各方面的协调发展为核心，快乐生活，健康成长。这就对幼儿园的卫生保健工作提出了更高的要求。

卫生保健在幼儿园有着极其特殊的重要性。本章我们将带领同学们进入这样的情景，从而引领同学们了解幼儿园卫生保健工作的意义和任务；掌握幼儿园卫生保健工作的基础知识。学会制订合理的儿童生活日程；掌握卫生消毒、传染病管理和维护幼儿园设备与环境卫生等技能；具有培养儿童良好卫生习惯和生活习惯的能力。

第一节　幼儿园卫生保健的意义与任务

一、幼儿园卫生保健的意义

卫生保健是托幼园所中一项重要的工作，是实现托幼园所教养目标和管理目标的重要方面，是促进婴幼儿身心和谐发育的保证。健康的身体是人的素质结构的要素，是婴幼儿身心和谐发展的基础。因为婴幼儿期正处在生长发育时期，各器官发育尚不完善，免疫力较弱，易感染疾病，这就需要加强卫生保健工作，贯彻预防为主的方针，使集体生活的婴幼儿健康成长。

二、幼儿园卫生保健工作的任务内容

幼儿园卫生保健工作的根本任务是在集居的条件下保障和促进幼儿的身心健康，也就是充分体现健康的新概念，包括身体健康和心理保健两个方面，并且卫生保健必须与教育相结合。其主要内容包括：

（一）根据儿童年龄特点，建立科学、合理的生活制度，培养良好的卫生习惯。

（二）为儿童提供合理的营养膳食，科学制订食谱，定期进行营养计算与分析，保证膳食平衡。

（三）制订与儿童生理特点相适应的体格锻炼计划，根据儿童年龄特点开展游戏及体育活动，保证户外活动时间，增进身心健康及抗病能力。

（四）建立健康检查制度，开展儿童定期健康检查工作，建立健康档案。坚持晨检及全日健康观察，做好常见病的预防，发现问题及时处理。

（五）严格执行卫生消毒制度，做好室内外环境及个人卫生。加强饮食卫生管理，保证食品安全和卫生。

（六）协助落实国家免疫规划，在儿童入托时应查验预防接种证，未按规定接种的儿童要告知其监护人并指导补种。

（七）开展儿童心理保健和促进工作，培养幼儿良好的行为习惯，对有心理行为异常的幼儿协助家长进行矫治。

（八）加强日常保育护理工作，对体弱儿童进行专案管理，定期开展眼、耳、口腔保健及心理卫生保健。

（九）建立卫生安全管理制度，落实各项卫生安全防护工作，预防伤害发生。

（十）制订健康教育计划，对儿童及家长开展多种形式健康教育活动。

（十一）做好各项卫生保健工作信息收集、汇总和报告工作。

第二节　幼儿园一日生活卫生保健与幼儿的健康

《3~6 岁儿童学习与发展指南》在健康领域的教育建议中指出“为幼儿提供营养丰富、健康的饮食”、“保证幼儿每天睡 11~12 小时，其中午睡一般应达到 2 小时左右”、“午睡时间可根据幼儿的年龄、季节的变化和个体差异适当减少”、“让幼儿保持有规律的生活”、“创设安全的生活环境，提供必要的保护措施”等。这些建议要求我们要为幼儿提供一个良好的生活环境，全面地照料好幼儿的生活。

问题情境

表 8-1　**某乡中心幼儿园小班课程表**

星期／节次	星期一	星期二	星期三	星期四	星期五
1	语言	语言	语言	语言	语言
2	语言	计算	语言	语言	计算
3	计算	计算	语言	计算	语言
午休					
4	体育	音乐	体育	语言	音乐
5	语言	语言	语言	舞蹈	体育
放学					

分析：从教学时间看，每天为幼儿安排了五节教学活动；从教学内容上看，语言和数学的内容占课时数的 76%，甚至在周三早上全是语言；从课程的实施上看，仅有学习活动，无游戏活动和生活活动；从五大领域内容的完整性看，缺失科学、社会和艺术领域的美术。大部分农村幼儿园的一日活动仅仅

是一张“课程表”，据调查，农村 2/3 的教师将幼儿学到某类知识作为重要的或唯一的目标，如会写、会算、会读等；教学内容以知识性为主，每天的课程安排中都有语文和计算；教学方式为满堂灌或者督促幼儿背诵，在一日生活中基本看不到游戏或操作活动；大部分幼儿园对不同年龄班幼儿都有认字的数量要求，如小班一学期认识 60 个汉字，中班一学期认识 80 个汉字，大班一学期认识 100 个汉字。①

以上现象表明，这张课程表反映出的诸多问题，归根结底是教育者对幼儿身心发展规律的无视或无知，对幼儿园一日活动安排的不了解。幼儿园一日活动安排是否合理和科学，直接影响到幼儿的生活质量和教学效果。

一、幼儿园一日生活安排的原则

（一）大脑皮层的生理活动特点及规律

大脑皮层是人体机能活动的高级中枢，是人们进行思维活动的物质基础。大脑皮层对来自机体内外环境的各种刺激加以分析和综合，产生感觉、思维，并建立语言和支配行动，以保证人类对自然和社会的改造与适应能力。大脑皮层功能活动与人体的生理活动一样都具有一定的生物规律，大脑皮层生理活动的特点与规律见表 8-2。

表 8-2　　大脑皮层生理活动的特点与规律

类型	特点与规律	应　用
始动调节	人们在从事学习、研究等脑力活动时，通常在开始时工作效率较低，经过一个适应过程逐渐提高，称之为始动调节，这种始动调节是因为神经细胞也和机体的其他组织一样具有“惰性”，需要通过一定时间来克服大脑本身的这一弱点，并加以调整，而且神经系统对其他器官、系统的调节也需要一定的时间。	在教学安排中，应采取循序渐进的原则，由浅入深，由易到难，逐渐增加学习难度和学习强度。甚至可以充分运用大脑皮层活动的始动规律，将难度大的课程安排在每周二、周三、周四神经兴奋活动的高涨期。

① 摘引自王丽娟、李兰芳：《一份农村幼儿园“课程表”引发的思考》，载《学前教育》2015 年第 3 期。

续表

类型	特点与规律	应　用
动力定型	当内部和外部的各种因素为条件刺激，重复多次刺激大脑皮层，并不断强化，使大脑皮层上的兴奋和抑制过程在空间和时序上的关系就固定下来，因而，条件反射的出现愈来愈恒定和精确，即形成动力定型。	实际生活中，一切技能和习惯的训练和培养过程都是大脑皮层活动动力定型的形成过程，所谓“熟能生巧”、“习惯成自然”就是形成了动力定型的结果。遵循这一特点，动力定型的建立需要训练、强化，因此我们要掌握牢固的知识和技能，就必须勤学苦练，积极的强化，这样有利于大脑皮层动力定型的建立和巩固。
优势法则	大脑皮层相应区域应激后会产生一个兴奋灶，导致其他周围皮层产生抑制效应，从而形成优势兴奋灶，同时会将大脑皮层其他兴奋点的兴奋性吸引过来以加强本身的兴奋性，这为适应新的环境、专心致志地搞好学习和工作提供了良好的生理条件。	优势兴奋灶形成后机体反应处于最佳时机，可集中注意力，充分发挥主观能动性，以取得较好的学习效果。
镶嵌式活动	大脑皮层的不同部位执行着不同的任务，当从事某一活动时，只有相应部分处于工作状态，其他部分处于抑制状态，大脑皮层即形成了兴奋区与抑制区——工作与休息互相镶嵌的复杂方式。	我们应利用兴奋区与抑制区的交叉，利用脑力与体力活动的交替，将不同的教学科目、不同性质的课程予以交叉更换安排，来减少大脑的疲劳，提高工作学习效率。
保护性抑制	当大脑皮层细胞工作超负荷时，其功能活动降低，处于抑制状态，以防止进一步的损耗，称为“超限抑制”，这是大脑皮层的自我保护抑制。	如不注意这种保护性抑制的出现，继续超时学习、工作，即会事与愿违，加重了大脑皮层细胞的损伤。大脑过度疲劳，出现头昏脑涨，反应迟钝，注意力不集中，学习效率低下，严重者会出现失眠、神经衰弱等疾病，因此，当学习出现疲倦时，就应该采取积极有效的休息措施，以恢复大脑功能。

根据大脑皮层的生理活动特点及规律合理的安排幼儿的活动，具体安排见表 8-3。

表 8-3

时间	活 动 安 排
幼儿园一日活动安排	早晨 7~8 时起，神经系统经过一晚的休息，能力逐渐上升，早操和晨间活动可使大脑皮层的机能活动克服“惰性”。
	上午 9~10 点达到最高峰，这时精力充沛，大脑处于高度兴奋状态，为最佳用脑时间，可安排学前儿童用脑量大的活动。
	上午 10 点至 11 点，儿童神经系统兴奋性逐渐降低，此时应安排轻松的游戏。
	午睡后形成第二高峰，但不如上午旺盛，可安排集中教学。
	晚上睡觉前可为儿童安排一些安静的活动，勿使他们过分兴奋而影响入睡。
幼儿园周活动安排	星期一、五安排较为轻松的学习内容。
	星期三、四可安排难度和强度较大的学习任务。
	星期三下午安排户外锻炼或娱乐活动，以提高下半周的活动能力。
	不要在课余、周末给幼儿安排过重的学习任务，否则全周的疲劳不能消除，长此以往会形成过度疲劳。
幼儿园的学期活动安排	学期开始、快结束时的教育内容安排应相对轻松。学期开始时，特别是初入园所的幼儿，由于从家庭生活转入集体生活有一个适应过程，教师和工作人员的语言、态度以及周围的环境要便于形成初步的条件反射，使儿童情绪安定，逐渐适应集体生活。另外，学期的生活应考虑动静交替、劳逸结合，以保持大脑的工作效率。

（二）幼儿一天中工作能力的变化规律

大脑的工作能力包括大脑工作的速度、大脑工作的准确性以及持续工作的能力三个重要方面。儿童在学习过程中大脑的工作能力并不是一直均衡发挥作用的，而是在不同的阶段表现出一些变化，并遵循着一定的规律。具体地讲，幼儿的神经系统经过一晚的休息，疲劳已恢复，此时头脑已清醒，精力最充沛。从早晨七八时至 10 时是神经活动最旺盛的时间，此时是幼儿获得知识技能和接受教育最好的时间，可安排语言、计算、常识等内容的学习。10 时以后，幼儿神经活动逐渐降低，可安排美工、音乐、体育等活动内容。午餐后幼儿的神经活动已降至最低潮，应安排午睡。午睡后精神虽能恢复，但兴奋程度已不如上午，所以下午一般可安排户外活动，如体操、游戏等。全托的幼儿园晚上可适当安排一些活动如散步、讲故事等，勿安排激烈的活动，以免造成幼儿过度兴奋，影响睡眠。

视野链接

人体生物三节律①

人们早就发现，一个人有时体力充沛，精神焕发、情绪高潮、才思敏捷、记忆力强，有时却浑身困乏、情绪消沉、思维迟钝，记忆力下降，这是什么原因呢？

20世纪初，德国医生弗利斯和奥地利心理学家瓦斯波达通过长期观察，揭开了其中的奥秘。原来人体内存在着一个23天为周期的体力盛衰期以及28天为周期的情绪波动期。后来奥地利的泰尔其尔教授在研究了数百名高中和大学学生的成绩后，发现以33天为周期的智力强弱周期。

他们的发现揭开了人的体力、情绪和智力存在着周期性变化的秘密。后来，人们把这三位科学家发现的三个生物节奏总结为“人体生物三节律”，因为这三个节律像钟表一样循环往复，又被人们称作“人体生物钟”，外国人叫做“PSI周期”（注：PSI是英文Physical（体力）、Sensitive（情绪）、Intellectual（智力）的缩写）。人的这三种生物钟是互相影响、密切关联的。生物钟的每个周期，首先由周期日开始，进入高潮期，高潮期结束，进入临界日，经过临界日，进入低潮期，低潮期结束，再由周期日开始，进行往复式的循环。各阶段对人行为的影响见表8-4。

表8-4

	高潮期	临界日	低潮期
体力节律	体力充沛，身体灵活，动作敏捷，耐力和爆发力强，充满活力，能担负较大负荷的体力劳动，劳累后恢复得快；此时身体抗病能力强，不易感染疾病，治疗疾病效果明显。	抵抗力低，免疫功能差，身体软弱无力，极易疲劳。易受外来各种不良因素的侵袭。有时表现为动作失常。运动员进行大运动量训练易受伤。慢性病极易复发或病情加重，是危重病人或老人的危险点。多数人往往死于临界日。	身体乏力、懒散，耐力和爆发力较差，劳动时常感到力不从心，易疲劳。比较容易感染疾病，特别是哮喘病极易发作。低潮期治病的效果一般不明显。

① http://wenku.baidu.com/view/2728fe650b1c59eef8c7b40e.html。

续表

	高潮期	临界日	低潮期
情绪节律	心情愉快，舒畅乐观，精力充沛，意志坚强，办事有信心，创造力、艺术感染力强。是创作的最好时期。思路灵活、敏捷，是解决矛盾、处理疑难问题的好时候。对待问题的态度积极且富建设性。能与人融洽相处。经商贸易一般不易出错，效率也高。	情绪不稳定，烦躁易怒，心绪不宁，精力特别不易集中。精神恍惚，工作易出差错，最易出交通、航空飞行和工伤事故。自制能力差，缺乏理智、容易冲动。一点小事都可能激怒人，人一旦被激怒常做出过火行为。是精神病、冠心病的发病期和危险期。自杀多发生在该阶段。有无事生非心态，做不好调解工作。一些矛盾激化事件如打架斗殴、家庭邻里纠纷也多在此时发生。	情绪低落，精神不振，意志比较消沉。做事缺乏勇气，信心不足，注意力易分散，常感到烦躁不安或心绪不宁，此时也容易出工作差错和事故。
智力节律	头脑灵活，思维敏捷，思路清晰，记忆力强，精力和注意力集中。善于综合分析，判断准确，逻辑思维性强，工作效率和工作质量高。此时是学习、创造、写文章、决策、计算的最佳时机。	判断力差、健忘、注意力涣散，重者头脑发晕发胀，丢三落四，工作中极易出差错和失误。此时不宜做计算、交易，最好也不强迫自己写文章。	思维显得迟钝，记忆力较弱。理解和构思联想比较缓慢，逻辑思维能力较弱，注意力不易集中，判断力往往降低，缺乏直觉、工作效率不高。

了解了自己的生物节律，就能适当调整自己的工作、学习和生活，减少不良影响，发挥最佳水平。如果处在生物节律的高潮期，就应充分利用这段良好时机，抓紧工作和学习；这时若盲目乐观，也会给工作和学习带来不良影响。如果学生在考试前不认真复习，即使在高潮期也难以考出好成绩。

如果知道自己处在低潮期和临界期，不必过分紧张或灰心丧气，这样会加剧影响人的能力发挥，使工作和学习效率进一步下降。这时应有意培养自己的顽强意志和自制力，保持良好的心理状态，对付生物节律的消极作用。并且，适当注意休息、锻炼和营养，劳逸结合，扬长避短。另外，还应适当调整工作和学习安排，充分利用高潮期多工作和学习。例如，预测某学生考试日处在低潮期，他就应在考前的高潮期认真复习，经过认真复习加上对低潮期有了心理准备，也能在考试中考出理想水平。

（三）幼儿的年龄特点

不同年龄阶段幼儿生长发育情况，身体各器官系统机能，成熟的程度有所不同，需要照顾的程度也不同，因此各年龄班生活制度的安排应有所区别。

年龄越小的幼儿，身体和神经系统的耐力越弱，有意注意的时间也越短，容易疲劳，不能长时间地坚持一种活动，所以在组织幼儿进行各种活动时，时间应随年龄增长而增加。例如教学活动，小班 15 分钟，中班 20~25 分钟，大班 30~40 分钟。在目前的课程改革中，活动课程已逐渐代替了以上课为主的旧的教学模式，这种课程由于较注意幼儿的主体性，形式灵活多样，趣味性强，因而在活动时间方面可视幼儿的活动情况作适当调整。

在睡眠方面，同样要注意幼儿的年龄特点。幼儿年龄越小每天需要睡眠的时间越长：1 岁前每天 14~16 小时；2~3 岁每天 14~15 小时；4~5 岁每天 12~14 小时；5~6 岁每天 12~13 小时。

（四）根据地区、季节变化和家长需要来安排

不同的地区和季节，生活制度应有不同的安排和调整，如气候较冷地区或秋冬季节，可适当减少户外活动时间，延长睡眠时间。夏季昼长夜短，天气炎热而易疲倦，应提早起床入园而增加午睡时间。冬季日短夜长应适当增加晚上的睡眠时间等。农忙与农闲、城市与乡村差异也是考虑的因素。另外，还要照顾到家长工作时间不同和工作需要，安排好入园和离园的时间等。

二、幼儿园一日生活安排的要求

安排幼儿在园一日活动不仅有利于幼儿园各种活动的有序开展，更重要的是能够满足幼儿多方面的发展需要，帮助他们获得有益于身心发展的经验。《幼儿园工作规程》、《幼儿园教育指导纲要（试行）》对科学、合理地安排幼儿在园一日活动都有相关规定。教育部 2012 年 12 月颁布实施的《3~6 岁儿童学习与发展指南》（以下简称《指南》）非常强调一日活动对于幼儿学习和发展的价值，还强调教育要自然地融入幼儿的生活，要以幼儿为本，让幼儿自由、自主、快乐地参与活动。因此，幼儿园应根据儿童的生理和神经发育特点，结合季节变换的情况，适当考虑家长的工作时间及需要，结合本园实际情况，制定儿童一日生活制度，合理安排儿童的作息时间，明确儿童一日活动各环节的卫生保健要求，如表 8-5、表 8-6 所示。

表 8-5　　**1~6 岁儿童一日生活活动时间分配表**

年龄（岁）	饮食			一日安排活动时间				睡眠			
	次数		时间间隔（小时）	户外活动（小时）		集体教育活动（分钟/次）		昼间睡眠（小时）		夜间睡眠（小时）	合计睡眠时间（小时）
	日托	全托		日托	全托	中班	大班	冬季	夏季		
1~6	3+1	3+2	3.5~4	≥2	≥3	约 20	约 30	1.5~2	2~2.5	10	12~12.5

表 8-6 **幼儿园一日活动安排**

环节	内容	时间
晨间活动	①晨检 ②晨间劳动与值日生工作 ③分组活动	大约可安排1小时
早操	通过排队和变换队形练习走、跑、徒手操、轻器械操、体育游戏等，使幼儿精神振奋，提高机体的工作能力，迎接一天的生活和学习	安排半小时
集体活动	①做好活动前准备（包括活动内容，场地安排，材料） ②以游戏形式组织教育活动，容量适当 ③为幼儿提供较充分的动手、动脑、动口机会 ④集体活动与小组活动相结合	中、大班30分钟，小班15分钟
游戏和户外活动	包括游戏、劳动、观察、散步、娱乐、体育锻炼等内容	每天可安排3.5～4小时，包括晨间锻炼半小时，上午课后到午餐前的1小时，下午午点后到离园前约2小时
日常生活	包括进餐、盥洗、如厕、饮水、睡眠等活动的准备、组织与教育	每天的时间应固定下来
离园	这是集体活动的结束，教师应指导幼儿整理好自己的仪表、物品，整理好活动室，有礼貌地向教师、同伴告别。同时可利用这一机会与家长交谈，反映幼儿在园情况，指出需共同配合教育的问题	大约20分钟

问题诊断

某所具有一定代表性的幼儿园安排的“半日活动”分析①

1. 幼儿园“半日活动”调整前

① 摘引自陈碧霄：《幼儿园一日活动的优化策略》，载《幼儿教育》，2014年第3期，第22页。

时　间	活动安排
8:00~8:35	晨间活动
8:35~8:50	晨间谈话
8:50~9:10	早操
9:10~9:20	集体如厕、喝水
9:20~9:50	集体教学活动
9:50~10:05	户外游戏
10:05~10:35	集体教学活动
10:35~10:55	户外活动
10:55~11:05	餐前活动
11:05~11:30	午餐活动

存在的问题：一是活动环节过多。一个上午有10个活动环节，为了完成这些环节，教师必然会对幼儿进行高度控制，从而导致幼儿处于“时时有人管、事事有要求”的紧张状态，自由、自主空间极少。二是每个环节时间都较短，活动节奏过快。这样的安排极易导致幼儿始终处于紧张忙乱之中，无法充分感受和体验每个活动过程，无法充分享受活动带来的快乐，也无法从中获得充分的发展。三是过渡环节安排过多，导致时间的隐性浪费。从整个活动环节安排来看，幼儿需要在室内与室外之间走七趟，其间浪费了不少时间。由于存在以上几个问题，整个半日活动里幼儿就像在“赶场子”，从而影响了幼儿参与活动的积极性、自主性。

2. 幼儿园“半日活动”调整后

时　间	活动安排
8:00~8:15	晨间活动
8:15~9:00	户外运动区活动
9:00~9:30	集体教学活动
9:30~10:00	自主游戏、早操
10:00~10:45	室内区域活动
10:45~11:05	餐前户外自由活动

调整策略：整合有关内容，优化活动环节。**具体做法**：一是把集体如厕、盥洗、喝水等活动，以分散、自主的方式安排在除集体教学活动之外的活动环节之中；二是将晨间谈话活动改为在各个环节中自然进行的活动，重点可安排在餐前活动中；三是将早操和环节转换过渡之间的游戏加以融合，例如把早操中的“热身操”转换成“幼儿自主游戏”，时间可安排15~20分钟，而早操时间改为10分钟。通过这样的整合，原来半天的10个活动环节可调整为6个活动环节。需要说明的是，这样的安排较适合春、秋、冬三季，夏季的早操时间可作适当调整。

通过整合，教师在组织各个环节活动时不再显得急急忙忙，有了静下心来细心观察和倾听幼儿、给予幼儿更多自主活动的时间和空间的可能。孩子们也不再被教师牵着鼻子赶环节，而是可以根据自己的需要和兴趣自主、自愿地开展相关的活动，他们的情绪放松了，心情也由此快乐起来了。经过优化之后的环节呈“块状”结构，减少了一些原来统一安排的生活活动，改为让幼儿根据自己的需要自由、自主地安排。另外，通过优化活动环节，形成了“晨间活动（户外）——集体教学活动（室内）——游戏、早操（户外）——区域活动（室内）——餐前散步（户外）”这样有规律的室内外交替安排的活动序列，室内外活动的转换由原来的七个减少为三个，大大减少了时间的隐性浪费，确保了幼儿的自由活动时间。

三、幼儿园一日生活各环节的卫生保健要求

（一）如厕

初入园幼儿频频出现尿裤子、拉裤子的现象。其中一个重要原因是还未适应幼儿园的如厕方式、如厕器具，不愿在园排便。因此，入园时，教师要教幼儿认识马桶，如果马桶过高要准备防滑蹬椅，让幼儿踩上防滑椅，再坐上马桶。等幼儿坐稳后，让他扶好，使他能轻松地上厕所。待幼儿上完后，教他正确使用卫生纸，将使用过的卫生纸丢入垃圾桶，再进一步教他如何正确地冲水（不能玩）。最后指导他去洗手，养成良好的卫生习惯。在指导的过程中，注意幼儿的情绪，让他们放松心情学习，把上厕所当作一种游戏。平时要注意培养幼儿养成定时排便、不憋尿、便后洗手的好习惯，知道便稀时告知老师。

儿童如厕保教要求：

1. 幼儿如厕随时有要求，就应随时让其上厕所，不得限制幼儿便溺次数。

2. 幼儿如厕时，保教人员必须在旁边巡视，以便及时帮助年龄小和自理能力差的幼儿脱、穿裤子，并防止幼儿在卫生间打闹或发生意外事故。

3. 耐心地对待尿裤子和大便弄脏裤子的幼儿，为他们及时清洗屁股，更换、清洗衣物。

4. 教会幼儿正确擦屁股的方法及如何使用卫生纸，要将裁剪好的卫生纸放在固定干净的位置上，以便幼儿自己随时取用。

5. 培养儿童会按需要小便、按时大便，大便后自己擦净，整理好衣裤，便后及时冲厕所，用流动水、肥皂洗手。

6. 保教人员要随时注意观察幼儿大小便情况，发现异常情况，及时处理或报告保健人员。

7. 在幼儿集中如厕时，厕所一定要有教师或保育员在岗疏导维持秩序。

8. 幼儿如厕的一些细节要求：

（1）不能独立如厕的孩子，保教人员一定要先洗手后，才能协助幼儿如厕。如果能自己如厕的幼儿一定要告知，让其先洗手再如厕，如厕后不要忘记洗手。

（2）给孩子擦屁股（洗屁股）时的方向，尤其是女孩，一定要从孩子的会阴前方向肛门处擦，以免造成尿道的感染。

（3）如果幼儿需要用尿不湿（纸尿裤），请家长与保教人员交代清楚更换的时间及要求。

（二）洗手

案例分析

情景一：洗手的时候有好多步骤，幼儿洗手的时候会漏掉步骤，洗手的时候在老师的提醒下，我们班年纪小的飞扬、文张、丽丽直接在水龙头下冲就算洗好手了或者是碰下肥皂就算洗好手了省去了一个搓一搓的步骤，其中丽丽还没有把肥皂泡沫洗干净就去擦毛巾，也有些粗心的宝宝则是毛巾也不用，直接把湿漉漉的手往衣服上一擦，衣服被水溅得湿掉了，毛巾没有叠好就放在那里等。

情景二：到了洗手的时间，我们班一个很顽皮的男孩子，他在洗手的时候看着示意图从第一个水龙头一直洗到最后一个水龙头，一开始我对他的这种行为很生气，觉得他是个顽皮的孩子在玩水，后来静下心来，我问他："你为什么把所有的水龙头都洗一遍啊？"他看着我不好意思地说道："我是看着洗手的步骤图一步一步洗的呀。"

对策：

（1）模仿游戏。在洗手的时候先将正确的洗手过程在教室里模拟一遍，玩小手洗干净的模仿游戏，潜移默化地让孩子们掌握洗手的过程，孩子们有了洗手的意识。

（2）图片演示法。结合图片帮助孩子们掌握洗手的步骤，在盥洗室的水池的墙上贴上便于幼儿观察和模仿的循环洗手示意图，避免了从第一个水龙头看到第二个水龙头的现象。在每个洗手的水龙头上方的镜子上贴上洗手步骤图，这样就方便每个孩子观看一整套的正确洗手的方法。同时在洗手的步骤图上贴上数字，图片与数字的结合让幼儿发现洗手的先后顺序。①

洗手是幼儿一日生活活动的一个重要内容，更是幼儿们每天必须经历的。饭前、便后要洗手，喝水前要洗手，运动后要洗手，吃水果前要洗手……每天每个幼儿在幼儿园洗手的次数最少也要六七次。为避免发生意外伤害事故，幼儿集中洗手时，盥洗室一定要有教师或保育员在岗维持疏导秩序。幼儿洗手的具体要求见表 8-7。

表 8-7　**幼儿洗手卫生保健要求**

幼儿洗手具体步骤	幼儿洗手保教要求
卷袖子：幼儿在洗手前先自己卷袖子。小班幼儿及中大班部分衣袖难卷的幼儿由教师帮助卷袖子	给幼儿盥洗时，老师动作要轻柔，语言和蔼可亲不要留长指甲或戴容易划伤幼儿皮肤的戒指。应注意： （1）盥洗室中的老师在幼儿盥洗时不得离开，必须等到最后一个幼儿洗完后才能离开； （2）对身体不适的儿童参加盥洗要给予特殊照顾和帮助； （3）结束后保育员负责清理消毒，拖干净地面水渍摆放整齐各类物品
用流动水和肥皂洗手：打开水龙头，先洗湿双手，关闭水龙头，在手上打肥皂，仔细搓洗双手的每个部位，然后用肥皂水，洗洗水龙头手把，再打开水龙头，仔细冲洗干净双手直至无肥皂水，双手接捧几次流动水，反复把水龙头冲洗干净，最后关闭水龙头	
洗完双手后，先在洗手池内甩几下，防止水滴在地上，以免使地湿滑	
用自己的毛巾擦干手，注意手指缝也要擦干	

① 摘引自 http://q.yanxiu.com/xueqian/thread-59278484178364-1.shtml。

（三）进餐

在幼儿进餐时，为幼儿提供一个温暖、轻松、支持幼儿的心理环境，使幼儿在幼儿园里能愉快地生活和活动，这直接关系到幼儿的心理健康。在有些幼儿园，为了加快幼儿进餐的速度或是让幼儿完成一定的量，有的幼儿教师就像填鸭子似地硬往幼儿嘴里塞饭菜或是给幼儿吃汤泡饭，这不仅会让幼儿感觉到痛苦，对进餐环节产生恐惧和焦虑，而且也不利于机体对食物的消化和吸收。这里重点阐述给幼儿打饭时应注意的事项。

1. 给幼儿盛饭菜要注意量和质的分配，第一碗米饭要多盛点，盛菜时要注意荤素搭配，荤菜的量要搭配均匀。吃带骨头的、有汤汁的菜时，要给每张桌子上方两块餐巾，让幼儿擦手。

2. 中、大班允许幼儿自己端饭菜，但不允许端汤，小班、托班幼儿饭菜汤都不允许幼儿自己端，由老师送到。

3. 饭菜打完后，保育员不要走动，站在餐桌前准备照顾幼儿添饭菜，此时幼儿园老师应巡回指导观察幼儿正确进餐，这样可以掌握好哪些孩子添过饭，添的量是多少。

4. 给幼儿添饭菜时，可根据幼儿个体差异而定，但要争取每个幼儿都要添到饭菜。指导幼儿进餐时，不要催促幼儿"快吃"，可以鼓励幼儿细嚼慢咽，给幼儿添饭菜不要问他："你要不要添饭菜?"可以问："你添过饭菜了吗?"要尽量把饭菜添完。

5. 给幼儿添汤，汤不要盛得太满，汤碗不要从幼儿的头顶上端过去，避免幼儿碰洒、弄翻，造成烫伤事故。

（四）饮水

孩子在幼儿园的喝水，一个看似简单的问题，却已经成为家长关注频率较高的问题。幼儿在园喝水的问题是幼儿在园的基本生理需求是否能够得到满足的标志。对于正处于长身体的幼儿来说，基本生理的需求满足是非常重要的，这将直接影响幼儿的身体发育和健康。因此，怎样给幼儿喝水，应注意什么，茶杯应该怎样消毒是我们关注的重点问题。

1. 幼儿喝水

一般情况下，幼儿入园半小时后，保温桶内应有幼儿饮用水，保证幼儿随时喝到温度适宜的温开水，茶杯箱里也要有消好毒的茶杯供幼儿饮水使用。应注意的是，水温不宜过烫，也不宜过冷，以水滴到成人手背不烫为标准。

2. 茶杯消毒

茶杯要专人专用，如果当天只喝水，茶杯需要消毒一次；如果用茶杯喝牛奶或豆浆，必须立即清洗后放入消毒柜消毒，一般消毒 20 分钟左右。

3. 幼儿饮水注意事项

（1）幼儿的饮水量

幼儿每天必须要保证一定的饮水量，小于 1 岁幼儿每公斤体重需水 120～160 毫升；

1~3 岁每公斤体重需 100~140 毫升；4~9 岁每公斤体重需 70~110 毫升。

幼儿平时吃的奶、蔬菜、水果、饭、汤、豆浆等食物中均含有水分，这些水分大约补充了幼儿需水量的 60%~70%，其余的 30%~40%还须靠饮水来补充。

幼儿每次饮水量不要过多，以免造成幼儿的抗拒，甚至影响身体健康，每次饮水 100 毫升左右，如果幼儿还要喝，可以再增加一些。值得注意的是，许多人认为饮水越多越好。专家提示，幼儿饮水如果所进水分远远超于身体正常需要量也无好处，还可能会发生水中毒，因此要适度饮水。如果给予孩子的水超过了正常需要量，也没有好处，白白增加了尿量的排泄，也增加了心、肾的负担，产生不良的作用。幼儿每天每千克体重大约需要 100~150 毫升的水。

生病的孩子在吃药时应至少喝水 150 毫升以上，以免药品没有足够的水，而送达不到胃，使食道受损。

（2）幼儿饮水时间的安排

应注意培养幼儿养成定时饮水的好习惯，不能等到口渴时再饮水。因为当幼儿口渴要求饮水时，身体已经处于轻度脱水的状态。幼儿身体中的水分占其体重的 70%~80%，如果失水量达体重的 10%以上就会危及生命。

最佳饮水时间：营养学家建议一天中喝水的最佳时刻有 7 个时段，分别为起床后、早餐前、上午中间时刻、午餐前、下午中间时刻、晚餐前、晚上中间时刻。早晨、午睡起床后饮水，可以提供起床后各种活动的水分需要；体育活动的饮水，在各种体育活动（包括游泳）过程中，幼儿洗澡后也会失去较多的水分，此时一定要注意及时补充；幼儿餐前半小时至 1 小时要适量饮水，可以使水分及时补充到全身细胞中，并可以更好地湿润胃肠，这样幼儿进餐时消化道就能分泌足够的消化液，食欲好，食物也能得到更充分的消化吸收。

（五）睡眠

案例分析

教师擅离岗位之后

一天中午，幼儿园中班的大部分幼儿都睡着了，还有个别幼儿没睡，这时，值班教师便到别的班去倒开水，并聊了一会儿，待她回班后，发现一名幼儿头部红肿，问其原因，是刚才教师外出后，他在床上玩耍，不小心摔伤的，教师赶忙帮幼儿揉了揉，便安慰他睡觉，下午当家长接孩子时看到幼儿的伤情，非常生气，要求领导解决。

疏忽带来的结果

幼儿园大班中午午睡前，教师在活动室督促幼儿收拾整理游戏材料，先进去的几名幼儿在过道玩，一幼儿一不小心摔倒在地上，其他幼儿赶紧告诉当班老师，教师立即检查，发现其没有外伤，两只胳膊也能动，幼儿自己也没有异常反应，便安抚其入睡；交接班时，由于教师疏忽，未曾将情况交接给下午班的教师。幼儿起床时，下午班的教师发现该幼儿穿衣服时抬不起胳膊，教师翻开衣服发现右肩处红肿，随即将幼儿送医院。医生检查后，建议马上拍片检查，经检查，该幼儿锁骨骨折。之后，教师通知其父母，父母将幼儿领回，于第二日向幼儿园提出幼儿住院的要求。

产生以上两个案例的原因：第一，教师擅离岗位，玩忽职守，没有尽到作为一个幼儿园教师应该有的责任；第二，在伤害发生后，教师对幼儿的伤后处理方式太随意，不具备基本的保育、保健知识；第三，幼儿园本身的规章制度没有很好地束缚教师的行为。

分析：这样的事件无论是对于幼儿来说还是对于教师来说，都是意外中的意外，但是教师就应该具备处理意外的能力。在幼儿午睡的时候，并不是所有幼儿都可以熟睡，有一部分幼儿只是闭上眼睛休息，只要有一点异动，就会激起他的兴奋细胞，我曾不止一次地观察到幼儿园幼儿午睡的时候，很多幼儿一会儿抬起头晃晃脑袋，一会儿去玩身边的幼儿的身体等。因此，在幼儿午睡的时间，教师是不可以掉以轻心的，教室内至少应该留一位教师照看。在意外发生以后，教师对幼儿受伤这件事情不够重视，处理地太过随意，这是大部分教师的弊病，觉得只是撞了一下，揉一揉就没事了。虽然大部分幼儿受伤后确实都只是皮外伤，但是也有个别幼儿会伤及内部，这是教师应该重视的。幼儿受伤其实是在所难免的，这一点大部分家长都可以理解，但是如果由于教师的疏忽而导致自己的孩子没有得到及时的治疗，家长是会很严肃对待的，所以对于每一个受伤的幼儿都应该引起足够的重视，需要仔细地检查。①

睡眠是幼儿一日生活中的重要环节。从医学保健角度分析：幼儿睡眠时，身体各部位和脑及神经系统都在进行调节，氧和能量的消耗最少，利于消除疲劳，内分泌系统释放的生长激素比平时增加 3 倍，所以睡眠的好坏直接影响着幼儿的生长发育、身体健康、学习状况。然而，有研究者发现幼儿园午睡活动常见的问题很多，如入睡前保教人

① 摘引自郭东云：《幼儿园安全管理案例分析及对策》，中国婴幼儿教育网，2010 年 12 月。

员忽略细节，易发生安全事故，幼儿的衣物、鞋子摆放无序，杂乱无章，幼儿不会盖被子，导致容易受凉、床铺杂乱；入睡后教师缺少巡视，对幼儿不良习惯及安全事故隐患关注不足，个别幼儿没有午睡习惯，影响同伴，幼儿睡眠时间长短不一；起床后部分幼儿动作较慢，对成人依赖性较强，易忽略上铺幼儿下床时的安全，幼儿起床后组织无序等。因此，消除幼儿午睡中存在的不良现象，提高幼儿睡眠的质量就成为了极其重要的问题。

1. 重视幼儿午睡安全

幼儿午睡期间易出现如蒙头睡觉、憋气、玩危险物品进入口腔、鼻腔、耳朵等部位，上、下床及在床上玩的危险，衣服缠着幼儿的脖子、手脖等部位等有关给幼儿造成人身安全的危险事故，都属于教师安全责任职责范围之内。

2. 保证幼儿充足睡眠

幼儿的睡眠很重要，睡眠时间要充足，不能任意减少或增加睡眠时间。大班末期可适当缩短午睡时间，以便与小学做好衔接。午睡，冬季 2 小时，夏季可以适当延长 0.5 小时。夜间睡眠要 10 小时左右。

3. 幼儿睡眠保教要求

（1）保教人员在幼儿入睡前，必须做好寝室环境的准备工作，要做到寝室空气清新、温度适宜、光线柔和。要根据季节掌握寝室通风时间、次数，并保持寝室温度（可以用空调进行温度调节）和湿度（可以用加湿器调节）。在秋、冬、春季，幼儿在穿脱衣服及入睡中要避免冷风直接吹到幼儿。

（2）幼儿床上用品应大小适宜，被褥厚薄根据季节调换。

（3）保教人员在幼儿入睡前要组织幼儿在如厕后安静进入寝室。

（4）保教人员在幼儿睡前，要检查幼儿口中有无含留食物，检查幼儿是否带玩具或其他物品上床。

（5）教师在幼儿午睡期间须培养幼儿脱鞋、脱外衣、穿外衣、穿鞋等基本生活技能。幼儿午睡时必须脱掉外衣裤，夏季穿背心、内裤；春、秋、冬季气温冷时，可以穿棉毛衣裤。中、大班幼儿可以在保教人员的指导下主动、独立地脱下外衣裤午睡，并把脱下的衣物放在固定的地方并叠放整齐，不能放在枕头下。小班上学期可在保教人员的指导帮助下穿、脱衣服，小班下学期开始逐步按中大班幼儿要求进行。注意培养幼儿良好的脱、穿衣服的习惯：天冷时先脱鞋袜，再脱外裤；叠放好后再脱上面外衣，以免着凉。天气凉时，幼儿午睡注意叫尿，以免尿床。幼儿午睡中去小便时，要披好外衣，以免着凉。起床时也要注意培养幼儿良好的穿衣服的顺序习惯：天冷时要先穿上衣，再穿外裤，最后穿鞋袜，以免着凉。保教人员要及时检查整理幼儿穿好的衣服和鞋袜，防止穿错和漏穿。

（6）值班保教人员应加强午睡巡视，每隔半小时对幼儿细致观察，看有无异常，并做好记录。

（7）教师在幼儿午睡期间要高度负责，严禁幼儿在床上乱蹦乱跳，要培养幼儿安静入睡的好习惯。

（8）保教人员指导中大班幼儿自己穿好衣服后叠被子，整理枕头。保教人员在整理卧具时，同时要检查床上、褥子下面是否有异物。检查被褥、枕巾、枕头是否有开线或被咬的破迹，以便及时更换。

第三节　体格锻炼与幼儿的健康

体育活动是增强幼儿体质、增进幼儿健康的一种积极手段。《3~6 岁儿童学习与发展指南》在健康领域的教育建议中指出："保证幼儿的户外体育活动时间，提高幼儿适应季节变化的能力"，"幼儿每天的户外活动时间一般不少于两小时，其中体育活动时间不少于 1 小时，季节交替时要坚持"，"气温过热或过冷的季节或地区应因地制宜，选择温度适当的时间段开展户外活动，也可根据气温的变化和幼儿的个体差异，适当减少活动的时间"。这些建议既体现出国家对保证幼儿体育活动时间的基本要求，同时也表明应根据当地的实际情况和幼儿的个体差异灵活运用的基本思想。

一、体格锻炼的原则

（一）经常化原则

体格锻炼必须持之以恒才能达到锻炼的效果。一般性锻炼活动必须天天坚持，专项锻炼也必须定期进行。

（二）循序渐进原则

任何运动项目都有难易程度之分，每个儿童从事某一运动项目时也存在适应过程。因此，训练必须从易到难，逐渐过渡。

（三）个别化原则

在开展运动训练时应当根据儿童的年龄、能力、躯体健康状况和个性等特点，在训练的强度、难度、频度和将小孩引进到活动中的方式等方面做出适合于孩子特点的调节。

（四）日常活动化与游戏化原则

儿童的运动锻炼必须贯穿在日常生活中，且以游戏的方式进行，才能引起儿童的兴趣，使锻炼坚持下来而取得效果。

（五）因地制宜原则

每个幼儿园的室内外条件和老师的特长各不相同，应该根据各自的特点开展体格锻炼，不必拘泥于一定模式或固定的形式，只要起到作用和达到目的就行。

二、体格锻炼的方法

（一）一般性锻炼与户外活动

一般性锻炼与户外活动是指在日常生活、日常教学和游戏活动中开展的体格锻炼。这些活动往往生活化与游戏化，包括户外活动与室内活动、散步与大型玩具活动、自由活动与教学性游戏活动等。其安排上需与室内静态的学习和游戏活动交错开来。在全日制幼儿园里，户外活动必须每天安排在 2 小时以上，寄宿制幼儿园每天不得少于 3 小时。上午与下午都要安排，具体时间安排可以根据季节和天气等情况调整，如夏季安排在上午 9 点以前和下午 4 点以后。

知识拓展

幼儿户外活动时应注意什么?

晨间户外活动时：保教人员全部到户外，观察注意每一位幼儿，不妨碍幼儿安全的活动多可以进行。

户外活动时：幼儿衣着不宜过多，活动前要检查幼儿的裤子和携带是否系好；遇到幼儿喝水或大小便，需保育员护送到班上，完成后送回；保教人员要全神贯注，不得随意离开幼儿，如有特殊情况要交代给其他在岗人员，切勿匆匆离岗：保教人员也不能聚在一起聊天；要注意户外场地的安全，有无凹坑、玻璃、碎砖，如有嬉水池或带棱角的花坛，要让幼儿避开；不要让幼儿触弄带刺的植物或采摘小果子的植物，以免误入呼吸道发生意外；保育员负责善后整理和安全防护工作。幼儿做操时：有教师带领，保育员观察幼儿的情绪、衣着等，对患病儿童不可强求，应减低锻炼强度或让其休息。

玩户外大型玩具时：幼儿必须在保教人员的照顾下和帮助下进行，玩前要先检查一下大型玩具是否松动、裂口、翘刺、翘钉等现象。照顾幼儿按顺序玩，不要拥挤和推打。

（二）体育课

通过体育游戏，有目的、有计划、系统地锻炼和发展儿童的基本动作和运动技能，增强体质，提高抗病能力，促进生长发育，培养个性品质。

（三）专项锻炼

专项锻炼是指具有针对性、以提高小孩某种或某些能力为目的的体育锻炼活动。如体操、健美操、足球、三浴锻炼、感觉统合训练等。这些活动有特殊的规则和指导方法，老师必须接受过专门的培训学习。

问题情境

有些幼儿园出于对幼儿安全的考虑，会限制幼儿玩某些大、中型幼儿体育活动器械。

在有些幼儿园中，幼儿体育活动器材不够丰富多样，尤其是缺少对幼儿身体机能的促进与完善有重要价值的器材，如秋千、荡船、转椅等，即使有的幼儿园有但其数量严重不足，许多幼儿几乎很少有机会能进行活动。

有些幼儿园所组织的幼儿体育活动存在一些偏差。如有的幼儿园开展的体育活动是以幼儿基本动作的练习为主，其他方面的体育活动较少开展。而有的幼儿园则较重视开展幼儿球类活动或幼儿传统体育游戏，但较忽视幼儿其他方面的体育活动。

当地具有一些较好的环境资源可供开展幼儿体育活动，但有些幼儿园较少会充分利用，如公园、植物园等。出于对幼儿安全的考虑，不少地方限制开展幼儿的远足活动。

中国学前教育研究会学期儿童健康教育委员会副主任，北京师范大学教育学部学前教育研究所副所长刘馨建议：

1. 幼儿的体育活动应丰富多样，不同形式、不同内容的体育活动对于幼儿的发展具有不同的促进价值，应相互结合，互为补充；

2. 幼儿园可开展丰富多样的体育活动；

（1）带领幼儿每天做基本体操，促进幼儿体态的健康发展，全面锻炼幼儿身体；

（2）为幼儿提供丰富多样的幼儿运动器材，鼓励和支持幼儿自由探索、自主活动；

（3）开展丰富多样的幼儿体育游戏和体育教学活动，使幼儿体验与同伴快乐游戏的同时，获得身体素质和动作上的发展；

（4）利用周围环境资源开展丰富多样的幼儿体育活动，如玩雪、远足等，以激发幼儿的运动兴趣，锻炼幼儿的耐力，丰富幼儿的生活；

(5) 开展丰富多样的民族民间传统幼儿体育活动，锻炼幼儿身体，继承和发展民族民间文化遗产，弘扬民族精神，如放风筝、踢毽子、踩高跷、滚铁环、抽陀螺、跳绳、跳房子、跳竹竿等。

丰富多样的幼儿体育活动，带给幼儿的将是丰富的运动体验、愉悦的感受、身体素质的提高以及富有个性的发展，这有益于幼儿身心的健康。

3. 幼儿体育活动中应加强对幼儿的安全保护和安全指导。

幼儿在体育活动中常常会因为认识能力有限、动作能力较差以及爱探索、易兴奋、易冲动等年龄特点出现一些意外伤害事故，为此，在开展幼儿体育活动时一定要全面、认真地做好幼儿的安全保护工作，防患于未然，并根据活动的需要以及幼儿的个体差异进行必要的安全指导和教育。①

三、锻炼实施中的注意事项

（一）制订体格锻炼计划

计划的制订包括项目名称、具体内容、锻炼方法、时间安排、实施步骤、注意事项、意外事故的防范、可能出现的困难及其克服方法、效果评价等内容。

（二）锻炼计划的具体实施

在实施过程中注意个别化、循序渐进和游戏化原则，根据小孩锻炼中的遇到的困难和进步情况调整锻炼计划。训练前必须做好器械准备、场地准备、安全检查等各项准备活动，对孩子也必须做好准备活动。锻炼过程中需要密切观察孩子的反应，包括身体、情绪和对运动的适应等方面。如果发生异常情况立即停止训练，进行观察和针对性处理。运动结束之前要进行放松活动。

（三）锻炼效果评价

对体格锻炼要进行效果评价。评价方法包括运动强度评价、活动频度评价以及一些特殊指标评价。采取经常性评价和阶段性评价相结合的方法，在一个学年结束时要进行体能、运动协同性、身体发育指标方面的评价。体能测查的项目常有 20~30 米快跑、立定跳远、纵跳、沙包掷远、原地拍球、单足立、双臂支撑等。

---

① 摘引自刘馨：《〈3~6 岁儿童学习与发展指南〉健康领域教育建议解析》，载《幼儿教育》，2013 年 5 月，第 18 页。

（四）锻炼总结

要根据评价结果对运动锻炼进行阶段总结或终末总结。

第四节　幼儿园健康卫生保健与幼儿的健康

一、健康检查

（一）儿童健康检查

1. 儿童入园检查

（1）儿童入园(所)必须经当地妇幼保健机构或当地卫生行政部门指定的医疗卫生机构进行健康检查，检查时要了解婴幼儿的疾病史、传染病史、过敏史、家族疾病史和生活习惯等。体检项目按卫生行政部制定的“儿童入托儿所、幼儿园健康检查表”的内容进行，检查合格方能入园(所)。入园(所)体检一个月内有效。

（2）婴幼儿入园(所)时要检查儿童保健手册和儿童预防免疫接种证，按年龄完成计划免疫接种方可入园(所)。

（3）儿童转园(所)或离园(所)三个月以上返回者均要重新体检。对有传染病接触史的婴幼儿，必须经过医学观察，观察期满且无症状再作检查，正常者可入托幼园所。

（4）入园(所)体检时如发现疾病应及时矫治。

2. 儿童定期健康体检

（1）1岁以内婴儿每季度体检一次，1岁及2岁幼儿每半年体检一次，3~6岁儿童每年体检一次（“六一”体检）。每学期测量身高体重二次并进行评价。

（2）每次体检后要进行健康分析，评价及疾病统计，及时矫治疾病。

（3）每个幼儿均要建立健康档案。

3. 晨检及全日健康观察

典型案例

某幼儿园在晨检时发现一名小班幼儿的面部有几颗红色的小皮疹，问其母亲，说孩子前一天就有了，保健老师也没多问，就让他进到班上去了。午睡起床时，保育员帮孩子穿衣，发现该幼儿头皮上、身上、四肢上都有皮疹，有些皮疹已经鼓起来，有的已经变成水疱，孩子说身上痒，不停地抓挠，感到烦躁不安。保育员告诉了带班老师，老师马上带孩子到医务室检查，检查后保健医生神色紧张，说这孩子得的是传染性很强的传染病，让老师立即打电话通知家长把孩子接回去。

（1）严格执行晨、午、晚间检查制度。

（2）全日制应于晨间和午睡后进行简单检查，寄宿制儿童应增加晚间检查。

（3）建立晨、午、晚检查登记制度，由检查者负责记录。

（4）晨检内容：

一摸：有无发烧；

二看：精神状态，面色，咽部，皮肤有无皮疹及某些传染病的早期症状；

三问：饮食、睡眠、大小便情况；

四查：有无携带不安全物品，如小刀、玻璃片、碗片、小球、珠子等，发现后要及时处理。

晨检一定要认真负责，严禁患不宜入园疾病（如传染病）的幼儿入园。晨检时接受服药幼儿的家长带来的药品，做好幼儿服药的登记工作，即注明幼儿姓名、用药原因、药品名称和剂量、服药时间、内外服、护理要点、喂服人姓名，并且在保健医生的指导下服用。严禁幼儿私自带药入园，对幼儿私自带来的药品必须向家长问明情况再作处理。喂幼儿服药须在保健医生的指导下进行。对晨检时情绪不好的幼儿，或在家有不适情况、近日患病的幼儿，重点记录观察其精神、食欲、睡眠等情况，全天给予特别的关注，并按时、准确填写“班级全日观察表”。保健员重点对在家发烧、腹泻、呕吐等情况的幼儿进行观察，在家发烧者要量体温。对无故未到的幼儿要及时与家长联系，对有异常的幼儿应立即采取措施。

温馨提示

怎样给幼儿喂药？幼儿园用药应该注意哪些事项？

幼儿园给幼儿喂药方法：

（1）保健人员负责喂药，送药时间为餐后20分钟，不许幼儿自己随便拿药吃。

（2）鼓励幼儿自己吃药，甜药先吃，苦药后吃，保健人员必须看着幼儿把药吃下再离开。

（3）只接受家长送治疗性药物，不接保健药和滋补药。

（4）用药前要核对班级、姓名、药名、用药时间、剂量，看药物是否沉淀变质。

幼儿园用药注意事项：

（1）止泻药饭前服。

（2）对胃有刺激的药和祛痰药饭后服。

（3）感冒时尽量不用抗生素。

（4）体温 38℃以下不用退烧药。

（5）咳嗽时不要乱用止咳药。

（二）工作人员的健康检查

1. 新进工作人员的检查

（1）托幼园所工作人员参加工作前必须进行全身健康检查，项目按卫生行政部门制定的“托幼园所工作人员健康检查表”的内容进行，健康检查合格并且无严重生理、心理缺陷者方可就职。

（2）从事炊事工作的人员上岗前必须到园(所)所在区或市疾病控制中心进行健康检查和接受有关儿童营养及食品卫生知识的培训，并取得“健康证”和“培训合格证”方能上岗工作。

（3）患有国家法定传染病（病毒性肝炎、痢疾、伤寒或副伤寒、艾滋病、梅毒、活动性肺结核、麻风）、滴虫性及霉菌性阴道炎、化脓性皮肤病、精神病等不得从事保教、炊事工作。

2. 工作人员定期健康检查

（1）工作人员每年必须在所属的妇幼保健机构进行全面健康检查一次，检查项目按卫生行政部门制定的“托幼园所工作人员健康检查表”的内容进行。炊事人员每年必须到园(所)所在区、市疾病控制中心进行健康检查一次。取得健康检查单位签发的健康合格证明，方能上岗。

（2）患有肝炎或其他传染病者须立即离职治疗。待痊愈后，持区以上医疗保健单位或者其他指定的传染病专科医院的健康证明方可恢复工作。

（3）患有慢性痢疾、乙型肝炎表面抗原阳性、结核病、精神病等保教人员及炊事工作人员应调离工作。

（4）患滴虫性阴道炎、霉菌性阴道炎、化脓性皮肤病、灰指甲病的均需治疗痊愈后恢复工作。

（5）保教人员及炊事人员与患有肝炎、菌痢、伤寒等传染病人有密切接触时，须向园(所)负责人报告，暂时调离岗位接受检疫以防传染。

二、疾病防治

1. 贯彻“预防为主”方针，做好经常性和特发性疾病的预防工作。

2. 督促家长按年龄及季度完成防疫部门布置的计划免疫。接种率达 100%。

3. 及时了解疫情，发现传染病要及时报告，做到早预防、早发现、早诊断、早隔离、早治疗。实行及时正确的检疫措施，对所在班级进行严格的终末消毒，对接触传染病的儿童立即采取必要的预防措施，并按各种传染病规定的检疫期进行检疫。检疫期间不办理入托和转托手续。传染病流行期间不要带儿童到公共场所。

4. 采取有效措施，对儿童龋齿、视力低下、听力障碍、寄生虫感染等缺点和疾病进行矫治。

5. 注意儿童心理问题，定期进行儿童心理问题问卷调查，对心理行为异常儿童建立个案，给予适宜关怀，并协助教师家长进行有效矫治。

6. 必须保证儿童充足的营养素及热能供给，加强锻炼，提高儿童对疾病的抵抗力。

7. 经常有针对性地向家长和教职工宣传卫生保健知识，与他们共商卫生保健对策，不断提高卫生保健水平。

三、特殊儿童保健

（一）体弱儿童

1. 体弱儿童管理范围：营养性缺铁性贫血、维生素 D 缺乏性佝偻病、营养不良、反复(呼吸道、消化道)感染、先天性心脏病、癫痫、神经精神发育迟缓、常见畸形等。

2. 建立体弱儿管理档案，每月或每季度健康检查一次，平时加强全日观察，发现问题，及时防治。

3. 对体弱儿在吃、玩、睡等方面给予特别照顾和护理，并逐步加强户外活动和体格锻炼。

（二）肥胖儿童

1. 指导幼儿避免吃过多的谷类食物、脂肪类食物，保证蛋白质食品的供给。

2. 对中度以上的肥胖儿童，在进餐前适当让其先喝点汤，以减少饥饿感。

3. 选择适量的蔬菜水果，瘦肉可增加，米面量要控制。

4. 适当增加他们的体力活动。

5. 增加他们的减肥信心，给予心理上诱导，消除心理障碍。

6. 对重度以上的肥胖儿童，每月测量血压一次，每季度查血脂、血糖、胆固醇一次。

四、心理保健

（一）目的

1. 促进儿童智力、语言与运动能力正常发展，培养儿童健全的人格、良好的行为习惯和良好的社会适应能力。

2. 早期筛查和早期发现儿童的心理问题，以便早期干预，促进心理障碍儿童尽可能的恢复，降低心理残疾发生率。

（二）任务与内容

将心理保健纳入儿童保健的工作常规中，与幼儿教育活动相结合，促进儿童智力的提高，塑造良好的个性，养成良好的行为习惯，增加社会适应能力，促进儿童身心健康发展。

1. 开展体格锻炼与运动训练，促进儿童运动协调发展。

2. 结合教育活动，开展早期教育，促进儿童智力、语言、情绪和个性的发展，培养儿童形成健全的人格和良好的社会适应能力。

3. 开展心理健康教育，提高家长教育水平，更新教育观念。

4. 定期进行心理卫生问题筛查，建立心理健康档案，对问题儿童进行教育干预与转诊治疗。

（三）方法与步骤

1. 心理卫生问题筛查

（1）筛查时间：新生筛查在入园后 2 个月，老生每年筛查 1 次。

（2）筛查内容：新生筛查主要是通过“心理卫生问题筛查表”了解儿童是否存在明显的智力、语言、运动发展落后，以及是否存在各种情绪与行为问题。有条件的可以进行智力、语言、运动等专门能力的发育筛查或气质评价。老生的筛查主要是了解是否存在情绪与行为问题，有条件的可以进行学习能力、感觉统合能力、视觉运动功能的评价。

（3）筛查的方式：主要是通过问卷，如由家长或者是家长和老师同时填写问卷，如“儿童心理卫生问题筛查表”、气质问卷、行为量表、感觉统合评定量表等。也可以通过小组形式直接测验儿童，进行智力、学习能力、运动能力等筛查评价。

2. 建立心理保健档案

（1）基本心理健康档案：记录儿童入园时与入园后每次筛查的结果，对象为所有儿童。

（2）个案观察：对象为查出有问题的，在幼儿园可以通过园医、老师和家长的干预取得效果的儿童。

3. 追踪观察

对建立个案的儿童进行追踪观察、干预和评价。

4. 问题儿童干预

（1）在日常体育锻炼和游戏活动中，要针对运动落后儿童制订运动训练计划，进行有针对性的运动训练，甚至开展感觉统合训练或特殊的强化运动训练，促使他们的运动能力尽早赶上正常儿童的水平。

（2）在日常教学活动中，要关注语言落后、智力落后和具有情绪与行为问题的儿童，进行一些针对性的教学活动。

（3）情绪与行为问题儿童干预：对家长进行咨询指导和教育干预。

（4）特殊气质儿童的教育干预：进行家长咨询指导，可以通过个别咨询或集体讲座的形式进行。

5. 健康教育

每学年必须举行 1 次以上关于儿童心理保健的全园家长讲座活动，内容主要涉及幼儿的正常心理发展、常见的幼儿心理卫生问题及其处理等。

6. 转诊制度

在幼儿园尽量不给小孩下疾病诊断，但是可以归类为不同的问题。牵涉明确疾病诊断，不能按照一般的教育方法或咨询处理的问题，以及程度上比较严重、不及时治疗会影响儿童的心理健康与发展的疾病等，必须转诊到专科医院的心理门诊诊断和治疗，并作出转诊登记。

第五节 幼儿园卫生消毒与安全管理

一、卫生及消毒隔离

（1）幼儿园班级消毒工作

幼儿园是孩子生活与游戏的集体场所，为保证每一名幼儿的生理卫生，幼儿园必须做好相应的消毒工作，具体消毒工作指导见表 8-8 和表 8-9。①。

① 摘引自 http://www.haokoo.com/kids/7845662.html。

表 8-8　　消毒的方法

消毒的方法	具体操作
机械消毒法	开窗通风、刷洗、利用水的机械作用、肥皂擦手冲洗等
物理消毒法	利用空气和日光中的紫外线，起到消毒作用。如开窗空气流通、曝晒
高温消毒法	消毒柜、蒸气、煮沸
化学消毒法	常用 84 消毒液，次氯酸钠、来苏水、漂白粉溶液等
消毒灯消毒法	紫外线灯和臭氧灯

表 8-9　　消毒的种类

消毒种类	具体操作
房屋空间的消毒	一般每周一次，传染病流行期间每天一次，可选择在每天上午或下午幼儿园起床以后，关好门窗，用紫外线或臭氧灯消毒 30 分钟。每周用臭氧灯消毒一次，每次 30 分钟。
毛巾消毒	先用肥皂浸泡搓洗，如果蒸煮消毒要浸没水后蒸煮 20~30 分钟。另外可放在阳光下曝晒，两巾之间的距离要间隔 10 公分，上、下、左、右不能碰到一起。
茶杯的消毒	幼儿的茶杯专人专用，每日在幼儿园入园后必须放好已消毒的茶杯。如果喝牛奶后，必须在吃完后立即清洗消毒。清洗时先冲洗，再放入消毒柜消毒。茶杯箱每天早晨用消毒液擦一遍。
保温桶消毒	保育员将保温桶四周及盖子、壶嘴用消毒液擦一遍，每周清洗桶的内胆，先用肥皂水清洗一遍，然后冲洗干净，再用消毒液浸泡 10 分钟。传染病流行季节保温桶要每天消毒。
玩具的消毒	玩具消毒一般每周一次，先清洗再放在阳光下晒 2 小时，根据玩具的质地采用适当的消毒的方法。
被褥的清洁消毒	幼儿园用的垫被和盖被可每两周晒一次，每次晒 2 小时，如果遇雨季，可将被褥打开用消毒灯照射半小时，幼儿园床要摆放整齐，注意间隔距离 40~50 厘米，如果床靠得较紧，可让幼儿园头对脚睡，被面每月清洗一次，枕头可每两周清洗一次。
床围栏的清洁消毒	每日用清水抹窗台上浮灰，每周用消毒液擦一遍。
桌椅家具的清洁消毒	每日用清水擦一遍，进餐前先用清水抹一遍，再用消毒液擦拭，再用清水抹一遍。若桌面很脏，第一遍用肥皂水，第二遍用清水，第三遍用消毒液，第四遍用清水。一块抹布不能一抹到底，每抹一张要搓一下。
厕所的清洁消毒	每天早晚各用消毒液冲洗清刷一次，大小便后流水随时冲洗。

（二）消毒隔离

1. 各园(所)要设立保健室，根据本单位条件建立隔离室或观察床（寄宿制园、所必须建立隔离室)。隔离室用品要专用。

2. 儿童及工作人员患传染病应立即隔离治疗，所在班要彻底消毒。患者待隔离期满，经医生证明方可回园(所)或班。

3. 对患儿专人护理、观察，按时服药喂饭。

4. 对患传染病的婴幼儿所在班和与传染病患者接触过的婴幼儿进行检疫、隔离、观察，检疫期间不收新儿童，园(所)儿童不混班，不串班。检疫期满后无症状者方可解除隔离。

5. 工作人员家中及幼儿家中发现传染病人时应报告园(所)领导，采取必要措施。

实践练习

如果幼儿园发生一例传染病患儿，幼儿园应当采取哪些措施？

首先将该幼儿送入儿科传染病室进行隔离治疗，同时执行传染病上报制度，逐级上报。立即将该幼儿所用过的所有物品进行彻底消毒，指导老师对该班进行消毒。而且要对该班进行严密的医学观察。为了保护易感人群，医学观察期间应重点做的工作：（1）加强晨检工作。（2）全园加强消毒工作。（3）自幼儿离园之日起该班须检疫 42 天，过了检疫期限该班未发现新病人可解除检疫。检疫期间做到不并班、不串班、不搞集体活动、不收新生。（4）向家长宣传甲肝预防知识。（5）该幼儿必须在疾病痊愈后持医院的健康证明方可入园。

二、安全管理

托儿所幼儿园的安全工作是保证小儿身心健康成长的重要环节，每个工作人员应严格遵守安全工作常规，以减少伤害儿童的事故发生，杜绝恶性事故，保证园所保教任务的完成。据研究，幼儿园不安全因素有很多，如制度是否健全，是否存在危房，安全通道是否堵塞，大型玩具连接处是否松动，油漆是否脱落、带刺、有棱角、缝隙等，地面是否过滑，台阶是否过高，电源是否安全，食品来源是否安全，饮用水、饭菜是否过烫，班级洗涤剂消毒用品是否保管合理，工作人员看护是否到位等。

（一）园所的建筑设备安全要求

1. 新建托幼园所房屋不宜超过三层。如系附属于机关、企业单位，需选用低层。

2. 门窗应向外开，窗口装竖条木栅栏，插销牢实，孩子不能自行拔出。开启窗门的长把手不直接戳向室内。

3. 室内应铺地板，盥洗室地面用防滑材料，少用台阶。

4. 平台栏杆高度须超过 1.1 米，间距小于 11 厘米，中间不设横向栏杆。

5. 楼梯应有儿童扶手，并铺防滑垫或附防滑设备，宽度至少可容三人并行。

6. 家具用具以木质为宜，表面平坦光洁，桌、椅均应做成圆角。盥洗室以及室内外建筑不应有尖锐的棱角。

7. 电器设备包括插座应安置在 1.6 米以上儿童摸不到的地方。电线不暴露在外，对陈旧的电器设备应及时整修，杜绝不安全因素。电热器、火炉、风扇使用时应有防护设备。

8. 室外环境最好是草坪、泥地，围墙平整，无破旧凳椅杂物堆放，树木无残断，场地上无碎砖砂瓦。最好不在高楼下活动，避免高处有物坠下。

9. 室外大型玩具、运动器械要牢固，滑梯、转椅、秋千、攀登架等地上应铺沙土并有安全防护装置。

10. 嬉水池池深不宜超过 1 米，坡度不应超出 2%，池壁及池底应平整光滑，进口处应设有扶手。婴儿嬉水池以 10 平方米为宜，幼儿嬉水池以 20~30 平方米为宜。

11. 房屋及各项设备应经常检查，发现损坏应及时检修，未修复前严禁使用。

三、室内外活动的安全工作

1. 活动要适合小儿年龄特点，保教人员要参与活动进行指导，保持良好秩序，尤其对好动、顽皮和体弱小儿多注意和照顾，防止摔倒、碰伤、攻击、争夺玩具等现象发生。

2. 玩具最好是木制、无毒软塑料或橡胶，体积不太小，重量质地以投掷时不会伤人为前提，避免有尖角或玻璃的配件，大型玩具特别是焊接处要牢固，保证质量。

3. 上楼时保教人员随后，下楼时保教人员领先，上下楼梯时小的在前，大的在后，手要扶好。

4. 室外活动前要把玩具用具准备好，并检查小儿鞋带裤子系好后再到室外。保教人员要指导小儿作操、游戏，不应离开。

5. 玩大型玩具时，滑梯、攀登架下要有保教人员监护，转椅等旋转前要固定好防护带，防止小儿中途离开。勿使其他小儿靠拢正在运转的大型玩具（如转椅、秋千）。

6. 外出活动应注意气候适宜，清点外出人数。穿越马路要一位保教人员拦阻来往车辆，行走在大楼下要预防高处重物坠落。乘车外出要教育小儿紧拉把手，不把头、手伸出车外，不站立在车门口。

7. 嬉水活动的水深根据小儿年龄及嬉水要求而定，一般水深 20~25 厘米，游泳水深不超出小儿腰部。每次嬉水必须有保教人员带领，自始至终密切观察并随时清点儿童人数。一次下水人数不宜过多，下水前活动舒展四肢，每次嬉水时间不超过 30 分钟，水温过低应暂停活动。发现个别幼儿情绪不积极，应抱离嬉水池观察。

四、工作人员安全守则

1. 工作时要坚守岗位，全神贯注，不聊天，不串班，不干私活。

2. 态度和蔼，动作轻柔，严禁威胁恐吓、强行拉扯、体罚或变相体罚，不准用被子蒙盖啼哭的小儿头部。

3. 各种物品应放于固定、安全位置。一般内服药必须有明显标签，妥善保管，放在小儿拿不到的地方。外用、消毒药品及可能有伤害小儿的物品严禁进班，热水瓶、开水壶及热饭热菜也不准进班。

4. 严格执行交班制度。交接班时要点清儿童人数，交代安全情况，交接清楚方可离岗。小儿在园所内发生任何异常情况，值班人员都必须如实交班。

5. 给小儿用药时，必须认真反复核对无误，不准打错针，服错药。

6. 不携带私人用品进班，特别是有尖锐棱角、金属物品、有壳核食物、外用化学药水以及热汤热菜等。个人装饰简单，不佩戴长耳环，不留长指甲。

思考练习

1. 怎样合理安排幼儿一日生活？观摩一所幼儿园一日生活活动安排，分析出值得借鉴的方面，并对需要进一步改进的地方提出合理化建议。

2. 怎样照顾幼儿洗手？盥洗当中应注意什么？

3. 给幼儿打饭时应注意什么？

4. 怎样指导幼儿开展体格锻炼？

5. 幼儿户外活动时应注意什么？

6. 晨间检查应该怎样做？全日观察应该做到哪几点？

7. 体弱儿童有哪几类？怎样管理肥胖儿童？

8. 某幼儿园中班发生一例甲型肝炎，你认为幼儿园应当采取哪些措施？

9. 幼儿园不安全因素有哪些？幼儿园应如何做好安全管理工作？

图书在版编目(CIP)数据

幼儿营养与健康/赵红霞主编．—武汉：武汉大学出版社，2016.5(2021.9重印)
应用型学前教育专业系列教材/蔡迎旗主编
ISBN 978-7-307-17691-1

Ⅰ.幼…　Ⅱ.赵…　Ⅲ.学前儿童—营养卫生—高等职业教育—教材
Ⅳ.R153.2

中国版本图书馆CIP数据核字(2016)第059715号

责任编辑：谢群英　　责任校对：汪欣怡　　版式设计：韩闻锦

出版发行：**武汉大学出版社**　(430072　武昌　珞珈山)
(电子邮箱：cbs22@whu.edu.cn　网址：www.wdp.com.cn)
印刷：武汉中远印务有限公司
开本：787×1092　1/16　印张：16.5　字数：363千字　插页：1
版次：2016年5月第1版　　2021年9月第3次印刷
ISBN 978-7-307-17691-1　　定价：36.00元